PHARMACOLOGIE

MAGISTRALE.

IMPRIMERIE DE FAIN, PLACE DE L'ODÉON.

PHARMACOLOGIE

MAGISTRALE,

AVEC DES CONSIDÉRATIONS THÉRAPEUTIQUES,
PATHOLOGIQUES ET PHYSIOLOGIQUES;

PRÉCÉDÉE

D'UNE ÉTUDE SOMMAIRE DE L'ART DE FORMULER

ET SUIVIE

D'UN TABLEAU SYNOPTIQUE DE MATIÈRE MÉDICALE.

PAR FULGENCE FIÉVÉE (de Givry Hainaut),

DOCTEUR EN MÉDECINE,
MEMBRE DE PLUSIEURS SOCIÉTÉS SAVANTES.

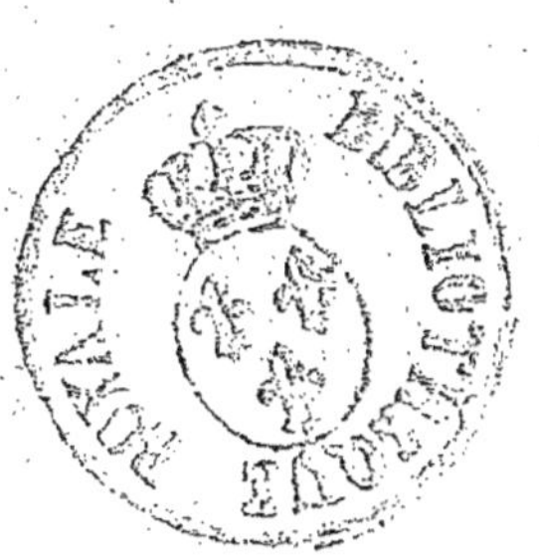

Μέτρον δ' ἐπὶ πᾶσιν ἄριϛον.
Usez, n'abusez pas.
(PYTHAGORE, *vers dorés*, 38.)

A PARIS,

CHEZ MÉQUIGNON-MARVIS, LIBRAIRE,
POUR LA PARTIE DE MÉDECINE,
RUE DE L'ÉCOLE-DE-MÉDECINE, N°. 3.

1822.

INTRODUCTION.

A une époque où la médecine tend évidemment à simplifier les moyens qu'elle emploie dans le traitement des maladies, il est peut-être désavantageux de publier un ouvrage qui tend à ramener les esprits vers une méthode qu'on veut exclure. Tant de personnes d'ailleurs jugent et condamnent un auteur sans le lire, qu'on en est arrivé à craindre beaucoup plus l'indifférence que la critique. Cette crainte nous a fait long-temps hésiter à livrer au public cette nouvelle Pharmacologie, dans laquelle nous avons développé les principes les plus essentiels de l'art de formuler, et raisonné l'application des médicamens magistraux. Diverses causes ont fait cesser notre hési-

tation. Les personnes qui nous liront ver-
ront bientôt que nous sommes loin de
suivre une marche exclusive, et d'ajouter
trop de confiance à l'emploi des remèdes.
Le cours de notre ouvrage démontrera
aux lecteurs impartiaux (et c'est de ceux-là
seulement que nous désirons obtenir les
suffrages) que nous avons suivi partout
les règles tracées par la médecine philosophique; et que nous ne considérons
les remèdes que comme des moyens
propres à aider la nature quand la
médecine doit lui prêter son minis-
tère. On verra aussi que nous paraissons
approuver tantôt la médecine où le praticien ne fait qu'examiner les phénomènes
morbides et tantôt celle où il doit agir.
Nous nous sommes attachés même à
combattre sans aigreur les opinions les
moins fondées et les systèmes les plus
disparates ; seulement nous avons fran-
chement déclaré notre profession de foi
médicale, en rejetant les méthodes exclusives, qui sont toujours en opposi-

tion avec la saine raison. On sait que tous les ouvrages qui ont traité le même sujet, n'ont point atteint le but qu'on doit se proposer quand on veut devenir utile ou servir de guide ; la plus grande partie de leurs auteurs n'ont rien fait pour donner à la branche de la médecine qui traite des propriétés des médicamens, l'ordre classique qui facilite l'étude, et les développemens qui la complètent ; ils ont négligé de se mettre au niveau des connaissances actuelles, et leurs dénominations exclusives ne sont point établies avec méthode ; j'ai dû juger leurs productions et rendre mes observations sévères. Il était important qu'ils déterminassent les propriétés des corps isolés et leurs modifications produites, par un effet chimique, suite du simple mélange, ou de l'influence des lois physiologiques qui font naître tant de phénomènes, soit dans l'état de maladie, soit dans l'état de santé.

C'est de ces classifications arbitrai-

res que sont nées les dénominations
empiriques : ainsi les noms imposans
d'anti-spasmodiques, d'anti-séptiques,
d'anti-scorbutiques, d'anti-psoriques,
d'anti-herpétiques, d'anti-hectiques,
d'anti-scrofuleux, de fébrifuges, d'incrassans, d'incisifs, de béchiques, de
carminatifs, de dépuratifs, de fondans, etc., etc., etc., ne sont plus
permis. En effet, l'observation pratique
n'apprend-elle pas qu'un anti-spasmodique excitant devient spasmodique, s'il
m'est permis de m'exprimer ainsi, quand
il est appliqué dans les affections nerveuses, ou dans tout autre cas où l'irritation est facile à développer : ainsi les
éthers, les eaux distillées aromatiques,
comme celles préparées avec la menthe,
la valériane, les fleurs de camomille, d'o-
ranger, etc., etc., etc., le castoreum,
l'assa-fœtida, le galbanum, l'ambre, le
musc, l'huile animale de Dippel, le camphre, etc., etc., dont les vertus anti-
spasmodiques sont consacrées par l'empi-

risme, deviennent, dans les maladies où il
il y a trop d'excitation ou trop de force
dans les propriétés vitales, de véritables
irritans; tandis que des bains tièdes, les
boissons délayantes et douces, les saignées,
locales ou générales, la diète, etc., etc.,
combattent parfaitement les maladies
spasmodiques, quand il y a orgasme,
force surabondante ou turgescence sous
l'influence d'une pléthore sanguine. Les
médecins qui n'ont pas tenu compte, dans
leur pratique, des phénomènes d'une inflammation qui excédait les bornes naturelles, comme de l'inflammation qui suc-
cédait à l'affaiblissement des forces vitales
dans certaines parties, état assez ordinaire
à la vieillesse, n'ont point établi de différence dans l'application des anti-septiques.
Une préparation stimulante était aussi souvent employée dans la gangrène, suite
d'une sur-excitation, que dans la gangrène
senile résultat de l'atonie. On a supposé
pendant long-temps, et quelques praticiens
supposent encore de nos jours, un agent

morbide *sui generis*. Dans le scorbut on a également assigné des remèdes spécifiques : les fumeterres, les cressons, les raiforts, les cochlearia, etc., etc., etc., ont joui et jouissent encore chez la plupart des praticiens de la confiance qu'on devrait souvent accorder aux médicamens de la classe des tempérans et des émolliens, ce qui n'empêche pas que les toniques excitans ne puissent être employés avec succès dans certaines circonstances.

N'a-t-on pas voulu trouver et reconnaître trop souvent dans les humeurs, des principes âcres, ou des acrimonies, langage oublié de la médecine philosophique ? mais ne fallait-il pas concilier à cette théorie les avantages d'une médication dépurative ? Quel rôle n'a-t-on pas fait jouer aux fondans, aux diurétiques, aux incrassans, aux apéritifs, aux désobstruans ? Les uns étaient dirigés contre les obstructions des viscères : ainsi le fiel de bœuf épaissi, la plupart des extraits savonneux et amers étaient réputés fondans, quand les déri-

vatifs externes, une saignée locale, des
topiques émolliens, promettaient les
succès qu'on aurait eu tort d'espérer
des médicamens dont les noms et les
vertus étaient consacrés par le temps.
Pouvons-nous taire ici les méprises si
multipliées et si graves qu'ont dû produire les épithètes de béchique, de pectoral, d'incisif? Le kermès minéral
(sous-hydrosulfate d'antimoine) n'a-t-il
pas souvent rallumé une phlogose muqueuse ou parenchymateuse du poumon?
L'extrait de l'ognon de scille (*scilla ma-
ritima*) n'a-t-il pas quelquefois augmenté
la cystite et certaines irritations de l'appareil urinaire, quand une médication
adoucissante, émolliente pouvait donner
un libre cours aux urines et modifier l'excrétion muqueuse de la vessie? Ne
sait-on pas que souvent les effets de certains drastiques, et hydragogues, dont les
propriétés sont éminemment irritantes,
déterminent une augmentation d'irritation qui rend nécessairement l'hydro-

pisie plus rebelle, parce qu'on n'avait pas tenu compte des différences qui existent entre une hydropisie active ou passive, dans l'ascite comme dans l'anasarque, etc., etc.? L'ipécacuanha n'est-il pas devenu, entre les mains des praticiens qui le croyaient anti-dysentérique, un moyen propre à entretenir une irritation de la muqueuse intestinale, tandis que des boissons amylacées et tempérantes étaient les agens thérapeutiques vraiment indiqués? non que nous voulions dire par là que l'emploi de cette racine exotique n'ait point son degré d'utilité dans l'invasion de la dysenterie; mais dans ce cas particulier, je ne considère la vertu vomitive que comme perturbatrice, sans nier toutefois que l'usage de cette substance puisse concourir au traitement dans les dysenteries chroniques; mais alors on conçoit que la médication est tonique.

L'aunée, dont la partie tonique extractive se trouve tempérée par une partie de matière féculente et dont on a vanté la vertu dans les fièvres qu'on a nommées antéro-mésentériques, quand nous suivions la clinique de l'Hôtel-Dieu, a bien souvent exaspéré cette prétendue fièvre essentielle ou au moins la lésion qui l'a déterminée. Ce phénomène clinique ne doit point surprendre le médecin qui sera persuadé que ce symptôme fébrile accusait une inflammation de la muqueuse gastro-intestinale.

Le quinquina, nommé le fébrifuge par excellence, n'a-t-il pas aggravé certaines fièvres rémittentes et intermittentes? n'a-t-il pas été aussi rejeté lorsqu'il existait un état d'inflammation ou d'irritation de la muqueuse gastrique? Dans cette occasion une médecine anti-phlogistique n'était-elle pas le véritable fébrifuge?

La gentiane, tant vantée contre les maladies scrofuleuses, n'échoue-t-elle pas dans les engorgemens strumeux des glandes et surtout des glandes mésentériques? état pathologique où les amylacés, peu ou point azotés, guérissent, surtout, s'ils sont aidés de moyens hygiéniques?"

Le mercure, si puissant pour combattre la syphilis, n'a-t-il pas quelquefois aggravé cette maladie? N'est-il pas dans bien des cas resté sans effet, et la dénomination d'anti-syphilitique ne doit-elle pas lui être contestée?

Le camphre, que Fernel et d'autres médecins donnaient dans certaines maladies inflammatoires et même dans les pleuropneumonies, n'a-t-il pas fait des victimes, quand ceux qui en ordonnaient l'usage ne voyaient dans cette substance qu'un agent thérapeutique sédatif et diaphorétique?

Le safran, dont on ne peut nier les propriétés stimulantes, a concouru, sous le nom d'emménagogue, à produire des aménorrhées lorsqu'on voulait favoriser le flux menstruel.

L'opium, ses préparations et les autres narcotiques nommés tant de fois calmans, hypnotiques, sédatifs, anodins, ont certainement produit des accidens convulsifs, des délires et autres accidens. Cette variété d'effets doit donner au médecin la valeur des prétendus spécifiques, manifestement équivoques dans leurs résultats.

Les extraits de chiendent, de pariétaire, le nitrate de potasse, les acétates de potasse et de soude et diverses autres préparations analogues, considérés comme apéritifs, ont souvent été employés pour obtenir des effets que leur dénomination semblait promettre; un temps précieux se perdait, lorsqu'il fallait s'empresser de redonner à la vie générale une excitation nouvelle et aux secréteurs et excréteurs une activité plus considérable. L'anasarque chronique et passive des constitutions lymphatiques se trouve dans cette catégorie, ainsi que d'autres hydropisies de même caractère.

La gomme arabique, d'autres substances mucoso-sucrées et amylacées, ordinairement considérées comme béchiques, pectorales, sont souvent appliquées dans des cas où, loin d'avoir ces vertus, elles augmentent l'état morbide de l'organe pulmonaire. Je veux parler des toux nerveuses et sympathiques d'un embarras gastrique, de la présence des vers dans l'estomac, etc., etc.

La glace, le bain froid ou très-froid, si souvent considérés comme toniques, deviennent souvent débilitans, si leur impression froide n'amène pas une réaction du centre à la périphérie ; les douches, les immersions locales produisent des résultats semblables , sous les mêmes conditions.

Le bain chaud, ordinairement excitant, augmente la débilité , s'il est administré à un sujet affaibli par les hémorrhagies, consumé par une fiévre hectique ; dans ce dernier cas, la peau a souvent un surcroît d'action ; les capillaires cutanés et des parties adjacentes absorbent une quantité du fluide vasculaire et du calorique dont le cœur, les gros vaisseaux et les organes trisplanchniques avaient besoin pour entretenir la vie.

La thérapeutique doit donc être aidée de

la connaissance des moyens qu'elle emploie ; autrement tout est cahos et ténèbres, et d'un art conservateur on fait un art homicide.

Pour faciliter l'intelligence de l'ouvrage et lui donner certaines conditions classiques, j'ai cru devoir le faire précéder d'une étude sommaire de l'art de formuler. J'ai cru nécessaire aussi d'exposer l'état actuel de la Pharmacologie et de donner la Terminologie des diverses opérations et préparations chimiques et pharmaceutiques. J'ai terminé l'ouvrage par un tableau synoptique où sont classées par règnes les principales substances employées en médecine. Nous avons partagé notre travail en deux divisions : la première traite de la thérapeutique interne subdivisée en quatre parties, en médication débilitante, tonique, éméto-purgative, et narcotique.

La deuxième division, la thérapeutique externe, est aussi divisée en quatre parties, en médication émolliente et rafraîchissante, excitante et résolutive, nar-

cotique, et épispastique; celles-ci sont sub-
divisées en deux sections , médicamens à
injecter ou à introduire, médicamens topiques ou appliqués.

Chaque classe des médicamens tant internes qu'externes , est précédée d'une
étude pathologique, thérapeutique et physiologique.

Enfin, pour que l'ouvrage soit plus méthodique, nous avons fait précéder chaque
division d'un aperçu historique de la thérapeutique interne et de la thérapeutique externe.

Telle est la division de notre ouvrage ,
pour lequel il nous reste à réclamer l'in-
dulgence de nos lecteurs; si nous sommes
assez heureux pour trouver des critiques
bienveillans , nous profiterons de leurs
conseils, et nous ferons disparaître dans
une autre édition , les erreurs inséparables
d'un travail de cette nature, le premier
qu'une pratique fort active nous ait permis
de publier.

CONSIDÉRATIONS

GÉNÉRALES

SUR

LA PHARMACOLOGIE

MAGISTRALE.

Depuis quelques années il a paru en France plusieurs ouvrages sous le titre de *Formulaire*. Celui qui a été le plus répandu n'est autre chose qu'une compilation de toutes les prescriptions magistrales que le dernier siècle a pu fournir.

Sans doute on doit de la reconnaissance à l'auteur qui a bien voulu s'occuper d'un travail aussi aride; mais on ne peut s'empêcher de trouver quelquefois cet amas de formules en opposition avec les progrès qu'a dû faire l'art de prescrire sous l'influence de la chimie et d'une thérapeutique sage et raisonnée.

Je ne veux point discuter ici le degré de mérite des auteurs qui ont publié leurs travaux sur une matière à peu près semblable à celle que je me propose de traiter dans cet ou-

vrage, dont le plan ne ressemble à aucun de
ceux qui l'ont précédé ; je m'efforcerai de présenter, sous un point de vue convenable, les
rapports de la pharmacie et de la matière médicale avec la médecine pratique. La matière
médicale est une des parties les plus essentielles
de l'art de guérir ; c'est l'arme du médecin pour
combattre les maladies ; il est donc nécessaire
qu'il sache s'en servir afin de ne point négliger
les occasions de rendre son emploi utile. Cependant c'est la branche de la médecine la plus
négligée : quatre années d'étude ne peuvent suffire à un médecin pour acquérir une somme suffisante de connaissances en pharmacologie.

Les études anatomiques, physiologiques,
pathologiques, réclament elles-mêmes plus de
temps. Le jeune médecin n'est donc point coupable de ne la pas posséder complétement. En
général, on ne l'a pas assez persuadé de l'im-
portance de cette étude, et par cela même il
est disposé à suivre préférablement dans la pratique, une méthode plus commode, je veux
dire la méthode expectante. Expectation, dont
l'étymologie signifie *attendre, rester témoin,*
est bien une condition quelquefois nécessaire
dans le traitement des maladies ; *mais rester
quelquefois témoin,* n'est pas un précepte de
rester toujours inactif ; le moment arrive où il

faut agir : restera-t-on en repos quand il faut favoriser une crise, quand il faut combattre une complication, quand une maladie aiguë passe à l'état chronique, enfin quand il s'agit de faire les plus grands efforts pour s'opposer aux progrès d'une affection qui tend à devenir mortelle?

Si la connaissance des médicamens est absolument nécessaire au médecin, l'étude pharmaceutique et chimique des élémens ou des composans médicamenteux ne l'est pas moins : c'est par elle qu'il apprend à connaître les préparations préliminaires que chacune des substances doit subir; c'est par elle qu'il pourra composer magistralement, ou d'une manière officinale, sans courir le risque de les décomposer, contre son gré, les médicamens dont il veut conserver les propriétés isolées et apprécier ainsi dans un corps le véritable agent médicamenteux. C'est avec ces connaissances préliminaires qu'il évitera d'unir des oxides hydro-sulfurés avec des préparations acidules, comme le kermès avec l'oximel scillitique, les deuto-chlorates ou chlorures avec le soufre, les sels acidulés avec les savons alkalins, le tartrate d'antimoine et de potasse, avec les acides et les corps acidulés, ou avec les substances qui contiennent du tannin s'il veut un effet vomitif; les éthers imparfaits avec les carbonates ou sous-carbonates alkalins, les préparations ferrugineuses avec celles de quin-quina ou autres contenant beaucoup d'acide gallique, à moins qu'il ne veuille faire une médication astringente; les acides ou acidules avec les sels à excès de base, tels que le sous-phosphate de soude, etc. etc. C'est avec ces connaissances, que le médecin déterminera les degrés de solubilité des corps dans les divers véhicules, comme l'eau, l'alcohol, l'éther, les huiles volatiles, fixes et grasses, etc., alors, il n'ignorera pas que les sels à excès de base donnent aux infusum ou décoctum composés d'herbes un aspect désagréable et dégoûtant. Il ne se méprendra pas sur l'action des acides et des alkalis et ne s'étonnera point quand une potion avec le sirop de violettes et l'esprit de vitriol où quelque autre acide, sera rouge, et que celle avec le même sirop et la magnésie calcinée ou un autre alkali, sera verte. Il n'unira point l'ammoniaque ou ses sous-carbonates avec un mélange contenant quelque acide, comme les éthers de la deuxième série, tels que l'éther acétique, nitrique, muriatique, etc. Il ne combinera point l'acétate de plomb et le sulfate de zinc, s'il veut un collyre sans précipité. Il n'unira point le

sulfate, acide d'alumine (alun), à l'acétate de
plomb (sel de saturne), s'il veut une poudre
au lieu d'un liquide. Il fera triturer long-temps
du sous-acétate de plomb avec l'huile, quand
ces deux substances font partie d'une pommade,
lorsqu'il voudra un topique doux et consistant,
au lieu d'un topique irritant et liquide. Mélan-
gera-t-il de l'extrait mou d'opium dans un
corps gras et résineux qui ne peut supporter
l'eau ? Ne choisira-t-il pas le cérat pour véhicule, s'il ne veut point user d'intermèdes
comme jaunes d'œufs, etc. ? Si le médecin est
familiarisé avec la pharmacologie et avec la
pharmacie, le toucher, la vue, la dégustation,
l'odorat lui fourniront assez de caractères pour
faire une appréciation nécessaire du médicament, officinal ou magistral, soit dans
la qualité des composans, soit dans leurs
doses. Ainsi la cupidité sera trahie dans une
potion contenant du quinquina ou de ses sulfates, du musc, de l'ambre gris, des acides
benzoïque et succinique, de l'opium, du safran, du castoréum de Canada ou de Sibérie,
d'huile de valériane, d'éther nitrique, etc., si
le médecin connaît les caractères physiques de
ces substances.

Baumé, et Lémery avant lui, ont fait sans
le vouloir, beaucoup de mal à la pharmacie et

à l'art de prescrire ; ils se sont constitués s is les guides de leurs contemporains et de ceux x α qui devaient les suivre ; ils n'ont pas assez pe epensé aux progrès que devaient faire les sciences ppl physiques, ils n'ont pas calculé les effets fâchheheux que leurs productions pourraient opérerr r un jour, au moins chez le vulgaire des médecccicins. En effet , nous avons souvent des égards ppcpour ce que nos devanciers ont fait, et nous saacacrifions quelquefois au respect pour les chosess s anciennes ou à l'habitude, notre jugement et mcnotre raison ; il en est ainsi du moins chez les hhohommes pour qui la gloire d'améliorer n'est rriarien ; ils trouvent bien ce qui est fait et se comtutentent de suivre une route battue ; ils laiississent leur siècle dans l'état où ils l'ont trouvé.

Les deux auteurs que nous venons de mcomommer et plusieurs autres pharmacologistes se se sont encore rendus coupables en publiant leurs is ouvrages en français ; ils ont fait subir aux didisciples de Galien et d'Hippocrate une concurrerence avec des hommes entièrement étrangers à ł l'art de guérir ; je veux parler des moyens qu'ilsils ont donnés aux épiciers, aux herboristes, aux α confiseurs, aux garde-malades et aux commènères, de préparer et d'administrer des compositsitions qui sont exclusivement du ressort de la phararmacie et de la médecine.

Le public, avide de connaître ce qui jusque-là avait été un mystère pour lui, s'empressa de mettre en pratique, sans en connaître les dangers, les principes donnés par ces auteurs.

La langue latine, pour un temps consacrée exclusivement aux sciences, est presqu'oubliée, et la langue vulgaire est devenue celle des formulaires, des pharmacopées et même du codex.

Les médecins et les pharmaciens doivent déplorer cette innovation dont la date n'est pas très-reculée, et qui est surtout particulière à la France. Par cet abus le médecin met les malades et ceux qui les entourent dans le cas de commenter la prescription; par-là, il diminue le respect que l'on a toujours pour ce que l'on ne connaît pas, et il se prive d'un moyen d'illusion bien essentiel dans les maladies réputées incurables.

La police, quelque vigilante qu'elle soit, ne peut atteindre tous ceux qui débitent des médicamens sans autorisation.

L'ancienne langue de la science offrira toujours la garantie la plus certaine pour réprimer ces abus; en outre, le médecin y trouve l'avantage de ne pas voir ses formules critiquées par les ignorans et modifiées par les gardes-malades. L'on voit d'après ce qui précède, que je considère l'art de formuler comme ayant besoin d'une réforme, non-seulement pour le fond, mais encore pour le langage, si l'on veut maintenir l'honneur de la thérapeutique.

Pour bien prescrire il faut des connaissances en matière médicale et en pharmacie chimique; je n'ai pas besoin de dire que celui qui veut formuler doit étudier sérieusement son sujet, et que ses indications lui seront fournies par l'ensemble de ses connaissances pathologiques, thérapeutiques, etc. Après avoir considéré l'art de formuler sous un point de vue philosophique, je dois l'examiner dans ses règles d'exécution pour éviter les erreurs produites assez souvent par la licence des abréviations. Je pense qu'il est absolument nécessaire de la bannir, et d'écrire en toutes lettres les doses des médicamens. Je pense qu'il serait également utile de s'entendre dans tout le monde médical, pour imposer aux médicamens composés des dénominations classiques, conformes et justes; mais ceci n'est qu'un vœu que j'émets en passant, à cause de la presqu'impossibilité de l'exécution. Il n'en est pas de même de la langue des formulaires : je crois qu'il est indispensable de prescrire partout en latin afin que les différences d'idiomes n'apportent pas d'obstacle lorsqu'il s'agit de remplir

votre prescription , pour que l'ignorance avide
ne puisse plus éluder les lois, et partager avec
le pharmacien instruit l'honneur de délivrer un
médicament sur lequel le médecin compte pour
pallier ou guérir une maladie ; vous bornerez
par-là le jargon des gens qui entourent les malades ; vous éviterez les refus des derniers , soit
qu'ils aient pour prétexte de vouloir vomir
avec l'ipécacuanha quand vous vouliez le tartre
stibié ; de purger avec le séné quand vous ne
vouliez prescrire qu'un sel purgatif. De cette
manière vous procédez mystérieusement, et le
malade se trouve ordinairement mieux d'igno-
rer le nom de ce que l'on croit convenable de
lui donner.

Formuler n'est pas toujours une obligation
médicale ; il est des cas où il est bon de s'en
dispenser. La médecine expectante, peut-être
trop vantée de nos jours, a aussi ses beaux
momens. Le médecin économe des moyens
thérapeutiques qui sont à sa disposition augmente les forces de la vie, les diminue, les
modifie de diverses manières, ou reste témoin
de la lutte entre la maladie et la nature lorsque
celle-ci peut se suffire à elle-même. Celui qui
prescrit peut encore se tromper de deux manières opposées : les uns veulent réunir plusieurs médicamens, les autres veulent les isoler ;

les uns et les autres peuvent être blâmables : on doit tenir un juste milieu : non que je veuille dire qu'on ne puisse dans l'occasion donner une substance simple isolément; certes, le quinquina suffit pour combattre certaines fièvres intermittentes, l'huile de ricin pour purger ; mais il est des cas où le médicament trop simplifié n'a pas les mêmes avantages que des compositions bien raisonnées. Dans un médicament magistral nous pouvons considérer l'agent actif, l'agent secondant ou adjuvant, le correctif et le véhicule.

Dans un purgatif avec le séné, la manne, l'infusion de roses pâles et l'eau de fleurs d'oranger, le séné est l'agent actif; la manne l'agent secondant, l'infusion de roses pâles le véhicule, et l'eau de fleurs d'oranger le correctif. C'est ainsi qu'on ajoute quelquefois au quinquina le muriate (hydro-chlorate) d'ammoniaque pour seconder sa propriété fébrifuge.

On unit le camphre, l'huile d'anis à un vésicatoire pour corriger l'action que les cantharides exercent sur la vessie. On unit du camphre, de l'huile d'anis ou du savon médicinal à certaines résines, pour modifier leurs facultés irritantes; on emploie de préférence l'infusum de tilleul, de feuilles d'oranger, de menthe, de mélisse, etc., pour servir de véhicule à une potion excitante dite antispasmodique.

Le médecin a l'habitude de mettre au bas de sa prescription : faites selon l'art, *fiat secundùm artem.* Faut-il qu'il ait toujours une confiance sans bornes en celui qui l'exécute? On doit croire sans doute que les pharmaciens rempliront bien toutes les conditions qu'exige la prescription; mais un élève peu instruit, en l'absence du chef de l'officine, ne pourra-t-il pas commettre des erreurs? En conséquence, le médecin fera toujours bien, autant qu'il le jugera convenable, d'indiquer la marche à suivre pour préparer le médicament qu'il a prescrit et ranger les diverses substances qui le composent, suivant l'ordre du *Modus agendi;* ainsi il n'est pas indifférent pour une potion avec un sirop, une teinture résineuse et un véhicule aqueux, de mettre la teinture avec le sirop plutôt qu'avec le véhicule : on doit savoir la différence qui existe quand on fait le mélange différemment.

La première présente un aspect d'homogénéité, tandis que l'autre est grumeleuse et très-disposée à déposer. On trouve un autre exemple dans un liniment composé d'huile, d'alkali et d'alcoholat ou de teintures; le mélange de

l'alkali avec le savon est de règle afin de former
un savon ou un savonule. Le médecin doit
donc être initié dans l'art pharmaceutique pour
pouvoir apprécier la consistance de certaines
substances pour la confection des bols ou pilules, et pour savoir que certains corps solides
pris isolément, peuvent, par leur union perdre
de leur solidité. Par exemple, le camphre et
l'assa-fœtida; le sulfate acide d'alumine et les
acétates, etc., etc.

Il indiquera par la construction de sa formule qu'il cherche à éviter la déperdition des
substances volatiles. S'agit-il d'une poudre
composée, il énoncera les premières, les substances les plus énergiques et qui sont ordinairement prescrites en petite quantité, et il aura
soin de recommander qu'on ajoute l'excipient
peu à peu.

Le médecin doit aussi connaître la difficulté
qu'il y a d'unir les gommes et les extraits avec
les résines, les huiles ou les corps gras avec les
corps aqueux; il désignera donc les agens mis-
cibles entre eux.

On voit par ces préceptes combien le médecin a besoin d'être fort de lui-même pour
jouir de cette indépendance qui garantit nécessairement l'honneur de sa réputation, la
tranquillité de sa conscience et lui donner la

douce conviction qu'il n'a rien laissé à désirer soit pour le fond de sa prescription, soit pour son exécution.

Tous les vrais amis de la médecine pratique voient depuis long-temps, avec peine, que la pharmacologie perd de plus en plus de ses droits et que si l'on ne s'efforce de les faire revivre, elle finira par être presque oubliée. Un scepticisme outré relativement aux vertus des médicamens remplace aujourd'hui la confiance trop aveugle d'autrefois. Cette nouvelle méthode n'a que l'avantage de favoriser une paresse coupable qui fait trouver plus commode de s'épargner des recherches laborieuses et qui dispense d'apprendre à connaître une des branches les plus utiles de l'art pharmaceutique, art trop dédaigné par les jeunes médecins. Mais ils ne tardent pas à se repentir lorsqu'ils ont fait un pas dans la pratique. Ce scepticisme que nous blâmons, tout fâcheux qu'il est, même lorsqu'il fait le moins de prosélytes, tend encore à s'accroître, surtout d'après l'état actuel des choses en médecine. De là l'obligation de tout médecin philanthrope de résister au torrent dangereux de l'opinion, qui tend à anéantir ou à paralyser les ressources médicales dont nous avons plus besoin que jamais.

Que l'on me dise pourquoi on répugne tant
à employer des remèdes que la nature nous a
donnés, sans doute pour marcher en cortége avec
nos infirmités; que si on nous prouve quels sont
les avantages de ce mépris pour des ressources
que chaque règne nous offre, croit-on qu'une
théorie et des explications prolixes puissent
remplacer les vertus fébrifuges du quinquina,
les propriétés sédatives de l'opium.

Comme on a déjà dû le préjuger, je n'offre
pas ici une copie de recettes données par les
divers médecins qui m'ont précédé, ni par
ceux de notre temps : beaucoup de ces médicamens tant vantés par leurs auteurs dont ils
portent la plupart les noms, sont le résultat
d'un intérêt personnel ou d'un enthousiasme
qui trompe souvent l'auteur même et le médecin trop crédule qui, dupe d'un beau nom s'ob-
stine à croire à des vertus qu'une observation
attentive et soutenue ne lui a pas fait reconnaître dans sa pratique. Mon intention est de
composer mes formules d'après les propriétés
bien reconnues des médicamens, propriétés dont
j'ai plusieurs fois constaté la réalité d'une manière non douteuse. Sans doute que si quelqu'un
me supposait la folle prétention de vouloir devenir un guide dans l'art de formuler et de donner mes prescriptions en quelque sorte comme

spécifiques, il ne rendrait pas justice aux motifs qui m'ont fait entreprendre cet ouvrage, que l'amour seul de notre art a dicté. Tout praticien saura d'ailleurs remplacer et modifier ces formules en raison des cas et de sa propre expérience. Je n'ai voulu en quelque sorte fournir que des *types*, et indiquer une marche préférable à celle qui a été suivie jusqu'à présent d'une manière peut-être trop routinière. Si les médecins qui nous liront encouragent nos efforts, si les élèves auxquels nous nous adressons plus particulièrement, trouvent en nous un modèle utile, si nous contribuons ainsi à leur instruction, nous aurons atteint notre but et obtenu la seule récompense dont nous soyons jaloux.

Pour rendre toutes les prescriptions magistrales d'une exécution pharmaceutique plus facile, je crois devoir les faire précéder d'une étude rapide des préparations que subissent toutes les substances. Il est nécessaire qu'on sache d'abord ce que l'on entend par *acidification*, par *pulvérisation*, par *infusion*, par *expression*, par *filtration*, etc. : ceux qui connaissent ces diverses opérations ne me blâmeront pas d'en dire un mot ; ceux qui les ignorent m'en sauront gré.

Nous venons d'exposer nos principes sur la partie de notre ouvrage qui se rattache à l'art

de formuler, soit pour lui faire subir un changement que nécessite la marche des connaissances physiques, soit pour rappeler aux médecins qu'ils ne doivent pas perdre de vue que
depuis Hippocrate jusqu'à nous, la pharmacologie a constamment obtenu des avantages pra-
tiques quand on n'a point abusé de ses moyens,
quand l'ignorance enfin ne lui a pas donné des
dispositions meurtrières.

Après avoir terminé succinctement cette partie de notre avant-propos, nous devons parler
des avantages de la thérapeutique et de la matière médicale, et des résultats fâcheux des systèmes ou des doctrines exclusives. En effet, on
convient généralement que toutes les sciences
accessoires à la médecine ont fait d'immenses
progrès depuis qu'elle est guidée par l'esprit philosophique ; nous exceptons toutefois la matière médicale qui semble, comme nous l'avons
déjà fait observer, être à tort regardée comme
la partie la moins essentielle de l'art de guérir.

Cette singularité ne serait-elle pas due à une
sorte de confiance aveugle que beaucoup de praticiens de nos jours ont pour la médecine expectante et pour la doctrine, sans doute trop uni-
forme dans ses moyens thérapeutiques, d'un maî-
tre célèbre au mérite duquel on doit d'ailleurs
rendre justice sous plusieurs rapports. Ou bien

enfin est-ce à l'aridité et aux difficultés de son étude que la matière médicale doit d'être aussi négligée qu'elle l'est évidemment aujourd'hui ? Quel qu'en soit le motif, les résultats n'en sont pas moins fâcheux, et ils sont vivement sentis par ceux qui, exerçant la médecine, ont négligé davantage cette branche si essentielle de l'art de guérir.

Plus tolérant que les sectateurs d'une doctrine qu'on appelle nouvelle, quoiqu'elle n'ait de nouveau peut-être que la manière dont elle est présentée, je ne demande pas que l'on s'occupe exclusivement de la matière médicale : je veux que l'on étudie également l'anatomie la physiologie, la pathologie et les autres branches de la médecine : toutes ont leur degré d'utilité ; c'est une vérité incontestable : si elle était bien sentie, on ne verrait pas tous les jours des hommes signaler leur entrée dans le monde médical par des opinions systématiques. A les entendre, la saignée, le vin, l'eau, l'émétique et l'opium doivent seuls composer les moyens curatifs internes ; on peut, suivant eux, remplir presque toutes les indications à l'aide de ce petit nombre de moyens ; les autres méritent à peine la plus légère considération. Le danger de cette exclusion est trèsgrand ; et quoiqu'elle ne puisse jamais produire

autant de maux que l'abus des médicamens,
je ne puis m'empêcher de la combattre, et je
dois m'élever contre cette funeste indifférence
pour beaucoup de substances qui, dans les mains
d'un bon praticien, produisent les effets les plus
heureux.

En livrant au ridicule le médecin qui abuse
des remèdes, quels que soient les motifs de sa
conduite, nous ne pouvons nous empêcher de
convenir que les médicamens ne soient tombés,
de nos jours, dans un oubli qui nuit à l'art de
guérir. Tous les jours on voit des hommes distingués par l'étendue et la variété de leurs connaissances, pâlir devant la nécessité d'une prescription : anatomistes habiles, physiologistes
savans, ils hésitent lorsqu'il faut ordonner; leur
embarras augmente quand il faut prononcer, et
trop souvent on les voit obligés de demeurer
oisifs quand les circonstances auraient exigé une
médecine active; enfin, s'ils se voient forcés de
prescrire, inhabiles dans l'art de varier à propos les moyens que la nature leur fournit, ils
se renferment dans un cercle étroit dont leur
pénurie en matière médicale ne leur permet
plus de sortir.

Une sage réserve rendra toujours plus de services que le moindre excès, surtout quand il
s'agit d'administrer des médicamens; mais

n'est-ce pas dans un terme moyen que se trouve la vérité? Que le médecin choisisse donc entre les extrêmes les règles de sa conduite : il rejettera alors tout ce qui est exclusif; ayant assez de philosophie pour mépriser les hypo-thèses, il craindra les systèmes, parce qu'ils ne présentent ordinairement que ce que la passion veut y trouver.

Je redoute les doctrines exclusives, et ne puis avoir de confiance en ces médecins trop fameux qui n'ont acquis de célébrité que par leur attachement opiniâtre à une idée favorite : dupes eux-mêmes de leurs propres opinions, ils ne rêvent qu'aux moyens d'asservir la nature aux systèmes qu'ils embrassent ; quelques-uns vont jusqu'à se croire dispensés de tenir compte dans leur pratique, des sexes, des âges, des climats, des saisons, du régime, des habitudes morales et physiques ; d'autres négligent les causes des maladies ; cependant ces causes varient à l'infini ; plusieurs n'ont aucun égard pour la constitution individuelle ; cependant cette constitution subit des modifications fréquentes qui doivent exercer une grande influence sur les maladies et sur leur traitement ; c'est à ceci que se rattache la médecine philosophique. Tous s'empressent de l'invoquer ; mais, en médecine

comme en morale, on est peu d'accord sur le
véritable sens du mot *philosophie;* chacun la
définit suivant sa position, et l'interprète suivant ses vues. Loin de moi la prétention de
tracer un plan de conduite dans un art aussi
difficile; mais je ne crains pas de le répéter
avec tous les véritables praticiens : le point essentiel en médecine consiste à bien distinguer
le caractère d'une maladie, à remonter à ses
causes avec le secours de l'analyse, enfin à ne
voir dans un cas donné que ce qui existe réel-
lement. Une inflammation aiguë ou sub-aiguë
ne saurait être autre chose qu'une augmentation plus ou moins forte de l'action des propriétés vitales : traitons-la par les débilitans,
mais gardons-nous de négliger l'état général
du sujet et celui de la partie malade. Que la
même règle nous dirige encore dans le traitement des affections par débilité; car, sans être
partisan de la doctrine de *Brown,* je crois aux
maladies asthéniques, et je pense que celles où
l'emploi des toniques trouve une application
heureuse, sont beaucoup moins rares qu'on af-
fecte de le croire depuis quelque temps. Ayons
aussi grand soin de proportionner les doses des
médicamens à la violence du mal, et rappelons-
nous qu'on ne peut vaincre un ennemi redou-
table qu'en l'attaquant avec des armes puissantes.

Ne bannissons de la pratique médicale aucun agent thérapeutique , servons-nous des délayans comme le faisait *de Haën* , prescrivons les émétiques et les purgatifs qui ont rendu de si importans services dans les mains de *Stoll*, de *Fincke* et de tant d'autres praticiens ; ne craignons pas de tirer du sang à l'imitation des *Sydenham*, des *Bosquillon*, etc., etc.

Nous venons de signaler les indifférences coupables pour l'art de prescrire et pour la pharmacologie, ainsi que le danger des principes exclusifs dans une science où tout se modifie à l'infini, nous allons maintenant nous élever contre la multiplication indéfinie des médicamens : nous croyons avoir assez prouvé que la connaissance de la matière médicale avait contribué aux succès et à la gloire des médecins dont les observations doivent être consultées, chaque jour, par ceux qui veulent devenir d'habiles praticiens.

Le règne minéral , dont l'étude plus simple semble promettre des résultats plus certains, exerça, pendant des siècles, la patience et le génie des chimistes de tous les pays. Les anciens s'en occupèrent spécialement ; mais comme ils eurent la prétention insensée de tirer de leurs creusets la pierre philosophale et une panacée universelle, leur travaux sans but raisonnable ne produisirent que de faibles résultats en médecine, ces travaux n'ayant tourné qu'au profit de la chimie. Les modernes, plus sages, ont pensé qu'il fallait recréer la chimie; ils en ont posé les principes, ils en ont régularisé la langue, et en agrandissant son domaine ils ont assuré son existence; mais l'abus est quelquefois voisin de l'usage.

L'opium, ce remède héroïque, dont l'emploi remonte à la plus haute antiquité, devait être le premier objet des recherches chimiques; on observa que son administration était quelquefois suivie d'effets nuisibles : au lieu de les rapporter à un emploi vicieux, on préféra supposer certains principes dangereux dans cette substance à l'état où la nature nous la présente. Or, pour l'en dépouiller, comme pour en rendre l'usage plus facile et plus sûr on en modifia à l'infini les préparations.

L'opium brut, qui n'est autre chose que le suc du pavot blanc (*papaver somniferum*), et dont la force varie selon le climat qui le produit, et suivant sa pureté, fut dès lors soumis à la fermentation, à une longue digestion ou à des lotions répétées, etc. On en fit des teintures vineuses, des teintures alcoholiques, des extraits, des sirops, etc. De toutes les compositions vantées et dépréciées tour à tour, l'extrait

dit aqueux ou gommeux, et le sirop diacode
suffisaient aux indications qui demandent des
calmans. Les praticiens étaient en général à peu
près d'accord sur ce point; mais nos contemporains désirèrent davantage : partant de la
supposition qu'il existait dans l'opium un élément narcotique particulier, distinct de celui
auquel ils attribuaient une vertu sédative, ils
voulurent les séparer l'un de l'autre, et, pour y
réussir, ils invoquèrent les ressources de la
nouvelle chimie. L'opium fut donc soumis à
l'analyse; ils en retirèrent divers principes
constituans : un d'eux captiva leur attention,
et comme il leur parut renfermer lui seul toutes
les propriétés sédatives de l'opium, sans en partager les inconvéniens, ils le désignèrent sous
le nom de *morphine*.

Cet alcali végétal dont je ne veux pas attaquer la dénomination, quoiqu'il soit possible
sûrement de le faire avec avantage, ne put conserver long-temps la prééminence exclusive
qu'on s'était empressé de lui accorder sur les
préparations opiacées; on ne tarda pas à s'a-
percevoir que, seul et à l'état solide, il n'exerçait qu'une faible action sur l'économie animale, tandis que dissous dans l'huile, il déter-
minait, à moitié dose, les mêmes accidens que
l'opium.

On combina aussi cet alcali avec les acides, et on obtint des sels d'une énergie différente ; celui que fournit sa combinaison avec l'acide acétique, et qui, sous le nom d'acétate de morphine, est à peu près le seul employé en médecine, produit des effets si redoutables qu'il est imprudent de l'administrer à une dose plus forte qu'un $\frac{1}{8}$ un $\frac{1}{4}$ ou un $\frac{1}{2}$ grain en vingt-quatre heures ; encore est-il nécessaire de diviser ces fractions en plusieurs prises, s'il est vrai, comme le prouvent l'expérience et l'observation, que c'est sous cette forme, dans cet état de combinaison, et à ces faibles doses que ce principe extrait de l'opium possède les vertus de cette substance. Si tout concourt à prouver qu'il est possible de remplir avec l'extrait aqueux ou gommeux d'opium brut, toutes les indications dans lesquelles l'acétate de morphine pourrait convenir, je ne vois pas pourquoi on donnerait à un composé nouveau, dont l'action est peu certaine, et dont la préparation est délicate, la préférence sur un médicament éprouvé depuis long-temps, et dont les effets sont bien déterminés et satisfaisans, surtout lorsque la moindre erreur dans la composition ou dans les doses peut donner lieu à des accidens très-graves.

L'ipécacuanha, moins important sans doute

que l'opium, par le rang qu'il tient dans la matière médicale, mais à l'aide duquel cependant on peut satisfaire à un grand nombre d'indications, n'a pas échappé au zèle investigateur des chimistes de nos jours; ils l'ont soumis aussi à une rigoureuse analyse; uniquement frappés de la vertu vomitive de cette racine, et réduisant à ce seul mode d'action tous ses effets sur les divers systèmes de l'économie; ils se sont occupés de séparer des autres principes celui dans lequel réside cette propriété. Leurs recherches, sous ce rapport, ont eu tout le succès qu'on pouvait attendre de leurs lumières, et maintenant nous possédons un émétique de plus, sous le nom d'*émétine*. Cette substance, qu'on croit exister en proportions variées dans tous les végétaux dont l'emploi peut déterminer le vomissement, paraît être la seule qui donne à l'ipécacuanha cette faculté émétique; aussi pourrait-elle le remplacer toujours, mais seulement comme vomitif; elle n'a pas comme cette poudre, une saveur nauséabonde et désagréable, elle ne s'attache pas aux parois de la bouche et de la gorge; elle est facile à prendre, parce qu'elle fond facilement dans l'eau; elle agit aussi à une très-faible dose, car deux à quatre grains en plusieurs fois suffisent pour un adulte.

Loin de moi l'idée de m'élever contre la gloire de cette découverte, et de chercher à déprécier le mérite des chimistes distingués à qui elle est due; cependant qu'il me soit permis de dire que l'émétine ne saurait jamais être une conquête importante en médecine, parce que la propriété vomitive dont elle est douée se trouve dans le tartrate d'antimoine et de potasse, dont l'action comme émétique, reconnue depuis bien long-temps, présente assez de certitude pour permettre de s'en tenir à l'administration de ce sel dans les maladies qui réclament des évacuations ; j'oserais même ajouter, au risque peut-être de passer pour frondeur, que si l'émétine devait faire négliger l'ipécacuanha et les diverses préparations pharmaceutiques dont il est la base, je serais tenté de voir cette découverte avec un sentiment pénible ; car l'ipécacuanha qui peut être administré sous des formes infiniment variées sans rien perdre de sa propriété émétique, exerce encore sur le tissu muqueux une action particulière qui ne se trouve, ni dans l'émétique ni dans l'émétine. Cette action qui se répète sympathiquement sur divers organes, a fait constamment donner la préférence à ce médicament sur le tartre stibié, dans les catarrhes, la coqueluche, la diarrhée, la dysenterie, les engorgemens lents des viscères, dans les fièvres muqueuses (adeno-meningées).

Ces diverses réflexions, qui sans doute ont déjà été faites par tous les praticiens, sont surtout applicables à la *strychnine*, principe constituant de la noix vomique, *strychnos nux vomica*. Ce nouveau médicament, dont les résultats sont encore plus délétères que la substance entière qui le fournit, peut être exclu de la pratique médicale sans les moindres inconvéniens; on doit du moins le désirer ainsi quand on connaît l'énergie de son action vénéneuse, et quand on sait qu'il suffit d'un demi-grain pour déterminer des accidens terribles et souvent mortels. Il nous semble que dans l'hypothèse même où la strychnine aurait eu quelque succès, ils sont trop achetés pour en autoriser l'usage : ce médicament ne peut être vu sans crainte dans des mains peu exercées. Je me tairai sur *l'asparagine*, *l'angusturine*, *l'ambréine*, *l'inuline*, *la gentianine*, *la narcotine*, *la cathartine*, etc., parce que jusqu'à présent on ne les a pas encore présentées comme succédanées des substances auxquelles ces élémens appartiennent.

Si je considère l'oubli dans lequel sont tombés les hydrochlorates d'or et de baryte, les arseniates de soude et de potasse; si je pense au sort

qui paraît destiné à l'acide hydrocyanique, quoique je sois bien loin de blâmer l'usage des substances végétales qui en contiennent, je ne puis
me défendre d'une pensée affligeante, c'est que
l'amour de la nouveauté entre pour beaucoup
dans les éloges qu'on prodigue à la plupart des
découvertes dont la chimie nouvelle veut gra-
tifier la médecine pratique. Je sais estimer les
savans qui consacrent leurs veilles à agrandir
le domaine des sciences et dont les travaux augmentent la liste des choses utiles, mais il me
semble que, dans l'application qu'ils font de
leurs découvertes à l'économie animale, ils
négligent trop les modifications que la nature
fait subir aux divers élémens des substances
qu'elle nous présente. Je crains aussi qu'en mul-
tipliant à l'infini, comme on le fait depuis plusieurs années, les êtres simples pour remplacer
les corps composés qui nous sont offerts par la
nature, ou pour obtenir de toutes pièces des
composés nouveaux, et les faire servir aux
mêmes usages que les composés naturels, on
ne perde bientôt une partie des fruits d'une
longue expérience, et qu'on ajoute ainsi des
difficultés à celles que crée chaque jour la
fureur des nomenclatures, rendant par-là
encore plus pénible et plus rebutante l'étude
d'une science qui l'est déjà beaucoup par

l'immensité des objets qu'elle embrasse.

Si les analyses végétales n'ont produit jusqu'ici que peu de corps médicamenteux utiles, il faut convenir que ceux obtenus des quinquinas présentent de grands avantages.

On sait que plusieurs médecins recommandables viennent de publier leurs observations sur l'emploi et sur l'action du sulfate de quinine et de Cinchonine, dont les bases ont été récemment découvertes et les combinaisons opérées par MM. Pelletier et Caventou, auxquels nous devons déjà plusieurs nouveaux produits. Si l'expérience continue à fortifier la confiance que les observations de ces habiles praticiens ont déjà inspirée, quel tribut d'éloges et de reconnaissance ne devra-t-on pas aux chimistes qui, par leurs laborieuses recherches, sont parvenus à découvrir le principe dans lequel réside la vertu médicamenteuse des divers quinquinas, et les combinaisons chimiques par lesquelles ce principe peut être rendu plus ou moins actif, avantage que ma pratique m'a déjà permis de constater dans plusieurs maladies où le quinquina est à juste titre regardé comme spécifique : qualités d'autant plus précieuses qu'on pourra par elles administrer la partie active, dépouillée des autres élémens qui n'ajoutaient rien à sa vertu et qui rendaient cette sub-

stance d'une administration difficile. Ne peut-
on pas avec raison penser que ces combinaisons
diverses auront peut-être l'avantage de se modifier, avantage nécessaire pour des maladies
qui présentent des nuances différentes, quoiqu'à
peu près de même nature ?

Dans le cours de nos considérations sur l'art
de formuler , sur la pharmacologie et sur la
thérapeutique, nous croyons avoir professé
des principes d'accord avec ceux qui prescrivent de suivre pas à pas la nature, et qui ac-
quièrent chaque jour la conviction que la médecine curative n'existe pas dans ces théories
brillantes où les subtilités scolastiques sont
permises, mais bien dans une distribution
raisonnée de la théorie, de la pratique et de
l'observation.

En terminant cet avant-propos, nous sen-
tons le besoin d'exprimer nos craintes lorsque
nous pensons combien il est difficile en médecine de suivre une marche approuvée de tous.
Au surplus, si nous n'avons pas pour le moment
rempli dans toute son étendue la tâche que
nous nous étions imposée, nous nous en conso-
lerons soutenus par le désir d'avoir été utile et
d'avoir concouru à renverser la médecine em-
pirique.

§ I. TERMINOLOGIE.

Opérations pharmaceutiques et chimiques.

ACIDIFICATION. L'acidification est une opération par laquelle un corps passe à l'état acide, soit par un procédé chimique, comme l'union du soufre à l'oxigène, du chlore à l'hydrogène, etc.; soit par un effet chimique naturel, comme l'acide du vin, du poiré, etc., obtenu par la fermentation.

On pourrait encore entendre par le mot acidifier, l'action d'unir un corps acide à un autre; mais ce mélange s'exprime beaucoup mieux par le mot aciduler; ainsi on ajoute du jus de citron ou de l'acide tartarique à une boisson douce pour la rendre acidule.

CALCINATION. C'est une opération par laquelle on sépare, au moyen d'un feu vif et soutenu, l'eau de composition et autres principes volatils, etc. La calcination amène quelquefois la décomposition, comme on le voit pour celle des carbonates calcaire, magnésien et autres. D'autres fois, cette décomposition n'a point lieu et ne sépare aucun principe constituant, comme on le voit dans les sulfates d'alumine, etc.

CLARIFICATION. C'est une opération qui consiste à enlever à un liquide par l'intermède d'un agent albumineux, ordinairement par le blanc d'œuf, les corps qui altèrent sa pureté. On emploie aussi à cet effet d'autres procédés. On clarifie par le repos, les sucs acides; par le calorique, les liquides qui contiennent de la fécule, etc. etc.

COHOBATION. C'est l'action de redistiller un liquide obtenu, sur de nouvelles matières, pour avoir un produit plus chargé de principes. Par exemple, on cohobe l'eau de laitue, et ce procédé, pour l'eau distillée de cette plante, augmente ses vertus calmantes. Nous croyons, avec quelques médecins, que les eaux distillées, bien préparées, de différentes plantes peu ou point odorantes, ont des vertus que d'autres voudraient contester. Leur décomposition, en vieillissant, suffit pour expliquer que la distillation a entraîné certains principes du végétal dans lesquels peut résider sa vertu.

COMBINAISON. La combinaison est le résultat d'une action réciproque que deux ou plusieurs corps exercent l'un sur l'autre pour s'unir ensemble. Au moyen de cette opération, les propriétés des composans sont entièrement différentes de ce qu'elles étaient primitivement.

CONCENTRATION. C'est l'opération par laquelle on rapproche les molécules d'un corps en évaporant une certaine quantité de la partie fluide qui les divise. On distille le vinaigre pour le concentrer, etc., etc.

CONGÉLATION. C'est l'action de faire passer un corps liquide à l'état solide ou demi-solide, en lui enlevant, plus ou moins subitement, de son calorique. Cela s'obtient quelquefois au moyen du fluide électrique, et plus souvent par le froid naturel ou communiqué. On congèle le vin et le vinaigre pour en extraire l'eau sous forme de glace, etc. etc.

CRISTALLISATION. C'est une opération au moyen de laquelle on dispose les molécules d'un corps, écartées ordinairement par un liquide ou par le calorique, à se rapprocher et à former des cristaux. La manière de cristalliser des divers sels distingue les corps cristallisables.

DÉCANTATION. Cette opération consiste à séparer un liquide clair des corps précipités au fond du vase. On lave le soufre, les fécules, et on en *décante* l'eau de lavage. On opère de la même manière sur les poudres lorsqu'on veut en entraîner les molécules les plus ténues; par exemple, pour obtenir le mercure doux plus impalpable ainsi que les oxides de fer, et quelques autres substances terreuses, on les délaie dans l'eau, et on en décante les parties les plus grossières.

DÉCOCTION. La décoction est l'opération par

laquelle on obtient, au moyen d'un liquide convenable, et ordinairement au moyen de l'eau, maintenue plus ou moins long-temps en ébullition, les parties solubles d'un corps. Le temps nécessaire à cette opération est relatif à la nature des matières que l'on y soumet. Les substances inodores, végétales et animales sont ordinairement soumises à la décoction, surtout celles qui sont ligneuses ou dures. La coction a une action analogue, elle ne diffère que parce que dans la décoction la substance n'a pour véhicule que sa propre humidité et son eau de composition.

DÉCRÉPITATION. C'est l'action de séparer l'eau de cristallisation d'un corps en le faisant pétiller sur des charbons ardens. Ce phénomène appartient particulièrement à l'hydrochlorate de soude (sel de cuisine); la résistance qu'éprouve l'eau de cristallisation pour s'échapper indique la force d'agrégation des molécules.

DÉPHLEGMATION. Cette opération se pratique pour enlever l'eau qui diminue la densité ou la légèreté des fluides. On ajoute de la chaux sur de l'esprit de vin pour le rectifier afin d'en enlever l'eau; et l'on procède par des distillations plus ou moins répétées, afin de séparer les liquides les moins volatils des plus légers. La congélation est une espèce de déphlegmation qui peut être adoptée pour les acides végétaux tels que le vinaigre, le jus de citron, etc., etc.

Dépuration. C'est l'opération par laquelle on obtient une substance privée de tout ce qui pouvait altérer ses propriétés ; elle se pratique ordinairement au moyen de la filtration, de la clarification, de la décantation, etc. La fermentation vineuse et le repos sont deux moyens dépuratoires pour les sucs musco-acides, et mucoso-sucrés.

Dessiccation. Cette opération a pour but d'enlever à un corps son humidité, pour empêcher la destruction de ses élémens ; son effet favorise quelquefois une combinaison. La dessiccation non-seulement enlève l'eau de végétation ; mais elle fait aussi passer à l'état résineux des huiles volatiles, développe chez certaines substances un arôme dont elles étaient privées. L'oignon de scille a, par exemple, lorsqu'il est desséché, une action tout-à-fait différente de celle qu'il a dans l'état frais. Les roses pâles perdent de leurs propriétés par la dessiccation qui enlève leur arôme ; il en est de même de toutes les plantes odorantes.

Désoxigénation. C'est enlever l'oxigène d'un corps. Ainsi l'on fait passer l'acide sulfurique à l'état d'acide sulfureux en le distillant sur un corps qui s'empare d'une partie de son oxi-

gène ; comme par exemple, sur de la paille.
On désoxigène un métal en le revivifiant, c'est-
à-dire en lui rendant son état métallique, etc.

Digestion. (Voyez infusion.)

Disgrégation. Cette opération consiste à séparer les molécules intégrantes d'un corps, ce
qui s'obtient par un moyen chimique comme
par la précipitation, ou bien par des moyens
mécaniques comme ceux pratiqués par la râpe,
la scie, le pilon, le tamis, etc., etc., etc.

Dissolution. C'est une opération chimique
par laquelle un corps solide, soumis à l'action
d'un liquide, s'y fond et concourt à former, en
s'identifiant avec lui, un composé nouveau ;
par exemple, l'argent et le mercure, combinés
avec l'acide nitrique, forment les nitrates d'argent et de mercure.

Distillation. C'est une opération qui consiste à séparer, par l'action du calorique, une
substance volatile vaporisable, d'autres substances fixes ou plus pesantes, avec lesquelles
elle est unie.

La distillation s'exerce ou sur un liquide, ou
sur des substances solides par l'intermède d'un
liquide dans lequel elles sont plongées, ou
enfin directement sur des substances solides et
sèches ; elle est alors dite sèche et porte le nom
de sublimation. (Voyez ce mot.)

Ébullition. L'ébullition consiste dans le sou-
lèvement d'un liquide qui a vaincu, par l'action
soutenue du calorique, porté au degré convenable, la résistance qu'opposent les couches
supérieures. L'huile, l'eau, le vin, l'alcohol,
l'éther exigent des degrés de chaleur différens
pour entrer en ébullition.

Effervescence. C'est le dégagement qui s'o-
père du centre à la surface d'un corps plus léger,
et qui tend par sa nature particulière à s'échapper. La résistance qu'il éprouve et qu'il sur-
monte détermine l'*effervescence*. Elle est
souvent le produit d'une décomposition et d'une
combinaison nouvelle. L'acide acétique versé sur
le carbonate de potasse en offre un exemple.

Efflorescence. L'efflorescence n'est autre
chose que l'évaporisation de l'eau de composition d'un sel : l'aspect cristallin disparaît et se
trouve remplacé par un état pulvérulent. Les
phosphates et sulfates de soude sont sujets à
s'effleurir et dans ce cas, leurs propriétés purgatives augmentent en raison de la déperdition
de l'eau.

Évaporisation. L'évaporisation est le résultat
de l'action plus ou moins prolongée, qu'exerce
le calorique sur un liquide dont il enlève une
partie, pour en opérer la concentration, ou
pour ramener à l'état solide un sel dissous dans

ce liquide; la *vaporisation* n'en diffère que parce qu'elle a pour agent unique la température plus ou moins élevée de l'atmosphère. C'est ainsi qu'on obtient, dans les marais salans, l'hydrochlorate de soude (sel marin.)

EXPRESSION. C'est le moyen qu'on emploie pour obtenir un liquide contenu dans des corps susceptibles de le céder par la pression; on y soumet les amandes pour en obtenir l'huile.

EXTRACTION. L'extraction consiste à tirer d'un corps ses élémens constituans au moyen des opérations et des agens convenables; l'expression, la décoction, l'infusion, etc., l'eau, le vin, l'alcohol, etc., sont des moyens et des agens d'extraction.

FERMENTATION. C'est une modification ou un changement dans les propriétés d'un corps qui tend à sa destruction; elle est opérée par l'action réciproque de ses élémens, lesquels se disgrégeant, se rencontrent, s'unissent dans un ordre différent, et forment d'autres combinaisons dont il en résulte un nouveau corps. La fermentation est vineuse, acide, alcoholique, putride ou ammoniacale.

FILTRATION. C'est le moyen dont on se sert pour séparer les corps étrangers solides qui altèrent la pureté d'un liquide. On opère soit à l'aide d'un papier ou d'un tissu plus ou moins serré, soit au moyen du charbon, du sable ou du verre pilé. On filtre l'eau, les liqueurs, les sirops, les acides.

Incinération. Cette opération consiste à réduire en cendres les substances animales et végétales à l'air libre au moyen du feu. On incinère les végétaux qui contiennent de la soude ou de la potasse, et les matières animales, pour en retirer certains élémens fixes ou volatils, comme le phosphate de chaux, et le sel ammoniac, etc.

Infusion. L'infusion consiste à soumettre à l'action d'une température élevée, voisine de l'ébullition, dans un véhicule convenable, des substances végétales, pour en obtenir les parties solubles. On fait beaucoup de préparations pharmaceutiques par infusion. Cette opération a aussi pour but d'empêcher la déperdition des parties volatiles.

La *digestion* ne diffère de cette opération que par la température du liquide employé qui ne doit pas excéder quarante degrés, et parce que l'une demande beaucoup plus de temps que l'autre pour être faite. On emploie ce moyen pour extraire d'une substance les principes qui sont solubles dans un véhicule d'une température peu élevée.

Porphyrisation. C'est une opération par

laquelle on réduit en poudre impalpable des substances dures, au moyen d'un corps plus dur encore; on porphyrise plus ordinairement les corps appartenant au règne minéral. Le mot porphyre vient de ce qu'on emploie communément à cet usage une molette de porphyre.

Lixiviation. On appelle ainsi l'opération par laquelle on extrait, au moyen de l'eau, les matières salines solubles des cendres, ou des corps qui en contiennent.

C'est ainsi qu'on retirait autrefois les sels fixes désignés par le nom des végétaux qui les fournissaient et qui ne sont pour nous que des sous-carbonates de potasse unis avec d'autres substances salines.

Lotion. Cette opération se pratique au moyen d'un liquide pour débarrasser un corps des matières qui lui sont étrangères; l'eau est le liquide le plus employé. C'est par ce moyen que l'on enlève au protochlorure de mercure (calomelas) ce qu'il aurait pu retenir de deutochlorure (sublimé corrosif).

Macération. C'est, à proprement parler, une infusion à froid; c'est ainsi que l'on prépare les bières et vins médicinaux, comme les vins de quinquina, la bière de gentiane, etc.

Oxigénation ou Oxidation. C'est l'action de

donner de l'oxigène à un corps, n'importe dans quelle proportion. Dans cette opération le dégagement du calorique et de la lumière est plus ou moins sensible; on oxide un métal au moyen d'un corps qui peut lui céder son oxigène, le fer s'oxide à l'air humide en le décomposant, et en lui enlevant son oxigène.

PRÉCIPITATION. C'est la séparation d'un corps tenu en suspension dans un liquide, elle est opérée, soit par un effet chimique comme l'hydrochlorate de barite précipité en sulfate par l'acide sulfurique, soit par la simple séparation d'un corps tenu en suspension, et qui cède à la gravité, comme la fécule de pomme-de-terre précipitée de son eau de lavage, etc.

PRÉPARATION. C'est une opération que l'on fait subir aux corps pour leur donner les conditions nécessaires à l'usage qu'on en veut faire. Ainsi l'on nettoie et l'on sèche les racines, on les incise pour les pulvériser, etc. On enlève aux squammes des oignons de scille la petite membrane qui en tapisse le parenchyme si on veut favoriser ou compléter leur dessiccation, en ayant soin toutefois de les couper transversalement.

PULPATION. La pulpation consiste à obtenir la partie parenchymateuse d'une substance, en la forçant de passer à travers un tissu en crin, au moyen d'un frottement et d'un certain degré de pression, après avoir préalablement ramolli le parenchyme avec un liquide approprié. On pratique cette opération sur le fruit du tamarin et de la casse pour en obtenir les pulpes.

Pulvérisation. La pulvérisation consiste à réduire en poudre des substances quelconques par des moyens mécaniques; le plus employé est celui que l'on pratique avec le pilon et le mortier; leur composition est relative à la nature des substances que l'on pulvérise.

Purification. C'est l'action de séparer d'un corps les substances qui altèrent sa pureté. On purifie le salpêtre et l'on en tire le nitrate de potasse, etc. On purifie le sous-carbonate de potasse ou de soude des droguistes, pour préparer la pierre à cautère, et les lessives, pour former les savons.

Rectification. La rectification consiste dans une distillation réitérée que l'on fait dans l'intention de donner au produit déjà distillé plus de pureté, et surtout plus de force et de légèreté, qualité que l'on exprime par le nombre de degrés; il en est ainsi pour les alcohols et les éthers.

Solution. Dans cette opération, un corps soluble est dissous dans un véhicule, sans chauger son caractère chimique ; comme le sel dans l'eau, la résine dans l'éther, etc.

Sublimation. C'est l'opération par laquelle on dégage ordinairement, au moyen du calorique, les molécules les plus volatiles d'un corps lesquels sont reçues dans des vases convenables. Le nom de sublimation s'applique seulement à la distillation sèche de quelques substances comme celle de l'hydrochlorate d'ammoniaque (sel ammoniac), et de son sous-carbonate, (alcali volatil concret); le camphre, les acides benzoïque et succinique sont dans le même cas.

Tamisation. C'est le complément de la pulvérisation. Cette opération a pour but de faire passer à travers un tamis de crin ou de soie, les substances pulvérisées, afin d'en séparer les molécules grossières.

Torréfaction. C'est une opération par laquelle on soumet un corps à l'action du calorique, soit pour le priver de son humidité, soit pour en rapprocher les principes, soit enfin pour les combiner plus intimement.

Vaporisation. C'est une évaporation spontanée retardée ou accélérée suivant l'état hygrométrique de l'atmosphère. On conçoit qu'il n'y aurait pas de vaporisation si l'air était constamment saturé d'humidité.

§ II. — TERMINOLOGIE.

Médicamens magistraux internes.

Tisane. Ce mot équivaut à celui de *boisson* ; mais pour déterminer la différence qui existe entre l'apozème et la tisane, je ne considérerai celle-ci que comme le résultat d'une décoction ou d'une infusion légère, dans laquelle n'entrent qu'un petit nombre de substances médicamenteuses, tandis que l'apozème comme nous le verrons, est un composé plus chargé de principes et qui s'obtient de même par la décoction, l'infusion et la solution de différentes substances. On fait une tisane de graine de lin, de chiendent, de racine de guimauve, etc. Dans l'acception générale toutes les préparations qui servent de boisson aux malades, soit decoctum ou infusum, sont considérés comme tisane. Leur usage est subordonné assez souvent à la volonté et à la soif du malade, puisque les principes en sont ordinairement peu actifs. Le petit lait, l'émulsion, l'eau de poulet, la décoction blanche, peuvent passer pour tisane, ainsi que l'orangeade, la limonade, etc.

Eaux minérales naturelles. Ces eaux sont le produit de la nature ; leurs élémens peuvent

varier à l'infini. Elles sont thermales ou non
thermales, c'est-à-dire chaudes ou froides; ferrugineuses, sulfureuses, etc.; on les administre
à l'intérieur ou à l'extérieur. Les eaux gazeuses
exigent des considérations particulières dans
leur emploi comme l'eau de Seltz, et quelques
autres.

La chimie est parvenue à les imiter assez
exactement, et maintenant l'emploi des eaux
minérales, dites artificielles, est très-répandu.

BOUILLON. On nomme bouillon une décoction
aqueuse de viandes à laquelle on ajoute diverses
substances, quelquefois médicamenteuses. Tout
le monde connaît la manière de préparer le
bouillon aux herbes; il se donne assez souvent pour disposer à la purgation, comme délayant; on le rend purgatif en y ajoutant un
sel. Les autres bouillons sont plutôt nutritifs
que médicamenteux, tels sont ceux de tortue,
de veau, etc.

ÉMULSION. C'est une boisson faite le plus souvent d'amandes mondées, pilées avec le sucre,
délayées dans un véhicule convenable, communément avec l'eau simple ou chargée de
quelques principes. Elle porte dans le premier cas le nom d'émulsion simple, et dans le
second celui d'émulsion composée. C'est l'huile
de l'amande, tenue en suspension au moyen

de son mucilage particulier et du sucre, qui constitue l'émulsion. Toutes les semences qui contiennent des élémens oléo-muqueux sont dites émulsives.

Apozème. C'est une préparation qui tient le milieu entre la potion et la tisane. C'est ordinairement le produit d'une décoction ou d'une infusion, ou tout à la fois de l'une et l'autre. Il n'est pas indifférent d'employer à volonté l'apozème. Le médecin détermine ordinairement les heures où l'on doit en faire usage ; il en désigne aussi la dose, qui est le plus communément de deux à six onces à la fois ; on fait des apozèmes purgatifs pour évacuer lentement; des apozèmes amers pour combattre une légère débilité ou une fièvre intermittente : c'est souvent un moyen qui en favorise ou qui en précède de plus actifs. Cette préparation n'est plus aussi employée de nos jours qu'autrefois et c'est peut-être à tort, car le médecin trouve des circonstances où il est indispensable de donner les médicamens sous une forme liquide, soit en raison de la grande difficulté que certains malades éprouvent pour ingérer ou digérer des remèdes trop chargés de principes ou qui ont une consistance solide ou demi-solide , soit pour moins irriter ou moins fatiguer l'estomac; les vieillards et les enfans se trou-

vent généralement bien de l'usage des médicamens liquides.

Vins composés. Ils sont le résultat de l'infusion ou de la macération de diverses substances dans le vin. Cet agent dissolvant est
préférable toutes les fois qu'il faut employer
un médicament stimulant. La bière présente
des avantages analogues. On prépare des vins,
des bières ou des hydromels de kina, d'absinthe, de gentiane, de bourgeons de sapin,
de quassia, ils sont dits suivant les cas anti-
scorbutiques, fébrifuges, stomachiques, etc.

Vinaigre composé. C'est une préparation pharmaceutique composée avec le véhicule nommé
vinaigre et des substances que lui cèdent leurs
principes solubles. On prépare des vinaigres
scillitiques et colchiques, et avec ces derniers on
forme les oximels.

On trouve aussi dans les officines des vinaigres anti-septiques, composés d'aromates, de
camphre, d'ail et d'autres substances qui passent
pour avoir des vertus prophylactiques contre
les miasmes putrides, etc., etc. Ces dernières
préparations sont particulières aux médicamens externes, dont je compte faire mention.

Teintures. On appelle teinture tout médicament liquide qui contient l'élément colorant de

la substance sur laquelle le liquide agit, soit
directement, soit indirectement, c'est-à-dire
par l'intermède d'un autre corps. Ainsi, on appelle teinture aqueuse l'*infusum* de rhubarbe
dans l'eau et teintures spiritueuses, les *infusum*
de quinquina, de jalap, d'écorce d'orange, etc.
Quand elles ont pour véhicule, les alcohols, les
eaux-de-vie, les éthers, etc., elles prennent les
noms adjectifs qui conviennent à ces véhicules;
ainsi on dit teinture alcoholique, éthérée,
aqueuse, etc.

Potion. La potion est un mélange de médicamens liquides auxquels on peut ajouter
d'autres substances en poudre, solubles ou non
solubles. La potion est aqueuse, mucilagineuse,
huileuse ou sirupeuse. Cette préparation ne com-
porte ordinairement qu'une quantité de quelques onces, et se prend par cuillerées à bouche
ou à café. Les teintures, les loochs, les potions
purgatives, improprement appelées médecines,
les juleps, les mixtures ne sont que des potions.

Sucs d'herbes. Les sucs d'herbes sont le produit de l'expression des substances végétales.
Ils sont simples ou composés; on les extrait de
l'oseille, de la laitue, du cerfeuil, du cresson,
de la bourrache, de la saponaire, du pissenlit,
de la chicorée, etc. Ils sont toniques, excitans,
délayans, purgatifs, etc.

MARMELADES, OPIATS, ÉLECTUAIRES. Ces trois noms, qui désignaient primitivement trois espèces différentes de médicamens, sont devenus de nos jours synonymes. Ces préparations, demi-solides, sont toujours formées par l'union de sucs, d'extraits, de conserves, de poudres, de sirops, etc. On fait des électuaires toniques, amers, purgatifs, etc.; des opiats fébrifuges, calmans, astringens, etc.; des marmelades pectorales, béchiques, laxatives, etc.

BOLS et PILULES. Ce sont des préparations assez solides auxquelles on donne une forme arrondie, afin d'en faciliter l'administration lorsque leur saveur est très-désagréable, ou lorsque le malade éprouve de la difficulté à avaler de grandes quantités de liquides à la fois. Les pilules ou bols sont le plus souvent formés de substances actives, comme d'extraits, de gommes résines, d'huiles essentielles, de poudres, de conserves etc., etc. Une pilule de quatre grains équivaut ordinairement à un verre de décoctum, d'infusum, ou de solutum. Il est bon de faire observer toutefois, que leur administration n'est pas toujours facile : bien des personnes ne peuvent avaler ni bols ni pilules; il est aussi des estomacs qui ne les digèrent pas; elles franchissent le pylore et passent avec les matières excrémentielles sans être altérées.

Poudres. Les poudres sont simples ou composées. *Simples*, lorsqu'elles ne contiennent qu'une seule substance ; *composées*, lorsqu'elles en contiennent plusieurs. Quand on ne veut pas charger l'estomac, et qu'on veut agir plus spécialement avec des substances qui ont subi peu de préparations, l'état pulvérulent des médicamens est plus convenable. On fait prendre ordinairement les poudres, soit dans de la soupe, soit dans un autre véhicule, soit enfin dans du pain à chanter.

Dans la médication externe, on entend par poudre, certaines préparations que l'on applique sur diverses surfaces pour modifier l'état pathologique qui en réclame l'usage. Ainsi, on prépare des poudres escarotiques, cathérétiques, avec l'arsenic (acide arsenieux), avec le vert de gris (oxide de cuivre), avec l'alun calciné (sulfate d'alumine), etc.

Tablettes et Pastilles. Ce sont des médicamens solides, composés de diverses substances et de sucre, et formées ensuite en tablettes et aromatisées agréablement. Ces préparations sont le plus ordinairement officinales, mais il en est aussi de magistrales, comme les tablettes ou pastilles de chocolat avec la résine de jalap, ou avec le calomélas que l'on prescrit pour purger les enfans.

PATES. Ce sont des médicamens mous qui tiennent en partie de la gomme leurs propriétés et leur consistance. C'est avec la gomme arabique et *l'infusum* ou le *solutum* du suc de réglisse que l'on fait la pâte de réglisse; c'est encore avec la gomme arabique et le *decoctum* de lichen, que l'on fait la pâte de lichen, etc. etc.

TERMINOLOGIE.

Médicamens externes.

LAVEMENT. Les lavemens sont simples ou composés de diverses infusions, décoctions, macérations ou solutions, etc. ; ils sont chauds ou froids, toniques, nourrissans, irritans adoucissans ou calmans, enfin purgatifs ou astringens. Ils sont fébrifuges, vermifuges, etc. etc.

GARGARISME. C'est une préparation liquide que l'on applique directement dans la bouche ou l'arrière-bouche, et que l'on rejette ensuite. Il y a autant de sortes de gargarismes qu'il y a d'espèces de maladies de ces organes; ainsi ils sont adoucissans, détersifs, anti-scorbutiques, etc. Les collutoires sont des espèces de gargarismes.

DENTIFRICE. On appelle ainsi une préparation qu'on applique sur les dents, soit dans l'intention de combattre une cause ou une disposition morbifique de ces organes, soit pour entretenir leur propreté en enlevant le tartre qui les salit. Les dentifrices sont secs, liquides, ou en opiats.

COLLYRE. Le mot collyre qui, dans l'acception grecque, indique un médicament différent de celui que nous désignons sous ce nom, est chez

les modernes une préparation sèche ou liquide, dirigée contre les maladies des yeux, et
surtout de la conjonctive. On doit porter une
attention particulière dans la préparation des
collyres, afin que les substances pulvérisées
aient la ténuité convenable, et que la mixtion
des composans soit parfaite.

Injection. C'est une préparation liquide que
l'on introduit dans certaines cavités, pour y
porter d'une manière directe, des principes médicamenteux. On injecte le vagin et l'utérus,
le canal de l'urètre et la vessie; pour combattre
un écoulement chronique ou un catarrhe vésical, etc.; on injecte un ulcère fistuleux, le
conduit auditif, etc. Les injections sont émollientes, toniques, calmantes, irritantes, dé-
tersives, etc.

Fumigation. On désigne sous cette dénomination l'opération par laquelle on dirige vers
certaines parties du corps, ordinairement vers
les cavités buccales, auriculaires, etc., des vapeurs sèches ou humides, c'est-à-dire, volatiles, gazeuses, aqueuses ou spiritueuses. Les
fumigations sont adoucissantes, toniques, excitantes, etc.

Suppositoire. Le suppositoire est un médicament de consistance solide, ayant la forme
d'un cône allongé. On fait des suppositoires

de savon, de beurre de cacao, de mélasse cuite, etc., suivant l'indication.

Fomentation. La fomentation est une application qui consiste à porter à différentes reprises sur une partie, des compresses bien trempées d'un liquide préparé à cet effet, et à les laisser plus ou moins de temps sur la région malade. On fait des fomentations aromatiques, émollientes, etc.

Embrocation. L'embrocation se pratique en appliquant sur une partie quelconque, un corps gras, soit au moyen de la main, soit au moyen des compresses; l'embrocation ne diffère de la fomentation que par la nature du liquide qui est huileux ou gras.

Lotion. On entend par lotion, l'action de laver à diverses reprises les parties malades, soit dans l'intention de les nettoyer, soit dans celle de porter sur une surface affectée un liquide médicamenteux dont l'action doit être peu prolongée; on pratique une lotion avec l'eau de Barèges sur une plaie atonique pour relever l'énergie des vaisseaux, on nettoie le vésicatoire pour en enlever le produit de la suppuration, etc. etc.

Bain. Le bain est une immersion plus ou moins prolongée du corps dans un liquide quelconque; il est local, ou général, suivant que le corps entier ou une seule de ses parties y est plongée. Le bain peut faire partie de la plupart des médications.

Douche. La douche consiste à diriger sur une partie malade, des colonnes de liquides ou de gaz plus ou moins considérables, et avec une impulsion plus ou moins forte, au moyen d'instrumens convenables. On la dirige par filet, en colonne, en arrosoir, etc.; elle est horizontale, perpendiculaire, ou ascendante. La douche est en général excitante, résolutive, etc.

Liniment. Le liniment, dont le nom a pour étymologie un mot latin qui signifie *oindre*, est ordinairement composé de corps gras, huileux, alcoholiques, résineux, etc., et dont la consistance est liquide ou demi-liquide. On fait des linimens volatils ammoniacaux, des linimens toniques, rubéfians, etc.; la main, la brosse et la flanelle servent comme moyen d'application.

Sachet. Le sachet est une préparation magistrale qui ne peut être applicable d'une manière rationnelle, qu'autant que les substances qui le composent sont aromatiques, volatiles, comme celui fait avec l'hydrochlorate d'ammoniaque (sel ammoniac) et le camphre; ainsi que ceux faits avec la poudre de thym, de lavande, de sauge, etc., etc.

POMMADES, DIGESTIFS, ONGUENTS, BAUMES. Ces préparations, que je réunis dans le même article, ne sont autre chose qu'un mélange demi-liquide de substances pulvérulentes, oléagineuses, graisseuses, résineuses, unies ou non à une certaine quantité de substance balsamique comme le *styrax*, le *benjoin*, le *baume du Pérou*, etc. : dans le cas où il y a un mélange de substance balsamique, la composition peut se nommer *baume*; autrement on la nomme *onguent*; pour l'ordinaire l'addition du jaune d'œuf et de la térébenthine lui fait donner la dénomination de *digestif*. La pommade n'est rien autre chose qu'un onguent présentant une couleur et une odeur plus agréables, comme la pommade rose pour les lèvres.

EMPLÂTRE MAGISTRAL. On appelle ainsi un ou plusieurs emplâtres prescrits ensemble par le médecin, soit sous forme de magdaléon, soit étendus sur la toile, le taffetas ou la peau. Le sparadrap n'est autre chose qu'un emplâtre sur toile, ainsi que les bougies, préparation qui a reçu ce nom à cause de sa forme cylindrique.

CATAPLASME. C'est une préparation composée de substances médicamenteuses sous forme de pulpe ou de poudre délayées dans un véhicule convenable pour constituer une pâte molle que l'on applique ordinairement froide, chaude, ou tiède sur une partie malade. On fait des cataplasmes émolliens, résolutifs, maturatifs, irritans, etc. Les dénominations d'*épicarpe*, de *sinapisme*, de *frontal*, sont superflues, puisque toutes ces préparations sont des *cataplasmes*.

L'épithème aurait pu être aussi compris sous le titre de cataplasme, quoiqu'il soit ordinairement composé d'extraits, de thériaque, d'opium, de camphre, etc., etc.

CONSIDÉRATIONS

Sur la Thérapeutique interne.

Depuis Hippocrate jusqu'à nous, la médication interne a été regardée comme la plus essentielle pour combattre la plupart des maladies : plus physiologistes que les médecins de l'antiquité, les médecins modernes ne prescrivent les moyens thérapeutiques internes que d'accord avec les symptômes déduits de l'état pathologique qui se présente. Cet ordre philosophique médical n'exclut pas plus les applications externes que les internes, la saignée générale que la saignée locale, les purgatifs que les vomitifs, les émolliens que les toniques, etc., etc., etc. Si de tout temps il s'est trouvé des médecins qui ont abusé des remèdes ingérés, dans lesvoies gastriques, on ne doit pas en conclure que la répugnance qu'on manifeste maintenant pour l'emploi des médicamens internes soit louable, si toutefois il n'est pas permis de la blâmer. Je ne sais trop qui a pu donner naissance à ce préjugé, devenu de nos jours en quelque sorte scolastique : cependant nos connaissances anatomiques, phy-

siologiques et chimiques, doivent, il me semble,
être la sauvegarde de la thérapeutique interne.
En effet, la nature a posé chez l'homme deux
siéges de systèmes absorbans; le tube alimentaire et intestinal, et la périférie du
corps ou l'appareil cutané; aussi ils ont plus
ou moins la propriété d'introduire dans l'économie générale tous les agens alibiles, médicamenteux, ou autres susceptibles d'absorption.
On ne peut révoquer en doute l'effet plus immédiat de l'appareil absorbant interne, et la
transmission plus facile du principe médicamenteux; mais ici, comme dans tout ce qui est
subordonné à une influence locale, on ne peut
rien généraliser, et on sait qu'une saignée, et
qu'un vésicant actif auront un résultat bien
plus favorable dans le traitement d'une phlegmasie aiguë chez un sujet pléthorique, et
dans une métastase dangereuse d'une affection
mobile, que des moyens internes méthodi-
quement administrés; car, si l'on excepte
quelques faits analogues, la médication interne
sera la plus puissante, et sa puissance sera d'autant plus évidente, que l'état pathologique et
anatomique du système absorbant externe sera
loin d'offrir des vaisseaux non lésés, et plus
ou moins doués d'énergie. Au reste, nous signa-
lerons les avantages multipliés de la thérapeu-

tique externe comme nous l'avons fait déjà pour
la thérapeutique interne.

L'union intime de la chirurgie à la médecine,
branches inséparables dans leur étude mais non
dans la profession, a dû être cause en partie, de
l'indifférence que l'on manifeste déjà depuis
long-temps pour l'emploi des remèdes internes.
Le chirurgien a cru, en quelque façon, pouvoir
remplacer toutes les formules topiques médicamenteuses par l'instrument et la charpie. Le
médecin, sous l'influence des idées présentées
depuis vingt ans par les auteurs des nouvelles
doctrines, a pensé suffire à la plupart des indications cliniques, par une expectation si souvent nommée philosophique, par un respect
profond pour la marche qu'adoptait la nature,
héritage de l'oracle de Cos, et par un langage
classique fleuri, qui est plus souvent le fruit
de la mémoire et de la pédanterie scolastique
que de l'étude profonde d'un art qui répugne
à toute doctrine exclusive, et qui chaque jour
fait vengeance des systèmes. En effet, ils tendent tous à asservir par des subtilités ingé-
nieuses, une des plus belles sciences naturelles, dont les règles qui varient à l'infini,
sont subordonnées à la propriété modificatrice
et à l'action des agens extérieurs qui se renou-
vellent sans cesse.

Il nous paraît douteux qu'on parvienne à nous faire voir, par l'observation, que c'est à l'inflammation ou à l'irritation des organes gastriques que nous devons rapporter la plupart des désordres morbides : proclamer cette médecine nouvelle, c'est restreindre à certains tissus organiques, une faculté que d'autres doivent partager avec eux ; c'est donner, à la pathologie une forme trop resserrée pour embrasser toutes les nuances que l'étiologie des causes des maladies présente dans les climats, les âges et les sexes différens, dans la nature des tempéramens et dans les habitudes de chaque individu.

Au reste, quels que soient les succès, sans doute plus vantés qu'avérés, de la médecine plutôt phlegmasique que physiologique, elle ne l'emportera jamais sur celle qui guérira sous l'influence d'une thérapeutique sagement dirigée, d'après les données générales et locales, déduites d'une règle éminemment philosophique, puisque l'analyse y préside ; et sous l'empire d'une telle autorité, comme je l'ai déjà exprimé, la saignée, les délayans, les purgatifs, les vomitifs, les toniques, les narcotiques et les épispastiques, auront chacun à leur tour la faveur du succès ; et on verra toujours des pléthores amener des phlegmasies ; des

habitudes débilitantes des maladies asthéniques; des impressions morales vives des
vésanies; etc. etc.

Après avoir exposé succinctement les principes pharmacologiques, et défini, afin de faciliter l'intelligence de cet ouvrage, les princi-
paux termes qui y sont employés, nous allons
entrer en matière, en suivant la classification
que nous avons indiquée précédemment.

Ire. DIVISION.

MÉDICAMENS INTERNES.

*Médication émolliente, délayante, tempérante
ou débilitante.*

Le cadre des maladies sthéniques semble, au
premier coup d'œil, assez rétréci; mais on ne
tarde pas à lui donner la priorité sur celui qui
comprend les maladies asthéniques. Les phlegmasies, quoique beaucoup plus rares chez les
sujets faibles, s'y rencontrent encore assez souvent, et dans cette circonstance, elles réclament
aussi les moyens thérapeutiques débilitans;
alors le médecin donne à sa médication une
propriété relative au cas pathologique et à
l'idiosyncrasie de son malade. Il en est des débilitans comme des toniques, leurs degrés d'é-
nergie parcourent une échelle assez élevée.
La saignée, la diète absolue, les boissons tempérantes, émollientes, non nutritives, occupent
le premier rang dans la classe des anti-phlogistiques; ainsi les maladies générales ou locales
inflammatoires qui attaquent les sujets pléthoriques, sont combattues par les débilitans indiqués. Toutes les maladies du même genre ont
des nuances progressives plus ou moins mar-
quées; le praticien sage en tient compte : ainsi

les phlegmasies sanguines aiguës des organes essentiels et fortement partagés de vaisseaux rouges, comme les pleurésies intenses, les péripneumonies, les cardites, les hépatites, les entérites, les gastrites exigent le traitement le plus débilitant. Celles connues sous le nom de sousaiguës l'exigent un peu moins, leur état chronique moins encore; mais dans ce dernier cas, le médecin trouve quelquefois bon d'user de quelque indication légèrement tonique.

Les effets physiologiques, sous l'influence de la médication débilitante, se manifestent par une détente de l'action du cœur, le pouls devient mou et lent, quand l'état nerveux est calme, la nutrition devient insensible, les propriétés locomotrices diminuent sensiblement, la débilité générale et l'amaigrissement font des progrès souvent rapides.

POTUS MUCILAGINOSUS.

BOISSON MUCILAGINEUSE.

℞   *Decocti levis seminum lini usitatissimi. . . . . libras duas.*
   Syrupi de amygdalis vel mellis despumati. . . . . unciam unam.
Misce.

♃ Décoctum léger de semences de

lin . . . . ℔ ij.

Sirop d'amandes douces, ou miel

despumé . . . . ℥ j.

Mêlez.

Cette boisson, que l'on fait prendre par $\frac{1}{2}$ ou par $\frac{1}{4}$ de verre à des distances rapprochées, convient dans toutes les maladies générales ou locales, lorsqu'il faut combattre l'éréthisme, la turgescence, une phlegmasie ou une fièvre inflammatoire (*angioténique*) soit sous l'influence d'une pléthore sanguine constitutionnelle, soit sous celle d'une cause locale accidentelle comme la péripneumonie, la péritonite, la blennorrhagie, etc. Dans le premier cas, les tempérans du genre des acidules, comme l'eau de groseilles, la limonade, l'orangeade, etc., sont indiqués comme adjuvans; dans le second cas, les moyens émolliens sont préférés; ainsi le petit-lait, l'eau de veau et de poulet, l'eau d'orge légère, de chiendent, de violettes, de réglisse, de fleurs et de racine de guimauve, le solutum de gomme arabique, l'émulsion d'amandes, la décoction blanche sans aromate, le lait coupé, etc., sont préférables. Il est une remarque que tout praticien doit faire, quand il faut combattre une fièvre ou une maladie de nature inflammatoire : comme cet état pathologique lui indique de diminuer les forces et d'en distraire souvent par la saignée, il doit par conséquent soumettre le sujet à l'abstinence la plus absolue de tout ce qui pourrait donner de nouveaux principes nutritifs et favoriser l'hématose, et indiquer les acidules comme des anti-nutritifs; l'abus de ceux-ci peut engendrer une autre maladie aussi fâcheuse ou une convalescence longue et difficile. Pour éviter l'action délétère des acides sur les vaisseaux absorbans chylifères, il est bon de leur adjoindre des substances mucoso-sucrées ou un peu amylacées; aussitôt que l'état aigu de l'inflammation est borné, on augmente la quantité de ces substances à mesure que la maladie avance vers la terminaison.

POTUS LEVITER ALIBILIS.
BOISSON LÉGÈREMENT NUTRITIVE.

℞   *Decocti levis radicis althϙæ* (althæa officinalis) . . . . *libram unam.*
Dilue et coque.
Pulveris salep (orchis mascula). . *drachmam semissem.*
Cola et dein adde
     Syrupi althϙæ Fernelii . . . . *unciam unam.*
Misce.

℞ Decoctum léger de racine de gui-
mauve . . . . ℔ j.
Délayez et faites cuire
Poudre de racine de salep. . . . ℨ ß.
Passez et ajoutez
Sirop d'althæa de Fernel . . . . ℥ j.
Mêlez.

On donne ce décoctum composé dans les maladies où il faut calmer l'irritation, et nourrir
légèrement. Il participe de la propriété émolliente et nutritive : par ce concours d'effets, il
convient dans les maladies inflammatoires chroniques du poumon, quelle que soit la cause de
cet état morbide, ainsi que dans les affections de
même nature du tube intestinal et de l'estomac.
Je n'énumérerai pas tous les cas où cette préparation peut être nécessaire ; il suffit de la dési-
gner comme propre à combattre l'irritation,
avec quelques propriétés alibiles. Il arrive des
cas où l'on peut y ajouter quelque autre agent médicamenteux, et retirer la matière qui peut être
trop nutritive. Ainsi, dans l'hémoptysie active,
sans fièvre, on pourra remplacer le salep par
de la gomme arabique ; dans un autre cas analogue l'union d'un acide minéral ou végétal
pourra être nécessaire, comme dans les hémorrhagies considérables qui compromettent la vie

du malade. On sait que la température des boissons indiquées comme moyen nécessaire dans le traitement d'une hémorrhagie, doit être froide et quelquefois glacée.

Il est bon de faire observer que les décoctum de lin, de chiendent, de nymphœa, de jujubes, de figues, etc., comme les infusum de fleurs de guimauve, de mauve, de violettes, etc., peuvent remplacer le décoctum de racine de guimauve.

DECOCTUM COMPOSITUM SEU APOZEMA DEMULCENS ET NUTRITIVUM.

DECOCTUM COMPOSÉ, OU APOZÈME ADOUCISSANT ET NUTRITIF.

℞ *Siliquarum ceratoniæ dulcis*
(ceratonia siliqua).......... *drachmas duas.*
    Micæ panis .... *uncias duas.*
    Aquæ fontanæ. .... *libras tres.*
Coque ad reductionem. ...... *libræ unius.*
Cola et solve
    Pulveris gummi arabici (gummi mimosæ niloticæ)....... *unciam unam.*
Postea misce
    Syrupi radicis althææ ..... *uncias tres.*

℞ Siliques du caroubier. . . . . . . ℥ ij.

Mie de pain . . . . ℥ ij.

Eau de fontaine . . . . ℔ iij.

F. B. jusqu'à réduction d'une livre.

Passez et faites fondre

Poudre de gomme arabique. . . ℥ j.

Ensuite mêlez

Sirop de guimauve. . . . . . . ℥ iij.

On administre cette préparation par ½ verre de deux en deux heures, et à moindre dose si le malade est un sujet jeune, ou si l'estomac de celui qui en fait usage, supporte difficilement ce qu'on lui donne. Ce médicament, que les anciens appelaient incrassant, convient dans toutes les irritations des voies gastriques et intestinales, quand quelques propriétés nutritives sont nécessaires; comme dans la gastro-entérite chronique. L'état pathologique qui réclame plus particulièrement cette médication adoucissante, est le désordre des mêmes voies, produit par des poisons corrosifs.

POTIO GUMMOSA.

POTION GOMMEUSE.

℞ *Solüii gummi arabici* (gummi mimosæ nilóticæ). . . . . *uncias quatuor.*

Syrupi althææ Fernelii . . . . *uncias duas.*

Misce.

℞   Solutum de gomme arabique. .   ℥   iv.
     Sirop d'althæa de Fernel. . . .   ℥   ij.
   Mêlez.

Dans tous les cas d'irritation du tube alimentaire et intestinal, et des parties qui peuvent ressentir, par continuité ou contiguïté, l'effet sympathique d'une impression douce, émolliente, l'usage de ce médicament est indiqué ; la dose ordinaire d'une cuillerée à bouche à la fois, sera répétée très-souvent. L'âge du sujet n'aura que peu d'influence sur la quantité : les cas les plus habituels où ce remède est utile, sont les fièvres catarrhales, les hémoptysies, les inflammations chroniques des voies aériennes et alimentaires, etc.

POTIO DICTA PECTORALIS.

POTION DITE PECTORALE.

℞   *Subhydrosulfatis antimonii* (kermes mineralis.) . . . . *grana duo.*
    Sacchari albi . . . . *aliquot grana.*
Tere accuratè et paulatim adde
    Syrupi de adianto (adiantum
    capillus veneris seu adiantum
    pedatum) . . . . *uncias duas.*
    Infusi florum papaveris rheados. uncias quatuor.

♃ Sous-hydro-sulfate d'antimoine
   (kermès minéral.) . . . . gr. ij.
     Sucre blanc, quelques grains.
   Broyez avec soin et ajoutez peu à peu
     Sirop de capillaire . . . . ℥ ij.
     Infusum de fleurs de pavot rouge. ℥ iv.
   Mélez.

On donne une cuillerée ou une demi-cuil-
lerée à bouche de cette potion d'heure en
heure, ou de deux heures en deux heures, dans
l'état sous-aigu ou chronique des inflammations
du système muqueux pulmonaire, autrement dit
vers la fin des catarrhes pulmonaires, vers la
terminaison des maladies connues depuis Stoll ,
sous le nom de péripneumonies bilieuses, dans
les complications de pleurodynie et de fièvre
catarrhale quand l'irritation disparaît et que
l'on peut déterminer une diaphorèse, si essentielle en pareil cas. Chez les vieillards , on
peut débuter par l'emploi de ce moyen pour
éviter l'engouement muqueux et favoriser l'action expulsive des bronches. Ce moyen thérapeutique promet aussi du succès dans le traitement des coqueluches avec un état de phlogose
peu intense ; notre observation nous a appris
qu'on pouvait aussi en obtenir de bons effets dans
celles uniquement spasmodiques. Avancer cela ,
c'est dire que cette maladie n'admet point tou-

jours la coïncidence d'une affection catarrhale :
on sait que les accès d'asthme convulsifs, primitifs ou symptomatiques, sont souvent indé-
pendans d'une phlegmasie des muqueuses. Cependant il y a ordinairement élimination de
matière glaireuse : si on admettait que c'est un
état inflammatoire, on ne pourrait le croire
que consécutif.

POTIO ANTI-EMETICA.

POTION ANTI-ÉMÉTIQUE.

℞ *Aquæ fontanæ limpidæ.* . . . *uncias quatuor.*
 Acidi tartarici. . . . . *drachmam*
             unam.

Solve et misce cum partibus æqua-
libus mixturæ sequentis

℞ *Infusum florum tiliæ* (tilia euro-
 pæa) . . . . *uncias tres.*
 Subcarbonatis potassii. . . . . *scrupulos*
             duos.

 Syrupi diacodii . . . . *drachmas duas.*
Solve et misce.

℞ Eau de fontaine filtrée . . . . . ℥ iv.
 Acide tartarique . . . . ℨ j.
Faites fondre et mêlez avec parties
égales de la mixture suivante

℞ Infusum de fleurs de tilleul . . . ℥ iij.
 Sous-carbonate de potasse . . . ℈ ij.
 Sirop de diacode . . . . ℨ ij.
Faites fondre et mêlez.

Pour préparer cette potion convenablement,
on doit faire le mélange des deux agens médicamenteux alcalins et acides au lit du malade ; elle
est d'une grande ressource dans les vomissemens spasmodiques ou nerveux. Quand avec cet
état anti-péristaltique de l'estomac, le tube intestinal a de fréquentes contractions sans donner d'autres résultats que des évacutions de
glaires, quelquefois sanguinolentes, délayées
dans un peu de fluide séro-muqueux, l'addition
d'une boisson gommeuse glacée, aidée de lavemens appropriés, concourt puissamment à produire des effets avantageux. Cette préparation a
souvent calmé les vomissemens qui sont l'effet
sympathique d'une lésion cancéreuse de l'u-
térus, d'un état ulcéré ou enflammé du poumon,
ou de tout autre effet sympathique des organes
avec lesquels l'estomac se trouve en relation.

Ce que nous venons de dire ici ne s'étend
qu'aux maladies sous l'influence nerveuse
idiopathique ou sympathique. Il en résulte qu'il
faut distinguer avec soin les vomissemens produits par une phlegmasie, ou phlogose gastrique, d'avec ceux qui sont purement sympathiques. Dans le premier cas la dilatation de l'estomac par le gaz, serait irritante en augmentant la sensibilité que produit la distension de

l'organe, et alors l'effet sédatif n'aurait pas lieu. On arrête aussi, comme le titre l'indique, au moyen de cette préparation, des vomissemens produits par une trop forte dose d'émétique.

La dose doit être relative à l'intensité du mal, à la plus ou moins grande impression que peuvent exercer ces liquides sur la région affectée.

On peut remplacer quelquefois cette potion par l'usage de l'eau de Seltz, ou du soda water des Anglais qui n'est autre chose qu'un mélange de carbonate de soude et d'acide tartarique dissous dans l'eau au moment de l'administration.

POTIO DICTA BECHICA.

POTION DITE BÉCHIQUE.

℞ *Syrupi althææ* . . . . *uncias duas.*
   ——*Florum tussilaginis* (tussi-
lago farfara) . . . . *uncias tres.*
   ——*Radicis* (cephælis ipeca-
cuanhæ) . . . . } *ana. unciam*
Oximellis scillitici . . . . } *unam.*
Misce.

℞   Sirop d'althæa. . . . . ℥ ij.
  ——— de fleurs de tussilage . . . . ℥ iij.
  ——— de racine d'ipécacuanha. . }
Oximel scillitique. . . . . } an. ℥ j.
Mêlez.

On donne de cette potion une cuillerée à

bouche trois à quatre fois le jour, en variant
toutefois la dose d'après certaines indications
locales, dans les catarrhes pulmonaires chroniques, dans les rhumes des vieillards, lesquels
offrent rarement un état d'acuité qui exige les
anti-phlogistiques puissans; mais pour mieux en
apprécier l'usage, il faut la donner dans les catarrhes chroniques avec peu ou point de fièvre,
dans l'asthme humide, dans la coqueluche des
enfans, immédiatement après la période d'irritation catarrhale ou fébrile, complication assez
ordinaire de cet état pathologique.

POTIO DEMULCENS DICTA LOOCH.

POTION ADOUCISSANTE DITE LOOCH.

℞ *Pulveris gummi tragacanthi*
(gummi astragalli tragacanthi) . . *grana sexdecim*
    Sacchari albi . . . . aliquot grana.
Tere et paulatim adde
   Emulsionis amygdalarum dul-
cium (amygdalus communis) . . . *uncias quatuor.*
    Syrupi radicis althææ (althæa
officinalis) . . . . *unciam unam.*
Misce.

℞ Poudre de gomme adraganthe. . gr. xvj.
   Sucre blanc quelques grains.
Broyez et ajoutez peu à peu
   Emulsion d'amandes douces. . . ℥ iv.
   Sirop de guimauve . . . . ℥ j.
Mêlez.

Cette potion ou looch convient dans toutes les affections catarrhales quel que soit leur caractère d'acuité ; elle calme la toux , et diminue la chaleur locale ou générale.

Avec les boissons convenables on peut quelquefois ménager une déperdition de sang , qui, quoique souvent nécessaire, ne trouve pas moins des circonstances où il faut éviter soigneusement cette application qui, comme la plupart des agens thérapeutiques, a l'inconvénient de nuire quand elle n'est pas nécessaire. Dans la pleurésie, la péripneumonie, l'hémoptysie active, cette potion offre l'avantage d'un moyen émollient, adoucissant et tempérant. On la prend par cuillerée à bouche de $\frac{1}{2}$ heure en $\frac{1}{2}$ heure ou d'heure en heure.

POTIO ACIDULA DICTA ANTI-PHLOGISTICA.

POTION ACIDULE DITE ANTI-PHLOGISTIQUE.

℞   *Pulveris acidi tartarici.* . . . . *grana viginti.*
      Aquæ fontis puræ . . . . *uncias quatuor.*
  Solve et adde
     Syrupi de ribesiis (ribes rubrum). *uncias duas.*
  Misce.

℞   Poudre d'acide tartarique. . . . gr. xx.
     Eau de fontaine filtrée . . . . . . ℥ iv.
  Faites fondre et ajoutez
     Sirop de groseilles . . . . ℥ ij.
  Mêlez.

Cette préparation, aidée des moyens thérapeutiques appropiés, est, en quelque façon,
d'un emploi exclsif dans les fièvres inflammatoires simples ou compliquées, comme
dans la fièvre dre inflammatoire et bilieuse
(*causus*), dans les phlegmasies des différens
organes, en un mot, dans toutes les maladies
générales ou locales qui revêtent le caractère
d'inflammation aiguë. La saignée est le complément du régime anti-phlogistique. La diète
absolue et l'usage des boissons tempérantes et
non nutritives contribuent à rendre le traitement efficace.

POTIO TEMPERANS.

POTION TEMPÉRANTE.

℞　*Acidi citrici.* . . . . *grana sex.*
　　Nitratis potassæ. . . . . *grana octo.*
　　Aquæ communis. . . . . *uncias octo.*
　Solve et adde
　　Syrupi de frambæsiis (rubus
　idæus). . . . . *uncias duas.*
　Misce.

℞　Acide citrique. . . . . gr. vj.
　　Nitrate de potasse. . . . . . . gr. viij.
　　Eau de fontaine filtrée. . . . . ℥ viij.
　Faites fondre et ajoutez
　　Sirop de framboises . . . . . . ℥ ij.
　　Mêlez.

La dénomination de cette potion détermine bien le cas où elle peut être d'une heureuse application ; à part les vertus tempérantes et anti-phlogistiques qu'elle a comme la précédente, elle est de plus, d'un goût agréable et d'une administration facile ; la dose commune est une ou deux cuillerées à bouche d'heure en heure.

ELECTUARIUM VEL OPIATUM DICTUM BECHICUM.

ÉLECTUAIRE OU OPIAT DIT BÉCHIQUE.

℞ *Mannæ selectæ. . . . . unicam unam.*
Dilue in mortario marmoreo
cum aquæ stillatæ florum citri
aurantii sufficiente quantitate.
Deinde adde diluendo.
Pulveris gummi arabici. . . . semiunciam.
Extracti glycyrrhizæ (glycyr-
rhiza glabra). . . . . drachmam
unam.
Syrupi de adianto capill. ven. . quantum suf.
Ut fiat electuarium vel opiatum molle.

℞ Manne choisie . . . . ℥ j.
Ramollissez-la dans un mortier de
marbre au moyen d'une quantité nécessaire d'eau de fleurs d'orange :
  Ensuite ajoutez en délayant :
    Poudre de gomme arabique. . . ʒ ß
    Extrait mou de réglisse. . . . . ℥ j.
    Sirop de capillaire autant qu'il
faut, afin d'obtenir un opiat mou.

On donne de cette préparation une cuillerée
à café chaque fois qu'une irritation nerveuse ou
particulière à l'affection muqueuse des voies
respiratoires détermine un chatouillement ou
une excitation vers la trachée-artère et les
premières divisions bronchiques ; ce moyen
semble agir directement sur les parties irritées
par l'effet sympathique, qu'une action topique,
douce, onctueuse, sur l'œsophage, a pu déterminer. A part cet effet, cette préparation jouit
des vertus adoucissantes, émollientes, laxatives. On peut rendre ce médicament magistral,
calmant, en y ajoutant quelques préparations
opiacées ; plus expectorant, en y unissant du
kermès ; et plus émollient, en y incorporant
du beurre de cacao.

ELECTUARIUM DICTUM ANTIPHLO-
GISTICUM.

ÉLECTUAIRE DIT ANTI-PHLOGISTIQUE.

℞ *Conservæ de ribesiis* . . . . . . *uncias duas.*

Syrupi gummi arabici . . . . . . *unciam unam*

et semis.

Deuto-nitratis potassii depurati. grana octo.

Misce , fiat electuarium.

℞ Gelée de groseilles . . . . ℥ ij.

Sirop de gomme arabique . . . ℥ j ß .

Sel de nitre . . . . gr. viij.

Mêlez et faites un électuaire.

On prend une cuillerée à café de cette préparation dans l'inflammation légère des voies
gastriques avec sensation de chaleur sur le
trajet de l'arrière-bouche , de l'œsophage , avec
sentiment de soif. Ce moyen est un de ceux
propres à calmer l'excitation fébrile; il convient aussi quand l'estomac ne peut supporter
aucun liquide.

℞ *Olei concreti è seminibus cacao.*

(*theobroma cacao*) . . . . *drachmas tres.*

Pulveris radicis glycyrrhizæ . *drachmas duas.*

Tere et misce , dein adde

Extrati graminis (triticum re-
pens). . . . . *sufficientem*

quantitatem.

Fiant boli granorum viginti ;

Obvolvantur pulvere radicis althææ.

℞ Beurre de cacao. . . . . 3 iij.
  Poudre de racine de réglisse. . . 3 ij.
 Broyez et mêlez. Ensuite ajoutez
  Extrait de chiendent . . . . . . q. s.
 pour faire des bols de. . . . . . . x gr.
 Les envelopper dans la poudre de
guimauve.

On donne un de ces bols d'heure en heure , ou de deux en deux heures, dans les irritations du poumon et du tube intestinal qui , sans avoir de caractère bien inflammatoire , n'en fatiguent pas moins le malade. Cet état est en quelque façon habituel en hiver et en automne chez les personnes impressionnables et disposées aux catarrhes lors des divers changemens hygrométriques de l'air. Ces sujets , ordinairement doués d'un tempérament lymphatique ner·veux , ont la peau sensible au froid : par conséquent, les muqueuses jouent chez eux un rôle double en suppléant à l'émonctoire cutané , dont le moindre abaissement de la température peut suspendre l'action ; au reste, comme émollient, ce moyen convient encore pour remplir l'indication adoucissante.

BOLI DICTI SUDORIFICI.

BOLS DITS SUDORIFIQUES.

℞ *Pulveris radicis althææ* (althæa officinalis) . . . . *drachmam unam et semis.*

—————— *Compositæ Doweri* . *scrupulum unum.*

Roob sambuci (sambucus nigra), *drachmas tres.* *Misce et fiant boli* n°. *novem. Conspergantur pulvere radicis glycyrrhizæ glabræ.*

℞ Poudre de racine de guimauve. . ℥ j. ß.

——— de Dower . . . . Ҙ j.

Roob de sureau. . . . . ℥ iij.

Mêlez et faites neuf bols que vous envelopperez dans la poudre de réglisse.

On prescrit un de ces bols de trois heures en trois heures dans la toux dépendant d'une pleurodynie survenue à la suite d'une transpiration répercutée. Les boissons copieuses, chaudes, douces et aqueuses, conviennent alors, ainsi que les moyens ordinaires mis en usage pour favoriser la diaphorèse, afin d'éviter l'inflammation de la plèvre pulmonaire, en rendant à la peau sa propriété exhalante.

PILULÆ DICTÆ PECTORALES.
PILULES DITES PECTORALES.

℞   *Pulveris sub-hydrosulfatis anti-*
     monii (kermes mineralis). . . . . *grana novem.*
         Radicis ipecacuanhæ (psycotria
     emetica) . . . . *scrupulum*
                                        unum.
     Misce accuratè et paulatim adde
Pulveris radicis glycyrrhizæ. . . . *drachmas*
                                        duas.

Olei concreti theobromæ cacao . . *quantum satis.*
     Ut fiant pilulæ granorum quinque;
involvantur pulvere amyli.

℞   Kermès minéral . . . . gr. ix.
         Poudre d'ipécacuanha . . . . . Ə j.
     Mêlez avec soin en ajoutant peu à peu,
         Poudre de racine de réglisse. . . . ℥ ij.
         Beurre de cacao. . . . . q. s.

     Pour faire des pilules de cinq grains, les incorpo-
rer dans la poudre d'amidon.

Ces pilules sont recommandées dans la terminaison des catarrhes pulmonaires, dans les
engouemens muqueux des bronches, dans les
coqueluches chroniques; en un mot, dans tous
les cas où une médication légèrement excitante est nécessaire, soit pour expulser plus facilement les excrétions muqueuses, purulentes,
soit pour exciter légèrement le tube intestinal,
oit enfin, pour favoriser un effet diaphorétique:

chez les vieillards et les enfans, les deux premiers
résultats sont plus ordinaires : chez les adultes
ou pubères , la diaphorèse est plus commune.
La dose ordinaire est de deux pilules, de deux
heures en deux heures, toujours à une distance
convenable des repas.

PILULÆ TEMPERANTES.

PILULES TEMPÉRANTES.

♃ *Pulveris acidi citrici . . . . . drachmas duas.*
——Deutonitratis potassii . . semidrach-
mam.

—— Seminum lini (linum usi-
tatissimum). . . . . *semiunciam.*
Roob fructuum ribis rubri . . . . satis quantum.
Ut fiant pilulæ granorum sex ; in-
volvantur pulvere radicisgly cyrrhizæ
glabræ.

♃ Acide citrique. . . . . ʒ ij.
Nitrate de potasse (sel de nitre). ʒ ß.
Poudre de semences de lin . . . ℥ ß.
Gelée de groseilles . . . . s. q.
Pour faire des pilules de six gr. ; les saupoudrer
de poudre de réglisse.

Ces pilules conviennent toutes les fois qu'il
faut modérer la chaleur fébrile , ou l'excitation
du système vasculaire, modifier la nature délétère de la bile, et combattre certaines dispositions propres à favoriser son altération qui se

manifeste si souvent dans les chaleurs excessives. Elles seront indiquées, par conséquent, dans les fièvres dites inflammatoires bilieuses (*causus*), et dans diverses phlogoses. Leurs effets seraient moins marqués si l'on ne les accompagnait de boissons copieuses. J'aurais pu juger inutile de donner à cette préparation une forme pilulaire, convaincu que les tempérans doivent être secondés par une quantité nécessaire de liquide aqueux ; mais les cas où ces liquides sont vomis ou difficilement digérés exigent du médecin cette variété de médicamens.

La dose est de trois à cinq, d'heure en heure ; on prend par dessus un verre de boisson appropriée, s'il est possible.

PULVIS COMPOSITUS DICTUS PECTORALIS.

POUDRE COMPOSÉE DITE PECTORALE.

℞ *Pulveris radicis althææ* (althæa officinalis) . . . . } *ana semi-unciam.*
————*Symphiti* (symphitum consolida) . . . . }
————*Gummi arabici* (mimosæ niloticæ) . . . . *unciam unam.*
————*Sacchari albissimi* . . *uncias duas.*
Misceantur.

℞ Poudre de racine de guimauve. .⎫
    ——— de grande consoude. . .⎭ āā ℥ ß

    ——— de gomme arabique. . . ℥ j.

    ——— de sucre blanc . . . . . ℥ ij.

Mêlez.

On prend ordinairement de cette poudre, une cuillerée à café d'heure en heure, ou à des intervalles plus longs, soit telle qu'elle est, soit dans un véhicule convenable; elle convient dans les affections catarrhales pulmonaires peu intenses ou sous-aiguës; les personnes atteintes de gonorrhée ou de blennorrhée, se trouvent bien de l'emploi de ce médicament; il offre une médication adoucissante, émolliente. Une boisson d'orge ou un infusum de fleurs de violettes ou de guimauve peut souvent suffire, conjointement avec ce moyen, pour vaincre des inflammations assez vives.

PULVIS COMPOSITUS REFRIGERANS.

POUDRE COMPOSÉE RAFRAICHISSANTE.

℞ *Pulveris acidi oxalici . . . . . . grana triginta.*
Adde paulatim miscendo
    ———Sacchari albissimi . . . uncias duas.
    ———Gummi arabici. . . . . drachmas duas.
    ———Deutonitratis potassii (sal
nitri). . . . . *grana decem.*

℞ Acide oxalique en poudre . . . gr. xxx.
Ajoutez peu à peu en mélangeant.
Sucre très-blanc . . . . ℥ ij.
Gomme arabique . . . . ℥ ij.
Nitrate de potasse (sel de nitre). gr. x.

Toutes les fois qu'il faut modérer la chaleur fébrile, calmer la soif, ou combattre un état inflammatoire local ou général, l'emploi de cette préparation, telle qu'elle est, ou au moyen d'un véhicule approprié, sera indiqué. La forme a ici l'avantage d'offrir un médicament susceptible de pouvoir se conserver très-long-temps. Il peut être alors d'une grande ressource dans les voyages et être préféré à des médicamens dont les propriétés sont analogues.

On peut prendre de cette poudre cinq à six cuillerées à café dans la journée; ordinairement on la délaie dans un véhicule aqueux. Quand il y a fièvre, le véhicule est nécessaire, à moins qu'un état pathologique ne s'y oppose.

SPECIES PECTORALES ET EMOLLIENTES.

ESPÈCES PECTORALES ET ÉMOLLIENTES.

℞ Radicis althææ . . . . ⎫ ana unciam
   Caricæ (ficus carica). . . . . . ⎭ unam.
   Excidantur et misceantur.

℞ Racine de guimauve . . . . . . ⎫ āā ℥ j.
   Figues grasses . . . . ⎭
   Coupez et mêlez.

Avec une demi-once de ces espèces, on fait une pinte de tisane adoucissante, pectorale, que l'on sucre à volonté. Cette boisson présente les propriétés convenables quand il faut obtenir une médication émolliente. Les rhumes, les phlegmasies aiguës des muqueuses, réclament ce moyen qui souvent n'est qu'accessoire.

SPECIES DICTÆ BÈCHICÆ ET DEMULCENTES.

ESPÈCES DITES BÉCHIQUES ET ADOUCISSANTES.

℞ Foliorum adianti capilli veneris ⎫
   Florum verbasci thapsi. . . . . ⎪ ana drachmas
   ———— althææ officinalis . . . ⎬ duas.
   ———— malvæ. . . . . ⎪
   ———— violæ odoratæ. . . . . ⎭
   Excidantur et misceantur.

℞ Feuilles de capillaire . . . . . . ⎫
  Fleurs de bouillon blanc. . . . ⎪
  ——————— de guimauve . . . ⎬ āā ℥ ij.
  ——————— de mauve . . . . ⎪
  ——————— de violettes . . . ⎭
Incisez et mêlez.

On fait avec deux gros de ces espèces, une livre d'infusum. Cet infusum, qui doit servir de tisane, sera sucré à volonté et bu chaud, ou tiède, température ordinairement convenable quand il est nécessaire de rappeler la transpiration cutanée, ou quand il faut éviter toute impression froide qui pourrait sympathiquement augmenter l'irritation ou la phlogose d'un organe voisin de l'œsophage ou de l'estomac. Cette boisson est indiquée dans les rhumes ou affections catarrhales des organes thoraciques. Dans les inflammations des viscères abdominaux ; les boissons doivent être, en général, bues presque froides.

Ire. DIVISION.

MÉDICAMENS INTERNES.

Médication tonique, excitante, stimulante,
et astringente.

Les causes débilitantes ont toujours existé, et les médecins de tous les âges ont observé des maladies asthéniques. Je pense que si les maladies produites par un excès d'énergie vitale sont nombreuses, les maladies qui reconnaissent pour cause l'état opposé, sont aussi bien fréquentes. Le médecin sage n'imite ni Brown, ni ceux qui professent des principes diamétralement opposés ; frappé des dangereux systèmes que l'enthousiasme crée, il se place entre les extrêmes et se laisse diriger par la raison et l'expérience, dont la marche mesurée et analytique lui démontre bientôt les erreurs des doctrines exclusives.

Les quinquina, la plupart des amers, comme l'absynthe, la gentiane, etc., etc. ; les substances aromatiques, animales et végétales, comme le gérofle, la cannelle, la muscade, le musc, l'ambre, etc., etc. ; les éthers, les alcoholats, les vins, l'hydrochlorate d'ammoniaque, etc., etc., sont les moyens que possède la thérapeutique pour combattre les maladies asthéniques, au nombre desquelles se trouvent beaucoup de fiè-

wres intermittentes et rémittentes, un état d'a-
dynamie et d'ataxie, des affections scorbutiques,
nerveuses, scrophuleuses, rachitiques, cachec-
tiques, etc. Sous l'influence de ces agens médicamenteux appelés toniques, excitans, etc., etc.,
on ne tarde pas à apercevoir une circulation
plus active, une nutrition souvent plus marquée, une force locomotrice plus apparente,
d'où naît un concours général d'actions qui tendent à ramener la santé.

POTUS VEL PTISANNÆ.

BOISSONS OU TISANES.

POTUS AMARUS.

BOISSON AMÈRE.

℞   *Radicis gentianæ incisæ* (gentia-
na lutea.) . . . . *drachmam*
unam.

Florum chamæmeli (anthemis
nobilis). . . . . *semidrachm.*
Aquæ fontanæ calidæ. . . . . . *libras duas.*
Infunde per semihoram, cola et adde
Mellis despumati vel sacchari. . *quantùm libet.*

℞   Racine de gentiane coupée. . . ℨ j.
Fleurs de camomille. . . . . . . ℨ ß
Eau bouillante. . . . . ℔ ij.
Faites infuser pendant une demi-heure,
passez et ajoutez
Miel despumé ou sucre autant qu'il faut.

*

Cette boisson, que l'on peut nommer tisane amère, n'est point limitée dans ses doses lorsqu'elle est ordonnée ; elle peut convenir aux malades affectés de dyspepsie muqueuse avec tendance à l'acescence. Cette tisane est légèrement tonique et excitante : la quantité du véhicule tempère beaucoup les propriétés des substances qui la composent. Cette préparation à laquelle on pourrait ajouter, suivant le cas, un peu de vin ou d'eau de Seltz, sert à combattre une faiblesse d'estomac, une diathèse vermineuse ; à dissiper les flatuosités, aiguiser l'appétit, modifier les accès d'une fièvre intermittente ; en un mot, elle peut être employée toutes les fois que la débilité sera la cause de l'indisposition.

POTUS DICTUS CARMINATIVUS.

BOISSON DITE CARMINATIVE.

♃ *Foliorum melissæ* (melissa offi-
cinalis). . . . . *drachmam
unam.*
Seminum anisi (pimpinella ani-
sum). . . . . *semidrachm.*
Aquæ communis calidæ. . . . *libras duas.*
Infunde per quadrantem horæ.
Cola et adde
Sacchari albi . . . . *quantùm libet.*

℞ Feuilles de mélisse . . . . ℥ j.
Semences d'anis vert. . . . . . ℥ ß.
Eau bouillante. . . . . ℔ ij.

Faites infuser pendant un quart d'heure,
passez et ajoutez

Sucre blanc, ce qui est convenable.

Cette boisson convient parfaitement quand l'estomac digère difficilement, quand il faut déterminer l'expulsion des flatuosités, et précipiter le travail digestif ; il est préférable de la prendre chaude sous forme de thé. Les constitutions débiles, spasmodiques, se trouvent très-bien de l'emploi de ce moyen, mais l'habitude en diminuerait les effets, et forcerait ensuite de recourir à des moyens plus actifs. Les tempéramens faibles peuvent trouver dans cette préparation un palliatif contre la paresse de l'estomac. Cette boisson a l'avantage de n'offrir aucun goût désagréable et de pouvoir être prise par les personnes de tout âge.

POTUS EXCITANS.
BOISSON EXCITANTE.

℞ *Florum arnicæ* (arnica montana) *drachmam*

unam.

Aquæ fontanæ fervidæ. . . . . *libras duas.*
Infunde per quadrantem horæ ,
percola et adde
Acidi nitrici puri . . . . *guttas viginti.*
Syrupi florum citri aurantii . . *uncias duas.*

℞   Fleurs d'arnica. . . . . ℥ j.
    Eau bouillante. . . . . ℔ ij.
Faites infuser pendant ¼ d'heure ,
passez et ajoutez acide nitrique pur. gouttes xx.
    Sirop de fleurs d'oranges . . . . ℥ ij.

Cette boisson, dans laquelle on peut substituer une demi-once d'acétate d'ammoniaque à
l'acide nitrique, convient beaucoup dans les fièvres dites ataxico-adynamiques ou typhodes qui
n'offrent point de caractère inflammatoire ; une
telle tisane , aidée de médicamens plus actifs
dont les propriétés sont analogues, promet
du succès dans ces maladies, où l'on est très-
heureux quand une médecine tonique stimulante n'est pas contre-indiquée par quelque
apparence d'inflammation. On prend cette
boisson de demi-heure en demi-heure par petites tasses ; son emploi réveille l'action du cœur,
donne à tout le système plus de chaleur, et
tend à produire une répartition plus égale des
forces de la vie, toujours si essentielles, dans des
maladies où le centre cérébral est presque toujours l'organe lésé idiopatiquement ou d'une
manière sympathique ; mais il faut ici faire
observer que lorsqu'on administré des médicamens qui contiennent des acides minéraux ,
le bon état des premières voies est en quelque
sorte une condition indispensable.

POTUS VINOSUS ET ACIDULUS.
BOISSON OU LIMONADE VINEUSE ET MINÉRALE.

℞ *Aquæ communis* . . . . *libras duas.*
  Sacchari albi . . . . *unciam unam.*
 Solve et adde
  Vini Burgundiæ . . . . *uncias quatuor.*
  Acidi sulfurici . . . . *guttas viginti.*
  Syrupi è limonibus (citrus me-
  dica) . . . . *unciam unam*
                              et semis.
  Percola papyrum bibulum.

℞ Eau de fontaine . . . . ℔ ij.
  Sucre blanc . . . . ℥ j.
 Faites fondre et ajoutez
  Bon vin de Bourgogne . . . . . ℥ iv.
  Acide sulfurique . . . . . . .gtt. xx.
  Sirop de limons . . . . ℥ j ß.
 Filtrez.

On prend cette boisson par quart de verre de
demi-heure en demi-heure, dans les fièvres dites
adynamiques où il n'existe point d'inflammation ni d'embarras des premières voies. Cette
limonade vineuse offre des avantages plus marqués chez les tempéramens bilioso-muqueux.
On la donne froide; elle tempère quelquefois
la chaleur fébrile, diminue l'état mordicant de
la peau, calme l'anxiété des malades. Une
hémorragie avec cachexie scorbutique, état
qui accompagne quelquefois les fièvres dites putrides, paraît céder assez souvent à

l'emploi de cette limonade qu'on peut rendre plus tonique, en préférant l'infusum de quelques plantes amères au véhicule indiqué.

POTUS VINOSUS ATQUE ACIDUS.
BOISSON VINEUSE ET ACIDE.

℞   *Aquæ fontanæ* . . . . *libras duas.*
     Acidi tartarici. . . . . *semidrachm.*
    Solve et adde
       Vini Burgundiæ . . . . *uncias quinque.*
       Syrupi è succo fructûs citri me-
    dicæ . . . . *uncias duas.*

℞   Eau de fontaine . . . . ℔ ij.
     Acide tartarique . . . . ℨ ß.
    Faites fondre et ajoutez
       Vin de Bourgogne . . . . ℥ v.
       Sirop de citron . . . . ℥ ij.

On pourrait, au lieu de cette boisson, former un petit lait vineux et acidulé, en substituant le petit lait à l'eau simple. Cette boisson, quoique excitante, n'en doit pas être moins indiquée dans le typhus adynamique avec phlogose, dans les dysenteries avec adynamie, dans les fièvres dites bilieuses qui attaquent les sujets débiles. Au reste, le médecin appréciera l'état pathologique de l'estomac, et s'il observe une sensibilité épigastrique manifeste au toucher, une langue contractée et rouge, et si l'ingestion de cette boisson amène quelques soulèvemens de l'estomac, il en défendra l'usage.

POTUS DICTUS SUDORIFICUS.
BOISSON DITE SUDORIFIQUE.

℞ *Radicis smilacis sarsaparillæ*
incisæ . . . . *semiunciam.*
   Aquæ fontanæ calidæ . . . . . *libras tres.*
 Infunde per duas horas, dein coque
ad reductionem tertiæ partis ,
   Postea adde
      Ligni lauri sassafras incisi . . *drachmas duas.*
   Post infusionis dimidiam horam,
cola et misce
      Syrupi guaiaci officinalis . . . *uncias duas.*

℞ Racine de salsepareille coupée. . ℥ ß .
   Eau bouillante . . . . ℔ iij.
 Faites infuser pendant deux heures ,
 et ensuite bouillir jusqu'à réduc-
 tion d'un tiers ,
   Puis ajoutez
      Bois de sassafras coupé . . . . . ʒ ij.
 Passez après une demi-heure d'in-
 fusion , et mêlez
      Sirop de gaïac. . . . . ℥ ij

On peut boire cette tisane par verrées à discré-
tion, quand on veut favoriser la diaphorèse ,
c'est-à-dire, produire dans les exhalans de la
périphérie un genre d'excitation que réclament
la plupart des maladies du système lymphatique,
et particulièrement celles où un virus est cause
essentielle ou complication ; par exemple

l'affection syphilitique. Pour favoriser cet effet sudorifique, il faut prendre la boisson bien chaude et en grande quantité ; il faut aussi garder le lit et déterminer une légère irritation sur la surface cutanée, à l'aide de frictions faites avec une brosse douce ou une flanelle.

Ce moyen est rarement suffisant. Au reste, le médecin doit avoir soin de proportionner le traitement à la force de la maladie.

POTUS DICTUS ASTRINGENS.
BOISSON DITE ASTRINGENTE.

℞   *Florum siccatorum rosæ rubræ. semiunciam.*
Aquæ bullientis . . . . libras duas.
Infunde per semihoram.
Cola et adde,
Acidi sulfurici aquosi (esprit de
vitriol aqueux) . . . . *guttas viginti.*
Syrupi gummi arabici. . . . . uncias duas.

℞   Roses rouges sèches. . . . . . . ℥ ß.
Eau bouillante . . . . ℔ ij.
Faites infuser pendant une demi-
heure. Passez et ajoutez
Acide sulfurique aqueux . . . . . gtt. xx.
Sirop de gomme arabique. . . . ℥ ij.

Cette boisson, que l'on peut prendre à volouté, quand elle est bien indiquée, convient parfaitement dans la lienterie chronique et

toutes les fois que la membrane muqueuse est
gorgée de fluides et dans un état de laxité.
C'est après la phlegmasie de ces parties, au
moment où elle passe à l'état chronique accompagné de peu d'irritation, qu'il faut recourir aux astringens, autant pour resserrer
la membrane relâchée, que pour rendre aux
exhalans et aux absorbans le degré de tonicité qu'ils ont perdu. Je ne prétends pas donner cette préparation comme particulière
à ces maladies; je la considère seulement
comme suffisante pour combattre, dès son
origine, l'état chronique des inflammations
de la membrane muqueuse intestinale : à une
époque plus avancée, elle n'est qu'un moyen
accessoire. C'est un des cas les plus difficiles en
médecine clinique, que de faire une application heureuse des astringens dans les catarrhes
chroniques.

POTUS DICTUS ANTISCORBUTICUS.
BOISSON DITE ANTI-SCORBUTIQUE.

℞ *Foliorum Leontodontos taraxaci*
 ——— *cochleariæ officinalis* āā *drachmas*
 ——— *fumariæ officinalis*   *duas.*
 ——— *sisymbrii nasturtii.*

Aquæ communis calidæ. . . . . *libras duas.*
Infunde in vase clauso per duas
horas. Cola et adde
 Syrupi corticis citri aurantii. . *uncias duas.*

℞ Feuilles de pissenlit . . . . . .)
———— de cochléaria . . . . . . |
———— de fumeterre. . . . . . } ãã ℥ ij.
———— de cresson. . . . . . .)
　　Eau bouillante. . . . . ℔ ij.
　Faites infuser dans un vase clos pendant deux heures. Passez et ajoutez
　　Sirop d'écorces d'orange . . . . ℥ ij.

Assez souvent cette boisson convient dans les affections scorbutiques. Il faudrait, pour que son usage fût interdit, que le sujet eût une disposition inflammatoire bien prononcée. Si, comme il arrive quelquefois, l'état scorbutique était accompagné d'inflammation aiguë locale, et que le sujet fût d'une constitution faible, il ne faudrait pas balancer à faire usage de cette préparation ; mais en pareil cas, au lieu de sirop d'écorce d'orange, on ferait bien d'ajouter la même dose de sirop du suc de ce fruit.

Je conseille donc les antiphlogistiques dans le scorbut qui attaque accidentellement ou épidémiquement un sujet très-pléthorique ; les excitans légers acidules dans les affections scorbutiques qui sont asthéniques quoiqu'avec un caractère d'irritation ; les toniques excitans dans celles qui sont éminemment atoniques et constitutionnelles, autrement dit dans la cachexie scorbutique. La dose de cette boisson est d'une petite tasse réitérée quatre ou cinq fois dans la journée.

POTUS DICTUS NUTRITIVUS.

POTION DITE NUTRITIVE.

℞   *Lichenis Islandici . . . . unciam unam.*
     Aquæ communis. . . . . libras tres.
  Coque ad libræ unius reductio-
nem ; percola et adde
     Pulveris gummi arabici . . . . drachmas
                                      duas.
  Solve et misce
     Syrupi corticis cinchonæ officinalis. uncias duas.

℞   Lichen d'Islande . . . . ℥ j.
     Eau commune. . . . . ℔ iij.
  Faites bouillir jusqu'à réduction
d'une livre. Passez et ajoutez
     Poudre de gomme arabique. . . ℨ ij.
  Faites fondre et mêlez
     Sirop de quinquina. . . . . . . ℥ ij.

Cette boisson, lorsqu'elle est indiquée, peut être prise à la dose de deux ou trois pintes dans les vingt-quatre heures. Son usage doit être recommandé dans tous les cas où il y a tendance à la débilité générale, comme dans les fièvres lentes, nerveuses ou hectiques, dans les catarrhes chroniques où il s'agit d'éviter une trop grande excitation, comme dans la dysenterie chronique, et autres maladies analogues de la membrane muqueuse des intestins , lors même que les toniques sont indiqués. Dans les maladies de l'estomac et du tube intestinal, il est bien essentiel d'avoir égard à l'état des différentes portions de l'appareil digestif, afin de ne point faire une médication stimulante générale quand certaines parties sont encore affectées d'inflammation aiguë. L'estomac réclame souvent l'emploi des adoucissans, quand les intestins veulent des toniques, *et vice versâ*.

POTUS DICTUS ANTIHERPETICUS.
BOISSON DITE ANTI-HERPÉTIQUE.

℞   *Radicis arctii lappæ incisæ.* . *unciam unam.*
    Stipitum solani dulcamaræ . . *semiunciam.*
    Aquæ fluvialis . . . . *libras duas et*
                            dimidiam.
  Decoque per semihoram; adde
colaturæ
    Syrupi florum sambuci. . . . . . *uncias duas.*

℞   Racine de bardane coupée . . . ℥ j.
    Douce-amère. . . . . ℥ ß.
    Eau de rivière . . . . ℔ ij. ß.
  Faites bouillir pendant une demi-
heure, ajoutez à la colature
    Sirop de fleurs de sureau . . . . ℥ ij.

Malgré le scepticisme de quelques médecins à l'égard des médicamens qui sont regardés comme agissant sur les vaisseaux exhalans de la périphérie du corps, il n'en est pas moins

vrai, que la bardane, la douce-amère, etc.,
favorisent les éruptions cutanées, qu'elles mo-
difient certaines affections herpétiques, et combattent avantageusement les rhumatismes chroniques, en rendant à la peau les propriétés qui
en font un émonctoire continuel et nécessaire.

L'action de ces médicamens, comme spécifique, n'est pas encore bien prouvée; nous
connaissons mieux leur action directe et générale; et ce n'est que d'après ces phénomènes
physiologiques qu'on peut les classer. La dose
de cette préparation est ordinairement d'une
pinte dans la journée, qu'on prend par
verre à des distances convenables.

POTUS DICTUS BALSAMICUS.

BOISSON DITE BALSAMIQUE.

℞ *Gemmarum abietis* . . . . *drachmas duas.*
Foliorum marrubii vulgaris . . *drachmam*
unam.
Aquæ fontis calidæ . . . . *libras duas.*
Infunde per duas horas, cola et
adde
Syrupi balsamici de tolu (To-
luifera balsamum) . . . . *unciam unam.*

℞   Bourgeons de sapins du Nord ℥ ij.
    Feuilles de marrube blanc . . . ℥ j.
    Eau de fontaine . . . . ℔ ij.
  Faites infuser pendant deux heures.
  Passez et ajoutez
    Sirop de baume de tolu. . . . . ℥ j.

Cette boisson, qui convient dans les inflammations chroniques des membranes muqueuses, chez les sujets faibles, peut se prendre à volonté : la quantité n'en est pas rigoureusement déterminée. Pour combattre ces affections, on ne peut pas toujours s'en tenir à cette boisson : on a très-souvent besoin de recourir à des moyens plus actifs; ainsi, dans un catarrhe pulmonaire chronique, on prescrit simultanément l'emploi des dérivatifs vésicans et rubéfians; on y joint l'usage des eaux sulfureuses; on fortifie aussi au moyen de quelques toniques fixes , comme le quinquina , etc. On procède à peu près de même lorsqu'on a affaire à un catarrhe vésical, intestinal, ou utérin, sauf qu'en pareille occasion, on retire souvent de l'avantage des médicamens dont l'action semble plus spécialement dirigée vers l'organe affecté. On a beaucoup recommandé les bourgeons de sapin du Nord et les balsamiques, dans les affections tuberculeuses pulmonaires, mésentériques ou intestinales. J'ai remarqué

que les tempéramens bilioso-sanguins se trou-
vaient rarement bien de l'usage de ces substances. Je sens le besoin de dire ici que le praticien trouvera souvent l'occasion de suspendre
tout médicament stimulant dans ces affections,
et de les remplacer par des adoucissans, quoique l'ensemble des symptômes paraisse au premier aspect réclamer des médicamens légèrement toniques.

POTUS DICTUS AQUA MINERALIS SULPHURATA ENGYENSIS. COMPOSITA

BOISSON DITE EAU MINÉRALE SULFUREUSE. COMPOSÉE

℞ *Aquæ mineralis naturalis En-*
gyensis. . . . . } *ana libram*
   Infusi florum humuli lupuli . . } *unam.*
   Syrupi communis . . . . *uncias duas.*
   Misce.

℞ Eau minérale naturelle d'En-
ghien. . . . . } āā ℔ j.
   Infusum de fleurs de houblon. }
   Sirop simple. . . . . ℥ ij.
   Mêlez.

Cette boisson, qu'il serait plus convenable de
mélanger par partie au moment d'en faire
usage, est indiquée dans les catarrhes pulmonaires chroniques chez les sujets d'une constitution lymphatique prédominante, dans les

maladies du même genre qui affectent le tube intestinal et les autres viscères du bas-ventre. Elle convient aussi beaucoup dans les engorgemens glanduleux du mésentère (carreau); en un mot, dans toutes les maladies scrofuleuses où l'état inflammatoire aigu n'existe pas. Cette boisson est aussi très-bien indiquée dans les affections herpétiques, où pour guérir ou pallier la maladie, il faut exciter le système lymphatique, et où il devient nécessaire de chercher à déterminer une action du centre à la circonférence, et par-là, favoriser l'excrétion cutanée.

POTUS DICTUS FERRUGINOSUS.

BOISSON DITE FERRUGINEUSE.

♃ *Sulfatis ferri purificati. . . . . grana triginta.*
　Aquæ stillatæ. . . . . libras duas.
　Solve et adde.
　　Oleosacchari citri aurantii . . drachmas duas.
　Misce et percola papyrum bibulum.

℞ Sulfate de fer purifié. . . . gr. xxx.

Eau distillée . . . . ℔ ij.

Faites fondre et ajoutez

Oléo-saccharum d'essence de

fleurs d'oranger. . . . . ʒ ij.

Mêlez et filtrez au moyen du papier.

Cette boisson tonique astringente, que l'on peut prendre à la dose de deux pintes dans les vingt-quatre heures, est indiquée dans les maladies où il faut rendre de l'action au système vasculaire. On l'emploie fréquemment dans nos habitations coloniales pour combattre l'hydropisie du tissu cellulaire (anasarque), endémique chez les nègres. Ce seul moyen, m'a-t-on dit, suffit souvent pour guérir cette maladie, qui, nécessairement, doit être commune dans les régions où l'air que l'on respire est raréfié ou trop humide. Quelles que soient ses propriétés sous des latitudes si différentes des nôtres, ce moyen est en quelque façon spécifique dans les ménorrhagies passives, dans les hématémèses ou hémoptysies de même nature chez les constitutions asthéniques, et dans les hémorragies scorbutiques.

POTUS DICTUS VERMIFUGUS.

BOISSON DITE VERMIFUGE.

℞ *Radicis filicis maris incisæ . . unciam unam.*
   Aquæ fontanæ. . . . . libras tres.
Coque ad reductionem libræ unius,
deinde infunde
   Seminum anisi (pimpinella ani-
   sum). . . . . drachm. unam.
   Florum tanaceti vulgaris. . . . . drachm. duas
Adde colaturæ
   Syrupi florum amygdali persi-
   cæ . . . : . . . . uncias duas.
Misce.

℞ Racine de fougère mâle coupée . ℥ j.
   Eau commune . . . . ℔ iij
Faites bouillir jusqu'à réduction
d'une livre ; ensuite faites infuser
   Semences d'anis . . . . ℨ j.
   Fleurs de tanaisie. . . . . ℨ ij.
Passez et ajoutez à la colature
   Sirop de fleurs de pêcher . . . . ℥ ij.
Mêlez.

On donne aux enfans qui ont des vers, deux
ou trois demi-verres ou quart de verres de
cette boisson dans la matinée. On double la
dose pour les adultes. Elle peut être le moyen
principal de traitement, ou seulement un

moyen accessoire; elle suffit quand l'état vermineux est peu prononcé. Elle ne peut être
qu'un moyen secondaire quand il est porté au
point de troubler les fonctions de l'économie.

POTUS DICTUS AQUA MINERALIS SALETIA.

BOISSON DITE EAU MINÉRALE DE SELTZ.

℞   *Aquæ mineralis naturalis Sa-*
    letiæ. . . . . lagenam unam.

℞   Eau minérale naturelle de Seltz. *un cruchon.*

Cette eau minérale, que l'on peut boire
seule ou mélangée avec le vin ou avec d'autres
véhicules chargés de principes médicamenteux,
convient dans les dyspepsies flatulentes et spasmodiques, dans les vomissemens nerveux.
Quelle que soit la manière dont on explique
son action, elle excite l'estomac et facilite la
digestion. Les grands mangeurs en font usage ;
les personnes de peu d'appétit la recherchent
pour aiguillonner leur estomac. En un mot, c'est
un moyen utile et bien apprécié par ceux qui
savent en user convenablement. Le vin de Cham-
pagne gazeux participe des propriétés de l'eau
de Seltz. J'ai remarqué que l'usage trop prolongé de cette eau tendait à faire perdre à l'estomac sa faculté digestive.

L'eau de Seltz, très-salutaire pour les bilioso-
sanguins, convient fort peu, surtout quand son

emploi est très-prolongé, aux lymphatiques , et en général aux tempéramens faibles, chez qui il faut se défier des acidules qui tendent sans cesse à diminuer l'action des vaisseaux.

POTUS DICTUS AQUA MINERALIS VICIENSIS.

BOISSON DITE EAU MINÉRALE DE VICHY.

℞ *Aquæ mineralis naturalis vi-
ciensis* . . . . *lagenam unam.*
℞ Eau minérale naturelle de Vichy. une bouteille.

L'eau de Vichy se prend par verre ou par demi-verre, à la dose d'une ou de deux livres dans la journée. On la coupe avec une tisane convenable ou avec du lait. Quelquefois on la boit seule. Ses propriétés sont plus prononcées quand on la boit à la source que quand on la boit au dehors. Il faut convenir cependant qu'elle conserve encore, étant transportée au loin, des vertus sur lesquelles on peut compter. J'ai employé avec beaucoup de succès celle qui est connue sous le nom d'eau de Vichy de l'Hôpital ; elle m'a paru plus douce et moins irritante.

Les eaux de Vichy sont indiquées particulièrement dans les engorgemens des glandes et

des viscères abdominaux, dans les aménorrhées
dépendantes d'une inertie locale ou générale,
dans la disposition aux engorgemens squirrheux et dans diverses cachexies.

POTUS DICTUS AQUA MINERALIS FORGIARUM.

BOISSON DITE EAU MINÉRALE DE FORGES.

℞ *Aquæ mineralis naturalis ferru-*
ginosæ Forgiarum. . . . . . . *lagenam unam.*

℞ Eau minérale naturelle ferrugi-
neuse de Forges. . . . . une bouteille.

Cette eau minérale, dont les propriétés sont
bien connues, acquit sa célébrité de l'usage
qu'en fit Anne d'Autriche, et de l'opinion
qui se répandit alors, qu'elle lui dut sa ma-
ternité ; elle convient aux personnes débiles,
dont le tempérament est lymphatique, comme
dans toutes les cachexies où la plasticité du
sang est sensiblement diminuée, où le cœur
pèche par sa lenteur et par une moindre énergie dans sa force impulsive, et enfin où l'im-
perfection de l'hématose peut amener l'anémie,
ainsi que dans la leucorrhée, dans la chlorose asthénique. Elle est en quelque façon
spécifique dans les ménorrhagies passives, et

dans toutes les maladies produites par un défaut d'action.

Les eaux de Spa, de Vichy, de Pirmont, etc., m'ont aussi réussi pour combattre certaines hémoptysies passives, des leucophlegmasies et des asthmes humides.

POTUS DICTUS FEBRIFUGUS.

BOISSON DITE FÉBRIFUGE.

℞   *Corticis cinchonæ officinalis con-*
    tusæ . . . . drachmas duas.
     Aquæ calidæ . . . . libras duas.
   Infunde per duas horas. Cola et adde
    Syrupi è succo fructûs citri aurantii. unciam unam.
Misce.

℞   Écorce de quinquina concassée . ℨ ij.
    Eau chaude . . . . ℔ ij.
   Faites infuser pendant deux heures. Passez et mêlez
    Sirop de suc d'oranges . . . . . ℥ j.

Cette tisane convient dans la plupart des maladies asthéniques qui réclament des toniques persistans. Elle est aussi bien indiquée dans les fièvres continues remittentes, et intermittentes, dont les accès semblent, en se rapprochant, augmenter d'énergie; mais il faut que dans ce dernier cas, il n'existe point avec la fièvre d'état inflammatoire. On conçoit que si cela était, le ré-

gime anti-phlogistique devrait avoir la préférence. Cette boisson peut être employée isolément dans le traitement de certaines fièvres qui
tendent à passer à l'état adynamique, telles que
les fièvres nerveuses et hectiques. On observe
assez souvent de bons effets des excitans dans
les maladies deutéropthiques qui se présentent
quand les organes ont déjà été sous l'influence
d'une cause bien débilitante; je veux parler de
la fièvre.

APOZEMA VEL DECOCTUM COMPOSITUM, DICTUM AMARUM.

APOZÈME OU DÉCOCTUM COMPOSÉ, DIT AMER.

℞   *Radicis gentianæ luteæ incisæ . semiunciam.*
    Aquæ fontanæ. . . . . libram unam
                        et semis.

  Coque per semi horam, deindè in-
funde quantùm sufficit
    Radicis calami aromatici . . . drachmas tres.
  Cola et post refrigerationem adde
    Syrupi ætheris sulfurici. . . . uncias duas.
  Misce.

℞   Racine de gentiane . . . . ℥ ß.
    Eau de fontaine. . . . . ℔ j ß.
Faites bouillir pendant une demi-heure,
Ensuite faites infuser autant qu'il faut,
    Racine de calamus aromatique . ℨ iij.
  Passez, et après le refroidissement
ajoutez sirop d'éther. . . . . ℥ ij.

Cet apozème est indiqué dans les dyspepsies muqueuses, dans l'inertie de l'estomac à la suite des convalescences longues, résultat assez ordinaire de l'abus des délayans acidules; dans les cachexies scorbutiques, scrophuleuses, vermineuses; dans l'engouement flatulent du tube intestinal; dans les fièvres muqueuses quand elles se prolongent après le second septenaire, lorsque le sujet est faible, et qu'il existe dans l'estomac une cause qui dispose à l'acescence les substances qu'on y ingère, ou lorsqu'une fièvre lente nerveuse paraît imminente. Il est aussi convenable dans les fièvres dites ataxiques ou typhodes sans caractère inflammatoire.

On prend cette boisson par verre, par demi-verre ou quart de verre, en raison de l'effet qu'on désire produire.

APOZEMA VEL DECOCTUM COMPOSITUM, DICTUM FEBRIFUGUM.

APOZÈME OU DÉCOCTUM COMPOSÉ , DIT FÉBRIFUGE.

℞ *Corticis cinchonæ officinalis con-*
tusæ . . . . *semiunciam.*

Aquæ communis. . . . . *libras duas et*
dimidiam.

Coque per horam unam ut obti-
neantur colaturæ libræ duæ ; dein
infunde per tres horas

Florum gentianæ centaureæ ex-
cisorum . . . . *semiunciam.*

——— *anthemis nobilis..* . . . *drachmas tres.*

Iterùm cola et adde

Syrupi arthemisiæ absynthii . . *uncias duas.*

Misce.

℞ Écorce de quinquina gris con-
tuse. . . . . ℥ ß .

Eau commune . . . . ℔ ij. ß .

Faites bouillir pendant une heure
pour obtenir deux livres de colature , ensuite faites infuser pendant
trois heures

Fleurs de centaurée. . . . . . . ℥ ß .

——— de camomille romaine. . ℨ iij.

Passez de nouveau et ajoutez

Sirop d'absynthe . . . . ℥ ij.

Mêlez.

On doit prendre cette préparation par verre, demi-verre ou quart de verre, suivant l'âge et le cas qui en demande l'emploi, d'heure en heure, de deux heures en deux heures ou de trois heures en trois heures, dans les intervalles des fièvres intermittentes ou des accès de fièvres rémittentes qui n'ont point de caractère inflammatoire, ou qui ne dépendent pas d'un embarras gastrique; ce moyen thérapeutique peut suffire quand ces mêmes fièvres intermittentes ou rémittentes n'ont point une forte intensité, ou bien lorsque diverses raisons cliniques s'opposent à ce que l'on cherche à faire disparaître entièrement des accès qui dans certains cas peuvent être critiques, ou bien quand on ne veut chercher qu'à les affaiblir. Cet apozème convient aussi beaucoup pour combattre avantageusement une constitution vermineuse et lymphatique ou la faiblesse est bien reconnue.

APOZEMA VEL DECOCTUM COMPOSITUM, DICTUM VERMIFUGUM.

APOZÈME OU DÉCOCTUM COMPOSÉ, DIT VERMIFUGE.

℞ Radicis quassiæ amaræ incisæ, unciam unam.
Aquæ fontanæ. . . . . libras tres.
Coque ad remanentiam libræ unius.
Adde
Florum tanaceti vulgaris. . . . drachmas duas.
Seminum arthemisiæ contrà . . drachmam
unam.
Infunde per horam unam, cola et posteà misce
Syrupi fuci helminthocortos . . uncias duas.

℞ Racine de quassia amer coupée. ℥ j.
Eau de fontaine. . . . . ℔ iij.
Faites bouillir jusqu'à réduction d'une livre, et ajoutez
Fleurs de tanaisie. . . . . ℥ ij.
Semen contra. . . . . ℈ j.
Faites infuser pendant une heure, passez et mêlez
Sirop de mousse de Corse. . . . ℥ ij.

Cette préparation, extrêmement amère, convient dans les affections vermineuses en général, surtout chez les sujets lymphatiques, et lorsqu'il n'existe pas de phlogose dans les intestins. Comme cette tisane est difficile à prendre pour ceux qui craignent les saveurs désagréables et très-amères, on pourrait donner en pilules les élémens médicamenteux qu'elle contient, au moyen de l'extrait de quassia amara, de l'extrait de tanaisie et de la poudre de semen contra ; cependant en général les médicamens liquides produisent un effet plus certain et plus direct : les pilules se délayent quelquefois assez difficilement, surtout chez les sujets dont l'estomac renferme beaucoup de mucosités ou peu de suc gastrique.

APOZEMA VEL DECOCTUM COMPOSITUM, DICTUM SUDORIFICUM.

APOZÈME OU DÉCOCTUM COMPOSÉ, DIT SUDORIFIQUE.

℞ *Radicis smilacis salsaparillæ.*
incisæ . . . . *uncias duas.*
   Ligni guaiaci officinalis rasi. . *uncias tres.*
   Aquæ fluviatilis. . . . . *libras tres.*
Infunde per aliquot horas, deindè
coque ad remanentiam unius li-
bræ; cola et adde
   Acidi nitrici puri. . . . . *guttas triginta.*
   Syrupi lauri sassafras. . . . . *uncias duas.*
Misce.

℞ Racine de salsepareille coupée . ℥ ij.
Bois de gaïac râpé . . . . ℥ iij.
Eau de rivière . . . . ℔ iij.
Faites infuser pendant quelques
heures , ensuite faites bouillir jus-
qu'à réduction d'une livre; passez
et ajoutez
Acide nitrique pur . . . . gtt. xxx.
Sirop de sassafras. . . . . ℥ ij.
Mêlez.

Cette préparation, que l'on peut prendre par
grands verres , par demi ou par quart de verre
de deux heures en deux heures , convient parfaitement dans les maladies vénériennes devenues constitutionnelles , où l'usage du mercure
a été infructueux, chose qui arrive assez souvent chez les individus bilioso-nerveux ou bilioso-sanguins. Ce moyen convient aussi dans
les scrophules et les dartres consécutives ou
non d'une affection syphilitique. Il m'est arrivé d'obtenir, au moyen de cette préparation ,
des résultats aussi satisfaisans que ceux obtenus par le remède si vanté de M. Arnoud, qui
n'est autre chose, suivant l'opinion la plus ré-
pandue, que la tisane de Feltz, décrite dans
plusieurs formulaires.

APOZEMA VEL DECOCTUM COMPOSITUM, DICTUM NUTRITIVUM.

APOZÈME OU DÉCOCTUM COMPOSÉ, DIT NU-TRITIF.

℞   *Lichenis Islandici excisi. . . . . uncias duas.*
Corticis cinchonæ oblongifoliæ. . semiunciam.
Aquæ fontanæ. . . . . libras tres.
Coque per horam unam ut obtinean-
tur colaturæ libræ duæ ; cola et
solve secundum artem
   Pulveris radicis salep orchis-
mascula   *drachmas*
                                     duas.

Dein adde et misce accurate
   Syrupi florum caryophilli odo-
rati . . . . uncias duas.

℞   Lichen d'Islande coupé . . . . . . ℥ ij.
   Écorce de quinquina rouge con-
cassée. . . . . ℥ ß
   Eau de fontaine . . . . ℔ iij.
Faites bouillir pendant une heure,
afin de n'obtenir que deux livres de
colature ; passez et mêlez selon l'art
   Poudre de salep. . . . . ʒ ij.
Puis ajoutez et mélangez
   Sirop d'œillets . . . . ℥ ij.

Cette préparation, tonique et nutritive, convient particulièrement pour combattre les fièvres
lentes nerveuses, qui conduisent au marasme ;

j'entends celles qui ne sont pas accompagnées
d'une inflammation qui puisse éloigner l'usage
de ce tonique modifié par des mucilagineux;
elle convient aussi dans le diabètes, dans les
suppurations abondantes, les évacuations alvines, colliquatives; enfin dans tous les cas où
les causes morbides amènent l'amaigrissement.
On l'ordonne aussi avec avantage dans les catarrhes chroniques, surtout dans celui de la
membrane muqueuse du tube intestinal et des
bronches qui déterminent la phthisie pulmonaire. Ce médicament convient aussi, assez
souvent, dans les cas d'atonie de l'estomac avec
irritation spasmodique; aussi ai-je vu des douleurs, dites crampes de l'estomac, céder à
l'usage de ce moyen; j'ai vu même des personnes qui maigrissaient avec le régime le plus
succulent, reprendre de la force et de l'embon-
point par l'usage de ce médicament alimentaire; on le prescrit par verre de quatre heures
en quatre heures : au surplus la dose peut être
beaucoup modifiée suivant les circonstances.

VINUM MEDICINALE, DICTUM FEBRI-
FUGUM.

VIN MÉDICINAL, DIT FÉBRIFUGE.

℞   *Corticis cinchonæ cordifoliæ.. uncias duas.*
     Vini rubri Burgundiæ veteris . libras duas.
     Alcoolis vini rectificati. . . . . uncias quatuor.
   Macera per aliquot dies in vase
clauso ; percola papyrum bibulum. .

℞   Écorce de quinquina jaune con-
    cassée. . . . . ℥ ij.
     Vieux vin rouge de Bourgogne . ℔ ij.
     Esprit de vin rectifié . . . . . . ℥ iv.
   Faites macérer pendant quelques
jours dans un vase clos; passez à travers le papier.

On peut combattre avec ce vin médicinal
les fièvres intermittentes qui réclament l'usage
du quinquina. La dose est, pour la journée de
quatre à huit onces que l'on prend en trois ou
six fois. On ne perdra pas de vue que les doses
des médicamens doivent toujours être en raison
de l'intensité de la maladie, de l'âge, du sexe,
de la constitution, etc. On peut augmenter la
quantité de chaque prise, comme on peut la
diminuer.

Cette préparation trouve encore une heureuse application dans les maladies asthéniques
où la fibre est molle, et où l'estomac est pa-

resseux, soit à cause de son état trop muqueux, soit par son inertie musculaire. On en obtient aussi de bons effets dans l'aménorrhée et la leucorrhée qui tiennent à la débilité générale du sujet. Tout état de faiblesse constitutionnelle ou cachectique, indépendant d'une lésion organique, éprouve de l'amélioration par l'usage de ce remède.

VINUM MEDICINALE, DICTUM ANTI-SCORBUTICUM.

VIN MÉDICINAL, DIT ANTI-SCORBUTIQUE.

℞   *Radicis recentis cochleariæ armoraciæ incisæ* . . . . *uncias tres.*

    Corticis citri aurantii electi incisi. . . . . *unciam unam.*

    Seminum illicii anisati contusorum. . . . . *drachmas duas.*

    Vini albi optimi. . . . . *libras quatuor.*

  Macera in vase clauso per tres dies; percola papyrum bibulum.

℞   Racine fraîche de raifort râpée . ℥ iij.

    Écorces d'oranges coupées . . . ℥ j.

    Semences d'anis étoilé concassées. . . . . ʒ ij.

  Vin blanc de bonne qualité. . . ℔ iv.

Faites macérer pendant trois jours dans un vase clos; filtrez par le papier.

Dans la cachexie scorbutique, état où l'atonie est bien caractérisée, on prend de cette préparation trois ou quatre fois par jour, deux onces. à la fois. L'impression stimulante de ce médicament sur les parois de l'estomac produit quelquefois un état d'épigastralgie; dans ce cas, on engage les malades à en faire usage au moment de prendre leurs repas; alors les alimens tempèrent l'action directe de ce médicament, et les effets en sont efficaces. Quoique ce vin porte un nom qui semblerait en quelque sorte le faire regarder comme un spécifique, il ne convient pas moins dans la cachexie scrophuleuse, le rachitisme, les dartres chroniques, où il est essentiel de redonner aux systèmes lymphatique, glanduleux et osseux, une énergie vitale, sans laquelle ces cas pathologiques deviennent difficilement curables. L'application des règles de l'hygiène, comme la tranquillité morale, l'usage d'une nourriture saine et convenable, l'exercice en plein air, la respiration d'un air vif et pur, joints à l'usage de ce vin, contribuent aussi beaucoup à la guérison de ces maladies.

VINUM MEDICINALE, DICTUM STOMA-CHICUM.

VIN MÉDICINAL, DIT STOMACHIQUE.

℞ *Radicis quassiæ amaræ incisæ* . . . . *unciam unam.*
Corticis cinchonæ officinalis optimi contusi. . . . . *uncias duas.*
—— *lauri cinnamomi.* . . . *drachmas duas.*
Vini hispaniensis. . . . . *libras tres.*
Macera per quinque dies in vase clauso ; deinde percola papyrum bibulum.

℞ Racine de quassie amère coupée. ℥ j.
Écorce de quinquina concassé. ℥ ij.
—— de canelle. . . . . ʒ ij.
Vin de Madère. . . . . ℔ iij.
Faites macérer pendant cinq jours dans un vase clos, ensuite filtrez à travers le papier.

Ce vin médicinal, que l'on peut prendre par cuillerée à bouche ou par petit verre, deux ou trois fois le jour, convient dans les débilités de l'estomac. Ce vin ne doit être prescrit qu'autant qu'on est bien certain qu'il n'existe pas d'irritation ou de phlogose dans la membrane muqueuse gastrique. Dans le cas de non irritation, il rend à cet organe ses propriétés digestives, combat son inertie, et dispose à une bonne chylification. L'usage de cette préparation ne se borne pas à ces affections; on en retire de bien grands avantages dans les maladies strumeuses, dans l'ostéomalaxie, dans les fièvres intermittentes idiopatiques, c'est-à-dire qui ne tiennent point à la lésion d'un organe, comme à l'intumescence du foie, de la rate, etc. On peut la prescrire aussi dans les maladies mucoso-vermineuses qui attaquent les femmes et les enfans.

VINUM MEDICINALE, DICTUM DIURETICUM.

VIN MÉDICINAL, DIT DIURÉTIQUE.

℞ *Radicis inulæ helenii incisæ... unciam unam.*
Corticis secundi sambuci nigri. drachmas duas.
Scillæ maritimæ. . . . . drachmam
unam.

Vini albi optimi . . . . libras duas.
Macera per tres dies in vase clauso, dein percola papyrum bibulum

℞ Racine d'aunée coupée. . . . . ℥ j.
Seconde écorce de sureau . . . . ʒ iij.
Oignon de scille . . . . ʒ j.
Vin blanc de Chably . . . . . . ℔ ij.

Faites macérer pendant trois jours dans un vase clos, ensuite filtrez par le papier.

Ce vin peut être employé avec succès, dans l'asthme humide, dans l'anasarque passive ou chronique, dans les engouemens bronchiques qui attaquent les vieillards, et dans tous les cas ou le défaut d'action expulsive pulmonaire empêche les bronches de se débarrasser des mucosités qui les obstruent. Ce moyen est encore utile dans l'inertie des reins et de la vessie, et dans le catarrhe chronique de ce dernier organe. S'il ne peut guérir les hydropisies réputées incurables, il jouit au moins de l'avantage de diminuer leurs symptômes et d'en retarder la terminaison fâcheuse ; il produit aussi de bons effets dans les catarrhes pulmonaires chroniques, et j'ai même vu des coqueluches céder facilement à l'usage de cette préparation.

SUCCI HERBARUM DICTI AMARI.

SUCS D'HERBES, DITS SUCS AMERS.

℞ *Foliorum saponariæ officinalis*
recentium. . . . . partes tres.
———— fumariæ officinalis . partes duas.
———— trifolii fibrini. . . . . partem unam.
Pilo contunde in mortario marmo-
reo , posteà exprime ut obtineantur
unciæ quinque succi; percola
papyrum bibulum.

℞ Feuilles de saponaire, fraîches part. iij.
——— de fumeterre. . . . . . part. ij.
——— de trèfle d'eau. . . . . part. j.
Pilez dans un mortier de marbre,
ensuite exprimez afin d'obtenir cinq
onces de sucs.

On prescrit assez ordinairement cette préparation dans les engorgemens atoniques des
viscères, dans les fièvres intermittentes qui ont
pour cause des engorgemens non squirreux du
foie et de la rate, dans les leucophlegmasies,
dans les affections herpétiques chroniques de
toutes les formes, sauf cependant celles qui seraient accompagnées de beaucoup d'irritation.
Ces sucs d'herbes conviennent aussi pour combattre certaines affections morbides du genre
goutteux rhumatismal. Ce médicament redonne
du ton au système général ; sous son influence,
l'estomac reprend des forces, l'appétit renaît,
la peau devient moins sèche, le teint meil-
leur, les petites indurations glanduleuses et
lymphatiques diminuent ou disparaissent assez
souvent. La dose varie de deux onces à six onces :
il faut en faire usage pendant quelques se-
maines, lorsqu'on prévoit que ses effets seront
salutaires.

SUCCI HERBARUM DICTI ANTISCOR-BUTICI.

SUCS D'HERBES DITS ANTI-SCORBUTIQUES.

♃ *Foliorum leontodontos taraxaci. partes tres.*
———— *chærophylli sativi. . partes duas.*
———— *cichorii intybi. . . . partem unam.*
———— *cochleariæ officinalis* } *ana dimidiam*
———— *Sisymbrii nasturtii .* } *partem.*

Contunde in mortario marmoreo ut succus exprimi possit et ejusdem quinque obtineantur unciæ.

Perçola.

♃ Feuilles de pissenlit fraîches . . part. iij.
———— de cerfeuil . . . . part. ij.
———— de chicorée. . . . . . . part. j.
———— de cochléaria. . . . . . }
———— de cresson . . . . } ãã part. ½.

Pilez dans un mortier de marbre jusqu'à ce qu'on puisse en exprimer le suc, de manière à en obtenir cinq onces.

Filtrez.

L'on peut en retrancher le cresson et le cochléaria, si l'on n'a pas une affection scorbutique à combattre ou à craindre, et les remplacer par trois ou quatre scrupules d'acétate de soude, ou de potasse, si l'on veut exciter davantage la sécrétion urinaire. Dans le cas où la composition reste comme elle est indiquée, elle convient dans les indurations atoniques des organes glanduleux, et dans les affections scorbutiques; en y ajoutant un des acétates désignés, on lui donne beaucoup plus d'énergie, et on peut l'administrer avec avantage contre les engorgemens des viscères abdominaux, contre les hydropisies passives et l'atonie des vaisseaux exhalans ou absorbans.

La dose de ces sucs varie de deux onces à huit onces, que l'on peut prendre dans le courant de la matinée.

CEREVISIA AMARA.

BIÈRE AMÈRE.

℞   *Gemmarum abietis contusarum. semiunciam.*
    Foliorum arthemisiæ absynthii. drachmas tres.
    Cerevisiæ . . . . *libras quinque.*
  Macera per tres dies , percola papyrum bibulum.

℞   Bourgeons de sapin du Nord . . ℥ ß.
    Feuilles d'absynthe. . . . . . . ʒ iij.
    Bière. . . . . ℔ v.
  Faites macérer pendant trois jours ; passez à travers le papier.

On prendra le matin, à midi et le soir, un demi-verre de cette préparation, dans le diabètes, dans les cas où les vaisseaux chylifères manquent d'action ; elle excite le travail nutri-

tif et rend aux matières fécales, le caractère ex-
crémentiel qu'elles avaient perdu, par leur mé=
lange avec le chyle. Cette boisson m'a paru
aussi convenir dans les fièvres produites par la
présence des vers dans le tube intestinal.

Je conseille avec confiance les bourgeons de
sapin du Nord , particulièrement lorsqu'une
médication excitante est nécessaire pour combattre, soit une phthisie laryngée, soit un
catarrhe pulmonaire chronique, soit enfin un
semblable état de la membrane muqueuse du
tube intestinal. Il en est autrement de l'inflam=
mation chronique de la membrane muqueuse
de l'estomac; rarement dans cette maladie on
se trouve bien de l'emploi des toniques, quelle
que soit la forme sous la quelle on les administre.

CEREVISIA ANTISCORBUTICA DICTA
BIÈRE DITE ANTI-SCORBUTIQUE.

℞   *Radicis cochleariæ armoraciæ
recentis.* . . . . *uncias duas.*
   Corticis cinnamomi (Laurus cin-
namomum) . . . . *drachmas duas.*
   Cerevisiæ . . . . *libras tres.*
  *Macera per aliquot dies , dein per-
tola papyrum.*

℞ Racine fraîche de raifort . . . . . ℥ ij.
  Écorce de cannelle . . . . ʒ ij.
  Bière . . . . ℔ iij.

Faites macérer pendant quelques jours ; passez ensuite à travers le papier.

On ordonne cette bière médicinale, dans les cas où les vins médicinaux de même nature sont recommandés, soit pour combattre le scorbut qui réclame des stimulans, soit pour fortifier la constitution générale d'un sujet, soit pour augmenter l'action des propriétés digestives, quand l'estomac manque d'énergie.

HYDROMEL VINOSUM COMPOSITUM DICTUM ANTICATARRHALE.

HYDROMEL VINEUX COMPOSÉ DIT ANTI-CATARRHAL.

℞ *Lichenis Islandici excisi . . . . uncias duas.*
  Foliorum hyssopi officinalis . . semunciam.
  Hydromeli vinosi . . . . libras duas et
                        dimidiam.

Macera per aliquot dies, percola papyrum bibulum.

Adde et solve

  Sacchari albissimi . . . . uncias duas.

Iterùm cola.

℞. Lichen d'Islande coupé. . . . . ℥ ij.
   Feuilles d'hysope. . . . . . . ℥ ß.
   Hydromel vineux. . . . . ℔ j ß.
 Faites macérer pendant quelques
jours.
  Passez et ajoutez
   Sucre blanc. . . . . ℥ ij.
 Faites fondre.
 Filtrez de nouveau.

Ce médicament magistral, préparé avec de bon hydromel, a obtenu un certain succès dans la toux convulsive, dans diverses affections catarrhales chroniques, surtout dans le catarrhe bronchique des vieillards et des sujets très-muqueux. Fuller a préparé un sirop analogue et lui a prêté des effets merveilleux; sans lui refuser quelque efficacité, je dois faire observer, que les principes amers et aromatiques sont les seuls solubles dans ce véhicule, et que les substances amylacées et extractives, ne peuvent donner leurs propriétés à l'hydromel.

Quoi qu'il en soit, la préparation dont il s'agit peut être employée avec avantage dans l'occasion; la dose est de cinq ou six cuillerées à bouche dans la journée.

POTIO STIMULANS DICTA CARMINATIVA.
POTION STIMULANTE DITE CARMINATIVE.

℞   *Aquæ distillatæ menthæ pipe-*
     ritæ . . . . *uncias quatuor.*
     Extracti florum chamæmeli no-
     bilis (anthemis nobilis). . . . . . *drachmam*
                                        unam.

     Solve cum parum aquæ calidæ ;
  deinde adde
     Syrupi è cortice fructûs citri au-
     rantii. . . . . *uncias duas.*
     Alcoolati anisi . . . . *drachmas duas.*
  Misce.

℞   Eau de menthe poivrée. . . . . . ℥ iv.
     Extrait de camomille dissous avec
  la quantité d'eau chaude nécessaire.   ʒ j.
  Ajoutez,
     Sirop d'écorce d'oranges . . . . ℥ ij.
     Alcoholat d'anis. . . . . ʒ ij.
  Mêlez.

On prend cette potion par cuillerées à bouche
de temps en temps, dans la dyspepsie muqueuse, dans les affections spasmodiques simples
de l'estomac ou des intestins, dans l'état d'i-
nertie ou de paresse de ce viscère, surtout du
pylore, dans les coliques flatulentes. Cette préparation excite l'estomac , précipite la digestion , réveille l'action des vaisseaux absorbans
sans trop accélérer les mouvemens du cœur.

Les anciens nommaient cette préparation
carminative, parce qu'ils supposaient qu'elle
chassait ou expulsait du corps, de l'air ou des
flatuosités.

POTIO EXCITANS DICTA ANTISPASMO-DICA.

POTION EXCITANTE DITE ANTI-SPASMODIQUE.

℞   *Alcoolati melissæ compositi . . semiunciam.*
    Syrupi florum citri aurantii . . . unciam unam.
  Misce et adde.
    Infusi frigidi menthæ piperitæ. uncias quatuor.
    Ætheris sulfurici . . . . semidrach-
                              mam.

℞   Alcoholat de mélisse composé. . ℥ ß.
    Sirop de fleurs d'oranger. . . . ℥ j.
  Mêlez et ajoutez
    Infusum de menthe poivrée . . . ℥ iv.
    Éther sulfurique . . . . ʒ ß.

On prend cette préparation par cuillerée à
bouche, d'heure en heure, ou à des intervalles
plus ou moins longs, dans les indigestions,
dans les spasmes flatulens, dans les borbo-
rygmes douloureux qui ne tiennent point à
une irritation locale. En général cette potion
convient dans les affections nerveuses qui ont
un caractère asthénique ; elle éloigne le danger
de la syncope lorsqu'elle est imminente, et peut
être utile lorsqu'elle survient.

POTIO TONICA DICTA STOMACHICA.

POTION TONIQUE DITE STOMACHIQUE.

℞   *Infusi calidi foliorum melissæ*
officinalis . . . . *uncias quatuor.*
    Extracti corticis cinchonæ offi-
cinalis . . . . *drachmam*
                                     unam.

    Solve et adde post refrigerationem.
    Alcoolati corticis lauri cinna-
momi. . . . . *drachmam*
                                     unam.

    Syrupi ætheris sulfurici . . . . *unciam unam.*
Misce.

℞   Infusum chaud de feuilles de
mélisse. . . . . ℥ iv.
    Extrait de quinquina. . . . . . . ℨ j.
  Faites fondre et ajoutez après le
refroidissement
    Alcoholat de cannelle . . . . . ℨ j.
    Sirop d'éther. . . . . ℥ j.
Mêlez.

La dose de cette potion pour un adulte, est
d'une ou de deux cuillerées à bouche d'heure
en heure ou de deux heures en deux heures, en
éloignant encore davantage les prises, si le cas
ne réclame pas des moyens actifs. On diminue
la dose pour les enfans ou les femmes. On
prescrit cette potion dans les faiblesses d'es-

tomac, dans les fièvres continues, rémittentes, muqueuses et vermineuses, dans les fièvres dites putrides ou adynamiques sans inflammation, dans les fièvres lentes nerveuses,
dans la gangrène déclarée, ou imminente,
enfin dans les cas où il faut redonner aux
forces de la vie, plus d'énergie, ou à certains
organes le ton qu'ils ont perdu. Cette préparation augmente l'action du cœur, précipite ses battemens, produit de la chaleur,
et par ce concours d'effets physiologiques,
agit d'une manière stimulante sur tout l'orga-
nisme. C'est pourquoi l'on en obtient de si
bons résultats, dans les fièvres ci-dessus dési-
gnées, dont la débilité générale est le caractère essentiel, primitif ou consécutif.

POTIO SEU MIXTURA DIFFUSA.
POTION OU MIXTURE DIFFUSIBLE.

℞ *Tincturæ corticis citri aurantii.*
———— *cinchonæ officinalis.*
———— *radicis gentianæ lu-* ana uncias
teæ. . . . . duas.
———— *seminum illicii ani-*
sati. . . . .
Misce.

2 Teinture d'écorce d'oranger. . . ⎫
  ——— de quinquina . . . . . ⎬ āā ℥ ij.
  ——— de racine de gentiane. . ⎪
  ——— de badiane. . . . . . ⎭

Mêlez.

Cette potion, composée de différentes teintures alcoholiques, doit être employée dans les dyspepsies muqueuses, maladie assez ordinaire chez les personnes douées d'un tempérament lymphatique, ou qui habitent des lieux humides. L'habitude que certains hommes contractent de boire des liqueurs fortes, habitude que les travaux pénibles et la rigueur du climat justifient jusqu'à un certain point, sera une raison qui engagera le médecin à en varier la dose. En effet, quel résultat pourrait-on obtenir d'une quantité fractionnée de ce mélange, administrée à un sujet dont l'estomac est ordinairement en contact avec des vins généreux, des liqueurs, ou des épices très-irritantes ? Ce médicament, qui peut être si salutaire dans les pays froids et humides, et aux tempéramens connus sous le nom de flegmatiques, pourrait être très préjudiciable dans nos contrées méridionales, et chez les tempéramens bilioso-sanguins, nerveux ou bilieux. La dose la plus ordinaire de cette préparation est d'une cuillerée à bouche avant chaque repas.

POTIO SEU MIXTURA STIMULANS.
POTION OU MIXTURE STIMULANTE.

℞ *Alcoolati melissæ dicti carme-*
lorum . . . . *unciam unam.*
   Spiritûs oleosi Sylvii . . . . . *drachmas duas.*
   Ammoniacæ. . . . . , ... *guttas quadra-*
                           ginta.
   Syrupi ætheris sulfurici . . . . *uncias duas.*
  Misce.

℞ Alcoholat de mélisse dit des carmes. ℥ j.
   Esprit oléeux de Sylvius. . . . . ʒ ij.
   Ammoniaque. . . . . gtt. xxxx.
   Sirop d'éther. . . . . ℥ ij.
  Mêlez.

Cette potion, très-excitante, est quelquefois employée avec succès, dans les apoplexies dites nerveuses, ainsi que dans l'hydrocéphale chronique : elle convient aussi dans les fièvres dites ataxiques où les aberrations nerveuses sont excessives ; mais il faut qu'elles soient étrangères à un état inflammatoire. Dans le cas où des symptômes inflammatoires existeraient, cet état réclamerait, au contraire, le traitement le plus anti-phlogistique et de puissans dérivatifs externes.

Cette potion pourrait aussi avoir du succès dans certains cas d'asphyxies ; en un mot, son emploi, joint à celui des dérivatifs externes,

convient dans la stupéfaction de la vie sensi-
tive, ainsi que dans les anomalies nerveuses
violentes, qui portent quelquefois une telle
excitation sur le cerveau qu'il peut en résulter
une congestion incurable, une inflammation,
ou cette espèce d'apoplexie connue sous le nom
de nerveuse.

La dose ordinaire est d'une cuillerée d'heure
en heure; on éloigne ou l'on rapproche les
prises suivant les cas.

POTIO DICTA ANTIHYSTERICA.
POTION DITE ANTI-HYSTÉRIQUE.

℞ *Syrupi radicis valerianæ offici-*
nalis . . . . *uncias duas.*
  Tincturæ castorei optimi. . . . .⎫
  —————— *gummi resinæ ferulæ* ⎬ *ana drachmam*
assa fœtidæ . . . .⎭   *unam.*
Adde paulatim
  Infusi foliorum chenopodii vul-
variæ. . . . . *uncias quatuor.*
  Ætheris sulfurici . . . . *drachmam se-*
                               missem.
Misce.

℞ Sirop de valériane . . . . ℥ ij.
    Teinture de castoréum. . . . . .⎫
    ———— d'assa fétida . . . . .⎭ ãã ℨ j.
  Ajoutez peu à peu
   Infusum de feuilles de vulvaire. ℥ iv.
   Éther sulfurique . . . . ℨ ß.
  Mêlez.

On donne d'heure en heure, une cuillerée à bouche de cette potion, dans les névroses utérines; si des motifs déduits de l'état de la malade, indiquent l'usage du camphre, on l'y mêle au moyen d'un peu de gomme arabique ou de jaune d'œuf; dans ce cas, il faut ajouter le camphre lorsque les autres composans, excepté l'éther, sont réunis, afin que la mixtion soit parfaite et méthodique. L'addition de l'éther terminera la préparation. Si des symptômes nerveux non cérébraux, comme coliques, crampes ou autres accidens névralgiques, constituent un des caractères de la maladie, l'administration de l'opium ou de tout autre narcotique, comme la belladone ou l'extrait de jusquiame, sera indiquée; l'addition du musc en dose convenable, c'est-à-dire à la dose de huit à dix grains, sera utile aussi quand on aura à combattre les spasmes du poumon et du diaphragme; le tétanos, mais surtout les convulsions générales non tétaniques qui sont assez souvent réprimées et suspendues par l'usage du musc dont les propriétés, dans ce cas, sont presque spécifiques.

POTIO EXCITANS.

POTION EXCITANTE.

℞   *Aquæ distillatæ corticis lauri cinnamomi* . . . . *uncias quatuor.*
     Acetatis ammoniacæ . . . . . *drachmas sex.*
     Syrupi ætheris sulfurici . . . . *unciam unam.*
   Misce.

℞   Eau distillée de cannelle . . . . ℥ iv.
     Acétate d'ammoniaque. . . . . ʒ vj.
     Sirop d'éther. . . . . ℥ j.
   Mêlez.

Cette potion, que l'on peut faire prendre dans le courant du jour, par une ou deux cuillerées à bouche, convient dans les fièvres dites adynamiques et ataxiques, où l'on n'a aucune flegmasie à craindre. Cette préparation excitante, aidée par l'emploi du quinquina, de l'aunée, de la valériane, du vin; enfin, des substances à vertus analogues, ainsi que par des dérivatifs épispastiques, combat avantageusement ces maladies, qu'un traitement anti-phlogistique rendrait incurables, si le sujet n'était point doué d'une constitution forte et robuste; tandis que, si ces maladies étaient accompagnées ou dépendantes d'un état inflammatoire, cette prescription ne ferait qu'aggraver l'état du malade. Quoique les excitans aient été administrés sans réflexion dans les circonstances dont il est question; c'est encore ici l'occasion de répéter que toute doctrine exclusive est pernicieuse; il faut dans l'exposé des règles générales, signaler avec soin les exceptions; c'est le seul moyen d'être utile, et de ne pas s'exposer à errer.

POTIO NEUROTICA.
POTION NERVINE.

℞   *Moschi optimi.* . . . . *grana sex.*
   Extracti foliorum atropæ bella-
donæ . . . . *granum unum.*
   Sacchari albi . . . . *satis quantum.*
  Ut terendo obtineatur pulvis con-
gener ; deinde adde paulatim mis-
cendo,
   Infusi frigidi radicis valerianæ
officinalis.. . . . . *uncias quatuor.*
   Syrupi ætheris sulfurici . . . . *uncias duas.*

℞ Musc. . . . . gr. vj.
    Extrait de feuilles de belladone. gr. j.
    Sucre blanc . . . . q. s.
   Triturez assez pour obtenir une
poudre bien égale; ensuite ajoutez
peu à peu en mélangeant
      Infusum froid de valériane. . . ℥ iv.
      Sirop d'éther. . . . . ℥ ij.

Cette potion, que l'on peut prendre en totalité dans les vingt-quatre heures, et même en moins de temps, convient beaucoup pour combattre diverses névroses; quelques névralgies cèdent aussi à son emploi, et plus aisément encore, si rien n'empêche l'addition d'une certaine quantité d'extrait d'opium ou d'autre préparation opiacée. J'ai souvent prescrit ce médicament dans l'asthme convulsif, dans la coqueluche, dans les violentes palpitations nerveuses, bien entendu, quand ces affections étaient exemptes de tout caractère inflammatoire; différens tics douloureux ont été atténués ou ont disparu sous l'influence de ce moyen. Quand on peut se permettre d'ajouter une certaine quantité d'extrait de quinquina à ce médicament composé, on produit assez souvent des effets salutaires, et par cette addition l'estomac souffre moins de l'action des narcotiques, et corrige l'effet que produit la vertu sédative de la belladone et de la jusquiame sur lui.

C'est à la sagacité du praticien à discerner les cas où ce médicament peut recevoir une heureuse application.

POTIO DICTA FERRUGINOSA.

POTION FERRUGINEUSE.

℞ Stigmatum croci sativi . . . . . . semidrachmam.

Aquæ fontanæ fervidæ . . . . uncias quinque.
Infunde per duas horas ; cola et
adde

Hydrochloratis (Murias) ferri.. semidrachmam.

Syrupi ætheris sulfurici. . . . uncias duas.
Misce accurate.

℞ Safran. . . . . ℥ ß.
Eau bouillante. . . . . ℥ v.
Faites infuser pendant deux heures ;
passez et ajoutez.

Hydrochlorate (muriate) de fer. ℥ ß
Sirop d'éther. . . . . ℥ ij.
Mêlez avec soin.

Cette potion, que l'on peut prendre par cuil-lerée à bouche, le matin, à midi et le soir, est indiquée dans les affections atoniques comme dans les aménorrhées asthéniques ou les ménor-rhagies passives. Quoique ce soient des maladies tout-à-fait différentes, elles réclament néanmoins des moyens thérapeutiques analogues. Dans le premier cas , tout en provoquant une excitation générale, il faut administrer des substances qui ont une action plus particulière sur le rectum, sur l'utérus, la vessie; comme l'aloës, la sabine, la rhue, les cantharides. Dans le second cas, il faut au contraire, tout en excitant l'ensemble du système, produire une médication astringente sur l'appareil utérin, ou déterminer une dérivation vers d'autres parties. Cette préparation convient beaucoup aussi dans les leucophlegmasies ou dans les œdèmes idiopathiques : elle est encore fort utile dans le traitement de l'anémie et de la chlorose.

POTIO DICTA TINCTURA AQUOSA AMARA.

POTION DITE TEINTURE AQUEUSE AMÈRE.

℞ *Corticis cinchonæ rubræ contusæ.*
    (Cinchona magnifolia). . . . . . . drachmas tres.
      Radicis gentianæ luteæ incisæ. semi unciam.
      ———— rhei palmati . . . . . drachmam
                             unam.
    Sub carbonatis potassii. . . . . semi drach-
                             mam.
    Aquæ fontanæ . . . . satis quantùm.
    Coque per unam horam ut obti-
  neantur colaturæ unciæ octo ; per-
  cola papyrum bibulum.

℞ Écorce de quinquina concassé . ʒ iij.
    Racine de gentiane coupée . . . ʒ ß.
    ——— de rhubarbe . . . . . . ʒ j.
    Sous-carbonate de potasse. . . . ʒ ß.
    Eau de fontaine. . . . . s. q.
Faites bouillir pendant une heure afin d'obtenir
    huit onces de colature; passez à travers le papier.

Cette potion, à laquelle on peut ajouter de
l'alcoholat d'anis, de cannelle, ou de menthe, si
le cas le réclame, où si l'on veut satisfaire le goût
du malade, se prend ordinairement à la dose
d'une cuillerée à bouche avant chaque repas.
Elle convient dans les débilités de l'estomac et
dans l'inappétence qui tient à l'état trop muqueux de cet organe. Ce médicament réveille

son action; détermine par son usage prolongé, une tonicité durable, et combat avantageusement, l'état et la diathèse vermineuse.

POTIO VEL MIXTURA ALOETICA.
POTION OU MIXTURE ALOÉTIQUE.

℞ *Alcoolati corticis lauri cinnamomi. . . . .*
Tincturæ aloës perfoliatæ . .
——————— gummiresinæ guaiaci officinalis . . . .
} *ana semi unciam.*

Ætheris nitrici . . . . drachmas duas.
Misce.

℞ Alcoholat de cannelle. . . . . . .
Teinture d'aloës . . . .
——————— de gomme résine de gaïac . . . .
} āā ℥ ß.

Éther nitrique . . . . ℥ ij.
Mêlez.

On prend de cette préparation, une cuillerée à café de trois heures en trois heures. On peut éloigner les prises comme on peut les rapprocher. Elle convient dans l'inertie de l'estomac, dans les digestions laborieuses, accident commun à ceux qui font ou qui ont fait abus des liqueurs fortes. Cette mixture purge aussi certains sujets et favorise le flux hemorrhoïdal. En n'abusant pas de son usage, on peut retirer de

ce médicament magistral, des avantages marqués
chez les sujets phlegmatiques et chez ceux
qui ont besoin de déterminer une fluxion sanguine vers le rectum. L'usage de ce moyen peut
être souvent convenable, dans les aménorrhées
par débilité, dans le flux leucorrhoïque qui
remplace ou diminue essentiellement l'évacuation menstruelle.

POTIO SEU MIXTURA DICTA EMMENA-GOGA.

POTION OU MIXTURE DITE EMMÉNAGOGUE.

℞ *Tincturæ stigmatum croci sativi.* unciam unam.
Olei essentialis foliorum et flo-
rum rutæ graveolentis . . . . } *ana guttas sex.*
——————— *juniperi sabinæ.* }
Misce.

℞ Teinture de safran . . . . ℥ j.
Huile essentielle de rhue . . . }
——————— de sabine . . } ā̄ā gtt. vj.
Mêlez.

On prend de cette mixture, trois ou quatre
fois par jour, dix gouttes dans un véhicule convenable, comme l'infusum d'armoise, etc. Ce
puissant stimulant de l'utérus ne doit être employé que dans l'atonie absolue de cet organe,
source d'une infinité d'aberrations nerveuses :
indépendamment de cette atonie très caractérisée, dont il faut être bien sûr pour

prescrire ce médicament ; il faut encore tenir
compte de la constitution générale du sujet.
Il nous est arrivé à l'aide de ce moyen de ralentir des accès d'épilepsie qui semblaient tenir au
défaut d'action du système utérin. Nous avons
rendu aussi en peu de temps avec ce médicament, la santé à une fille chlorotique. Il est d'autres cas, comme la stérilité par inertie utérine,
où l'emploi de ce moyen pourrait procurer quelque succès : une observation qui nous est particulière, nous donne lieu de le penser ainsi.

POTIO AMARA DICTA FONDANTE.

POTION AMÈRE DITE FONDANTE.

℞   *Extracti saponariæ officinalis.*   ⎫
      ———— leontodontos taraxaci . ⎬ *ana drachmas*
      Saponis officinalis. . . . . ⎭ *duas.*
      Infusi florum borraginis offici-
      nalis . . . . *uncias quinque.*
      Solve ; cola et misce
      Syrupi è cichorio cum rheo. . . . *uncias duas.*

℞   Extrait de saponaire . . . . . . ⎫
      ———— de pissenlit. . . . . . . ⎬ ãã ʒ ij.
      Savon officinal . . . . ⎭
      Infusum de fleurs de bourrache. ℥ ij.
      Faites fondre , passez et mêlez
      Sirop de chicorée avec rhubarbe. ℥ ij.

Cette potion, que l'on prend par cuillerée à bouche d'heure en heure, convient spécialement dans les indurations atoniques du foie, dans l'inflammation chronique de cet organe chez un sujet non phlétorique, dans les maladies des glandes du mesentère sans phlogose. Cette préparation irrite peu l'estomac; elle est d'une facile absorption et n'a que très-peu d'influence sur la circulation. L'addition d'un peu d'aloës augmentera l'efficacité de ce remède, si des évacuations alvines peuvent être utiles en produisant une dérivation.

POTIO ASTRINGENS.
POTION ASTRINGENTE.

℞   *Corticis punicæ granati contusi* . *drachmas duas.*

    Aquæ fontanæ. . . . . *uncias octo.*

Coque per semi horam ; deinde infunde

    Florum siccatorum rosæ rubræ. *drachmas duas.*

Adde

    Syrupi è succo fructûs pyri cydoniæ . . . . *uncias duas.*

℞   Écorce de grenade concassée . . ℨ ij.

    Eau . . . . ℥ viij.

Faites bouillir pendant une demi-heure ; ensuite faites infuser

    Fleurs sèches de roses rouges . . ℨ ij.

Ajoutez

    Sirop de coings . . . . ℥ ij.

Un adulte prendra de cette potion une cuillerée à bouche d'heure en heure, s'il s'agit de
combattre une hémorragie passive, une diarrhée chronique, ou une leucorrhée atonique
assez forte; dans ces cas, il est encore d'autres
moyens à employer, comme les dérivatifs. On
éloigne les prises les unes des autres si ces affections sont légères; on ajoute au traitement une
boisson gommeuse ayant l'eau de riz pour véhicule, si l'on craint une phlogose; on y mê-
lerait une petite quantité de préparation thé-
baïque, s'il y avait douleur, ou même si l'on
voulait diminuer l'exalation. Cette préparation astringente crispe et resserre les tissus sur
lesquels on l'applique : ses effets sont médiats
ou immédiats.

POTIO STYPTICA.
POTION STYPTIQUE.

℞ *Aquæ stillatæ florum rosæ cen-*
tifoliæ. . . . . *uncias quatuor.*
   Sulfatis aluminis . . . . *grana quinde-*
                                    cim.

Solve et adde
   Syrupi florum rosæ rubræ . . . *uncias duas.*

   Aquæ Rabellianæ . . . . *guttas viginti.*
Misce.

℞ Eau distillée de roses. . . . . . . ℥ iv.
   Alun. . . . . gr. xv.
Faites fondre et ajoutez
   Sirop de roses rouges. . . . . . ℥ ij.
   Eau de Rabel. . . . . gtt. xx.
  Mêlez.

On donne de demi-heure en demi-heure une cuillerée à bouche de cette potion, dans les hémorragies actives, où l'on craint pour la vie du malade. On fait en pareil cas coïncider les dérivatifs appliqués en lieux convenables, avec les topiques glacés sur la région qui est le siége de l'hémorragie ou qui lui correspond. Cette préparation doit être aussi employée dans les hémorragies passives qui présentent le même danger. Pour augmenter l'énergie de ce médicament on peut y ajouter de l'extrait de rathania ou de bistorte, et augmenter les quantités des composans astringens.

POTIO DICTA SYRUPUS COMPOSITUS.
POTION DITE SIROP COMPOSÉ.

℞ *Syrupi anti-scorbutici. . . . . . uncias sex.*
   ———— radicis gentianæ luteæ, uncias quatuor.
   ———— Corticis cinchonæ offi-
cinalis, cum vino. . . . . uncias duas.
  Misce.

℞ Sirop anti-scorbutique . . . . . ℥ vj.
   ——— de racine de gentiane. . . ℥ iv.
   ——— d'écorce de kina au vin . . ℥ ij.
  Mêlez.

Ce sirop composé, dont la dose est de trois à quatre cuillerées dans la journée, que l'on donne assez souvent aux enfans atteints de cachexie scrophuleuse ou de rachitisme, convient aussi comme prophylactique pour combattre une diathèse vermineuse, un état catarrhal chronique familiers aux constitutions lymphatiques assez ordinaire chez les enfans. On peut aussi retirer des avantages de son administration dans l'accroissement trop prompt des jeunes gens chez lesquels certains organes, par l'inégale répartition des forces vitales, paraissent frappés d'une débilité relative. Au reste, cette préparation n'est pas seulement utile aux enfans ; les adultes et les vieillards peuvent en retirer aussi des avantages. Il faut toutefois augmenter la dose suivant l'âge, le sexe et le tempérament. On pourrait ajouter une certaine quantité d'un sel mercuriel, si l'on prévoyait la complication d'un vice particulier avec l'affection qu'on a spécialement en vue de combattre par ce médicament.

POTIO DICTA SYRUPUS ANTISIPHY-LITICUS.

POTION DITE SIROP ANTI-SIPHYLITIQUE.

♃ *Deutochlorureti hydrargiri* (su-
blimatus corrosivus), *in alcohole*
soluti . . . . *grana duo.*
Adde paulatim et misce accuratè
Syrupi radicis smilacis sarsa-
parillæ . . . . }
——— ligni guaiaci officinalis. } *ana uncias tres.*
——— lauri sassafras. . . . . }

♃ Muriate sur-oxigéné de mercure
dissous dans l'alcohol . . . . gr. ij.
Ajoutez peu à peu et mêlez avec soin
Sirop de salsepareille. . . . . . }
——— de gaïac . . . . } āā ℥ iij.
——— de sassafras. . . . . . . }

Ce sirop, spécifique en quelque façon dans
les affections vénériennes, dont la dose varie
en raison de la force du sujet et du plus ou
moins d'intensité de la maladie, et dont l'usage
doit être assez prolongé, convient aussi dans les
dartres, dans la galle rentrée, enfin dans les
affections qui tiennent à une atonie des vaisseaux lymphatiques et à la nature viciée du
fluide qu'ils contiennent.

ELECTUARIUM, VEL OPIATUM DICTUM ALEXIPHARMACUM.

ÉLECTUAIRE, OU OPIAT DIT ALEXIPHARMAQUE.

℞ *Theriacæ optimæ* . . . . *unciam unam.*
Syrupi sulfatis quininæ. . . . *ad libitum,*
ut fiat electuarium vel opiatum
molle.

℞ Thériaque fine. . . . . ℥ j.
Sirop de sulfate de quinine
autant qu'il faut, pour préparer
un opiat mou.

On prend deux ou trois fois le jour, environ un gros de cette préparation. On peut la conseiller quand il faut s'opposer aux progrès d'une débilité ou d'un affaiblissement produit par une fièvre lente essentielle, c'est-à-dire, indépendante d'une lésion organique. Elle semble aussi bien indiquée dans les cas où il faut résister à des causes morbides débilitantes. On retire également des avantages de ce moyen dans les diarrhées chroniques qui ne sont entretenues que par atonie sans altération du tube intestinal, surtout de sa membrane muqueuse. La dénomination d'alexipharmaque imposée à la thériaque, pourra se trouver justifiée, quand dans une épidémie née des émanations putrides, on prescrira l'usage de la préparation indiquée comme préservative.

ELECTUARIUM, SEU OPIATUM APHRODISIACUM.

ÉLECTUAIRE, OU OPIAT APHRODISIAQUE.

℞ *Pulveris corticis lauri cinnamo-*
mi . . . . *semiunciam.*
————— radicis amomi zinzibe-
ris . . . . *drachmam*
unam.
Misce in mortario;
Deinde adde miscendo accuratè
Tincturæ meloès vesicatorii . . *guttas decem.*
Syrupi florum caryophylli odo-
rati . . . . , . . *uncias duas.*

℞ Poudre de cannelle. . . . . ℥ ß.
————— de racine de gingembre. ʒ j.
Mêlez dans un mortier;
Ensuite ajoutez
Teinture de cantharides . . . . . gtt. x.
Sirop de girofles . . . . ℥ ij.

C'est avec la plus grande circonspection que le médecin doit prescrire cette préparation. Il peut combattre par ce moyen l'anaphrodisie, le catarrhe chronique de la vessie chez les vieillards, réveiller la sensibilité musculaire de cet organe, et modérer le diabète.

La dose de ce médicament doit être relative à la nature de la maladie et à son intensité.

ELECTUARIUM, SEU OPIATUM DICTUM FEBRIFUGUM.

ÉLECTUAIRE, OU OPIAT DIT FEBRIFUGE.

℞ *Pulveris corticis cinchonæ oblon-*
gifoliæ. . . . . unciam unam.
  Syrupi absynthii (arthemisia
absynthium). . . . . satis quantùm,
ut fiat electuarium, vel opiatum
molle.

℞ poudre de quinquina rouge. . . ℥ j.
  Sirop d'absynthe . . . . q. s.
pour faire un électuaire mou.

Cette préparation, employée ordinairement comme fébrifuge, se prend à la dose d'un ou de deux gros, d'heure en heure ou de deux heures en deux heures, ou à des intervalles plus ou moins rapprochés entre les accès des fièvres intermittentes de tout type, si toutefois quelque considération clinique n'en contr'indique pas l'usage. Je dois aussi faire observer qu'il est nécessaire d'augmenter les prises : lorsque celles indiquées ci-dessus, semblent insuffisantes, leur nombre peut être doublé, triplé, quadruplé, etc. Il est des fièvres intermittentes plus ou moins rebelles en raison du tempérament du sujet, ou de leur chronicité. Est-il très-lymphatique et fort affaibli ? l'addition de l'hydro-chlorate

(muriate) d'ammoniaque deviendra nécessaire:
les accès paraissent-ils revêtir le caractère
d'anomalies nerveuses? l'union du musc, du
camphre, et de la valériane, sera souvent utile.
un embarras gastrique ou intestinal vient-il à se
manifester? la magnésie, le tartre-stibié, l'aloës
ou la rhubarbe devront être employés.

ELECTUARIUM, SEU OPIATUM AMARUM.

ÉLECTUAIRE, OU OPIAT AMER.

℞ *Pulveris radicis menispermi hir-*
suti (columbo). . . . . *drachmas duas.*
———————— *quassiæ amaræ.* *drachmam*
unam.
Extracti radicis gentianæ luteæ. *drachmas tres.*
Misce, in mortario marmoreo et
paulatim adde
Syrupi radicis rhei palmati. . . . *sufficientem*
quantitatem,
ut fiat electuarium.

℞ Poudre de colombo. . . . . . . ʒ ij.
——— de bois de Surinam. . . ʒ j.
Extrait de gentiane. . . . . . . ʒ iij.
Mêlez dans un mortier de mar-
bre, et ajoutez peu à peu
Sirop de rhubarbe . . . . s. q.
pour faire un opiat.

Un adulte prend de cet électuaire un demi-gros ou un gros avant chaque repas, soit dans du pain à chanter, soit dans un véhicule convenable, pour combattre une inertie de l'estomac, pour diminuer l'état muqueux de cet organe, pour faire disparaître la diathèse vermineuse. L'emploi de ce moyen, continué quelque temps, rend à l'estomac plus d'énergie, et dissipe les flatuosités qui accompagnent les mauvaises digestions.

OPIATUM, VEL ELECTUARIUM DICTUM ANTICATARRHALE.

OPIAT, OU ÉLECTUAIRE DIT ANTI-CATARRHAL.

℞   *Pulveris sulfuris loti.* . . . . . . *drachmas duas.*
    ——— *sub hydrosulfatis antimonii* (kermès minerale) . . . . . *grana quatuor.*
    ——— *Inulæ helenii* . . . . . *drachmas quinque.*
    ——— *Scillæ maritimæ* . . . *grana duodecim.*
    Syrupi balsami tolutani. (Toluifera balsamum). . . . . *satis quantùm,*
    ut fiat electuarium molle.

℞   Poudre de soufre lavé . . . . . ℥ ij.
    ——— kermès minéral. . . . . gr. iv.
    ——— d'aunée . . . . ℥ v.
    ——— de scille . . . . gr. xij.
    Sirop de baume de tolu. . . . . s. q.
    pour préparer un opiat mou.

On donne à un adulte, de deux heures en deux heures, une cuillerée à café de cet opiat. On lui laisse la liberté de l'envelopper dans le pain à chanter, ou de le délayer dans un véhicule convenable : la dose peut être augmentée ou diminuée. On l'emploie toutes les fois qu'il faut combattre des asthmes humides compliqués d'affection catarrhale chronique de la muqueuse pulmonaire. Cette médication, palliative dans l'hydro-thorax, procure assez souvent aussi quelques avantages dans les hydropisies passives du tissu cellulaire, dans l'ascite de même nature, etc., etc., dépendantes de la lésion d'un organe important; mais c'est surtout dans les hydropisies essentielles que ce médicament a du succès. L'addition de deux gros de gomme ammoniaque le rend plus actif.

OPIATUM VEL ELECTUARIUM ASTRINGENS.

OPIAT OU ÉLECTUAIRE ASTRINGENT.

℞ *Pulveris florum rosæ gallicæ* . . *unciam unam.*
——— sulfatis aluminis . . . *scrupulum*
unum.
Syrupi florum punicæ granati . *uncias duas.*
Misce.

℞ Poudre de roses rouges. . . . . ℥ j.
———— d'alun. . . . . ℈ j.
Sirop de fleurs de grenadier. . . ℥ ij.
Mêlez.

On prend cet électuaire à la dose de deux ou trois gros, trois à quatre fois le jour, dans le flux hémorrhoïdal excessif, sans caractère inflammatoire. On seconde, en pareil cas, l'action de ce médicament par d'autres moyens que l'état pathologique réclame. On l'administre aussi dans la diarrhée qui appartient à la troisième période de la phthisie pulmonaire, et dans les diarrhées chroniques, ayant soin toutefois de distinguer les cas où les évacuations tiendraient à des ulcérations ou à des tubercules enflammés.

ELECTUARIUM DICTUM DIURETICUM.

ÉLECTUAIRE DIT DIURÉTIQUE.

℞ *Extracti baccharum juniperi communis.* . . . . *unciam unam.*
Pulveris iridis florentinæ . . . *drachmas duas.*
———— *radicis angelicæ archangelicæ.* . . . . *drachmam unam.*
Oximellis scillitici. . . . . *satis quantum ut fiat electuarium.*

℞ Extrait de genièvre . . . . ℥ j.
    Poudre d'iris. . . . . ʒ ij.
    ———— de racine d'angélique. . ʒ j.
    Oximel scillitique. . . . . q. s.
pour faire un électuaire.

Cette préparation, que l'on prescrit à la dose d'un gros, et que l'on peut réitérer plusieurs fois dans la journée, convient particulièrement dans les infiltrations du tissu cellulaire, dans les hydropisies primitives et secondaires du bas-ventre, passives ou chroniques. Au reste, elle convient dans les maladies par débilité dans lesquelles l'exhalation cutanée est nulle ou difficile, et surtout quand l'action des reins est diminuée ou supprimée entièrement.

ELECTUARIUM DICTUM VERMIFUGUM.
ÉLECTUAIRE DIT VERMIFUGE.

℞ *Gelatinæ fuci helminthocortos* . *uncias duas.*
    Proto-chlorureti hydrargiri (ca-
lomélas) . . . . *grana viginti.*
    Olei essentialis florum citri au-
rantii. . . . . *guttas quatuor.*
Misce.

℞ Gelée de mousse de Corse. . . . ℥ ij.
    Calomélas . . . . gr. xx.
    Huile essentielle de fleurs d'o-
range . . . . gtt. iv.
Mêlez.

Cette préparation, que l'on peut donner par demi-once environ, le matin, à jeûn, de deux en deux jours, aux enfans de cinq à dix ans, convient particulièrement dans les maladies vermineuses. Rarement, cependant, opère-t-elle sur les ascarides qui occupent l'extrémité du rectum ; il est bon d'y joindre les lavemens d'absynthe ou les suppositoires vermifuges.

BOLI AMARI.
BOLS AMERS.

℞ *Extracti artemisiæ absynthii . drachmas duas.*
  Pulveris corticis cinchonæ offici-
  nalis . . . . drachmas tres.
  Syrupi ejusdem . . . . satis quantùm
  ut fiant boli n°. viginti quatuor.

℞ Extrait d'absynthe . . . . . . ℥ ij.
  Poudre de quinquina . . . . . . ℥ iij.
  Sirop idem . . . . autant qu'il faut
  pour faire xxiv bols.

La dose de ce médicament magistral est relative à l'affection que l'on veut combattre : ainsi l'on prendra deux ou trois fois le jour, à des distances convenables, deux de ces bols chaque fois, quand il faudra rendre du ton à un estomac affaibli : s'il s'agissait d'atténuer ou de faire disparaître les accès d'une fièvre rémittente ou intermittente, on donnerait, pendant l'intermission, quatre de ces bols à certains intervalles. Il est bon de boire par dessus une tasse d'infusum assez chargé de fleurs de camomille et de centaurée. Quand on traite une fièvre primitive, quotidienne, tierce ou double tierce, etc., etc., sans aucun signe de phlogose, on peut augmenter les doses de ce fébrifuge.

BOLI DICTI FEBRIFUGI.

BOLS DITS FÉBRIFUGES.

℞ *Pulveris corticis cinchonæ cordifoliæ. . . . . unciam unam.*
—— hydrochloratis ammoniæ. drachmas duas.
Syrupi florum citri aurantii. . satis quantùm ut fiant boli n°. triginta ; involvantur pulvere radicis iridis florentinæ.

℞ Poudre de kina royal. . . . . ℥ j.
    —— de sel ammoniaque. . . . ʒ ij.
    Sirop de fleurs d'orange. . . . q. s.
pour préparer trente bols qu'on enveloppera de poudre d'iris.

Cette prescription fébrifuge est employée avec beaucoup de succès contre les fièvres intermittentes de tous les types sans phlegmasie, qui atteignent les sujets lymphatiques ; on sait que la débilité particulière à ces sortes de constitutions donne aux accès une intensité et une durée souvent désespérantes ; dans ces circonstances, il m'a toujours paru essentiel de joindre au quinquina des substances excitantes d'une énergie reconnue : l'hydrochlorate d'ammoniaque (sel ammoniac) jouit éminemment de cette propriété. La dose de ce remède est de douze bols, en trois ou quatre prises, entre les accès ; on en augmente le nombre ou on le diminue en raison de la nature de la fièvre, de l'âge, de la constitution, etc., etc.

BOLI DICTI DIAPHORETICI.

BOLS DITS DIAPHORÉTIQUES.

℞ *Pulveris compositi Doweri.* . . . *drachmam semissem.*

——— sulfureti antimonii. . . . *drachmas duas.*
Misce et adde
Extracti è succo baccharum sambuci nigræ. . . . . *drachmas duas.*
Syrupi ligni guaiaci officinalis. quantùm sufficit ut fiant viginti quatuor boli involvantur pulvere sulfuris loti anisati.

℞ Poudre de Dower . . . . 3 ß.
—— de sulfure d'antimoine . . . 3 ij.
Mêlez et ajoutez.
Extrait de baies de sureau. . . 3 ij.
Sirop de gaïac. . . . . q. s.
pour former vingt-quatre pilules ,
qu'on enveloppera de soufre lavé
anisé.

Malgré les dénominations imposantes données par les pharmacologistes à certains médicamens, leurs propriétés n'en sont pas pour
cela infaillibles. Sans doute les effets des substances médicamenteuses sont le plus souvent
tels que les observations cliniques l'ont appris; mais cependant il ne faut pas se flatter
de pouvoir toujours, et quand on le veut, déterminer une action du centre à la circonférence.
Les substances réputées le plus diaphorétiques,
non-seulement échouent quelquefois, mais encore peuvent amener un état fébrile avec aridité de la peau; et ce résultat opposé aux vues
médicatrices, peut en plusieurs occasions avoir
des effets dangereux. Il faut donc en même
temps qu'on fera usage de la prescription ci-
dessus, humecter beaucoup si la constitution du
sujet est sèche ; exciter la peau au moyen de
frictions sèches ou humides si cet organe où
les vaisseaux exhalans sont sans action , diriger

vers la périphérie des vapeurs chaudes ou une chaleur assez élevée, et éviter l'action de l'air. Ces bols peuvent être pris au nombre de trois et plus, de trois heures en trois heures. Il est bon de les accompagner d'un infusum léger, chaud et excitant.

BOLI DICTI ANTISPASMODICI.

BOLS DITS ANTI-SPASMODIQUES.

℞   *Pulveris castorei optimi. . . . drachmas duas.*

    —— *radicis valerianæ officina-*

lis . . . . semiunciam.

    —— *olei concreti lauri cam-*

phoræ . . . . drachmam

                                  unam.

Misce accuratè, et adde

    Syrupi de stæchade. . . . . satis quantùm

ut fiant boli granorum duodecim;

involvantùr pulvere stigmatum cro-

ci sativi.

℞   Poudre de castoréum. . . . . . . ℨ ij.

    —— de valériane. . . . . ℨ ß.

    —— de camphre. . . . . ℥ j.

Mêlez avec soin et ajoutez.

    Sirop de stéchas. . . . . q. s.

pour faire des bols de douze grains lesquels seront roulés dans la poudre de safran.

Ce composé est connu pour avoir de grandes vertus anti-spasmodiques; mais cependant, tout

en ne jugeant de leurs propriétés que par leurs
effets, je pense qu'il est des cas où ces bols ne
feraient qu'augmenter le spasme, comme dans
les maladies nerveuses sténiques qui sont si
voisines d'un état inflammatoire: ainsi, dans ce
dernier cas, les bains tièdes, les boissons douces, la saignée mériteront à plus juste titre
la dénomination d'anti-spasmodiques. C'est
donc dans les névroses qui attaquent les constitutions faibles, dans celles qui affectent le
système utérin chez les femmes atteintes de
chlorose, que ce médicament pourra être prescrit avec avantage. Il ne convient pas moins dans
les maladies atoniques, où il faut redonner au
cœur et au système musculaire plus d'énergie,
et au système nerveux plus de calme. La dose
est de six à dix-huit bols dans la journée en
six prises.

BOLI DICTI STOMACHICI.
BOLS DITS STOMACHIQUES.

℞ *Extracti radicis gentianæ lu-*
teæ . . . . *drachmas duas.*
—— *rhei palmati.* . . . . *drachmam u-*
nam.
Pulveris aloes perfoliatæ. . . . *grana viginti.*
Misce, ut fiant boli n°. triginta ;
conspergantur pulvere radicis gly-
cyrrhizæ glabræ.

℞ Extrait de gentiane. . . . . . . ℥ ij.
—— de rhubarbe. . . . . . . ℥ j.
Poudre d'aloës. . . . . gr. xx.
Mêlez et faites trente bols qu'on
enveloppera de poudre de réglisse.

On prend un de ces bols avant chaque repas
lorsque la débilité de l'estomac coïncide avec
un défaut d'action du tube intestinal. Cette
composition donne de l'appétit et a l'avantage
de provoquer le flux hémorrhoïdal. Ainsi,
on en peut obtenir des résultats favorables
quand il est nécessaire de diminuer l'état pléthorique du foie. Ce médicament pourrait avoir
encore des succès dans l'aménorrhée atonique,
comme dans un état éminemment muqueux
des premières voies.

BOLI DICTI ANTIASTHMATICI.
BOLS DITS ANTI-ASTHMATIQUES.

℞ *Gummi resinosi ammoniaci.* . *drachmas duas.*
Tere in mortario marmoreo ut pul-
vis obtineatur ; deinde affunde
paulatim parum aquæ et fiat so-
lutio. Deinde misce.
  Conservæ apii graveolentis. . . *unciam unam.*
  Pulveris sulfuris loti. . . . . . *drachmas tres.*
  Syrupi radicis scillæ maritimæ. *satis quantùm*
ut fiant boli granorum quindecim ;
involvantur pulvere sacchari albi.

℞   Gomme ammoniaque . . . . . . ℥ ij.
    Broyez dans un mortier de marbre
pour obtenir une poudre, ensuite
versez peu à peu une petite quantité d'eau et faites une solution.
    Ensuite mélangez.
    Conserve d'ache . . . . ℥ j.
    Fleurs de soufre lavé. . . . . . ℥ iij.
    Oximel scillitique . . . . q. s.
pour faire des bols de quinze grains
qu'on saupoudrera de sucré.

Je conseille ces bols, dont on peut prendre
deux de quatre heures en quatre heures, dans
l'asthme humide qui tient à un engouement
muqueux des divisions bronchiques, ou à la
faiblesse de l'action expulsive des poumons.
Cette préparation sera aussi de quelque utilité
dans le pneumo-thorax et l'hydro-thorax, même
dans l'asthme consécutif d'une lésion du cœur;
si toutefois les excitans ne sont point contre-
indiqués par quelqu'inflammation ou par l'état
pléthorique du sujet.

BOLI DICTI NUTRITIVI.

BOLS DITS NUTRITIFS.

℞ *Pulveris radicis inulæ helenii.* ⎫ *ana drachmas*
— *orchitis salep* . . . . . . ⎭ *tres.*
Gelatinæ cornu cervi. . . . . . *unciam unam.*
Misce in mortario marmoreo ut
fiant boli n°. *quadraginta ; invol-*
vantur pulvere amyli.

℞ Poudre d'aunée. . . . . ⎫
         ⎬ āā ℥ iij.
— de salep. . . . . ⎭
Gélée de corne de cerf . . . . . ℥ j.
Mêlez dans un mortier de marbre
et faites quarante bols. Les couvrir
d'amidon.

On prend deux de ces bols de deux heures en
deux heures ; on boit par-dessus un demi-verre
de décoctum de pain sucré et aromatisé d'eau
de fleurs d'orange ou de cannelle. Ce médicament convient dans les inflammations chroniques de la membrane muqueuse des intestins
de même que dans la convalescence des longues
maladies où les vaisseaux chylifères ont perdu
de leur action. En effet je pense que les médecins observateurs qui ont cherché la cause du
dépérissement, l'ont trouvée le plus souvent,
soit dans l'inertie des vaisseaux absorbans chylifères, soit dans leur état de phlegmasie ou au

moins de la membrane qui les contient, soit
dans la nature viciée du chyle. Il me semble
que cela n'est plus douteux : quand par un régime mieux ordonné, on parvient à rendre à
ces organes et à la nutrition leur action ha-
bituelle; au lieu des évacuations de matières
fécales, empreintes d'une matière chyliforme,
on remarque alors une diminution sensible
des évacuations alvines avec tous leurs caractères excrémentitiels.

BOLI DICTI ASTRINGENTES.

BOLS DITS ASTRINGENS.

℞ *Pulveris extracti radicis krama-*
  riæ triandræ (rathania) . . . . . . *drachmas duas.*
  —— *sulfatis aluminis. . . . . . grana quadra-*
                                    ginta.
  Conservæ fructuum rosæ caninæ semiunciam.
  Misce in mortario marmoreo; fiant
boli n°. *triginta; involvantur pul-*
vere florum rosæ rubræ.

℞ Poudre d'extrait de rathania. . . ʒ ij.
  —— d'alun. . . . . gr. xl.
  Conserve de cynorrhodon. . . . ℥ ß
  Mêlez dans un mortier de marbre;
divisez en trente bols et conservez-
les dans la poudre de roses rouges.

On prend de trois heures en trois heures

deux ou trois de ces bols dans les hémorrhagies passives. Il est aussi certaines hémorrhagies actives qui réclament ces médicamens. Dans le premier cas, l'emploi simultané d'autres toniques est permis ; dans le second au contraire, les antiphlogistiques très-acidules sont nécessaires. L'action de ces médicamens doit être secondée par divers autres moyens, tels que les vésicatoires, la glace à l'intérieur et à l'extérieur, les injections d'eau froide alcoolisées, etc., lorsqu'il s'agit de combattre une hémorrhagie qui par son abondance et sa continuité, peut devenir mortelle. Ce médicament procure quelque avantage dans les flux diarrhoïques excessifs qu'on est obligé de réprimer, dans la leucorrhée chronique et dans les relâchemens qui succèdent aux blénnorrhagies.

BOLI DICTI DIURETICI.

BOLS DITS DIURÉTIQUES.

℞ *Pulveris olei concreti lauri cam-*
phoræ . . . . *semidrachmam.*
—— nitratis potassii . . . . . *grana quadra-*
ginta.
—— radicis scillæ maritimæ. grana sex.
Misce accurate, et adde
Extracti secundi corticis sambu-
ci nigræ. . . . . *satis quantum.*
ut fiant boli n°. duodecim ; obvol-
vantur pulvere radicis iridis floren-
tinæ.

℞ Poudre de camphre . . . . . . 3 ß.
Sel de nitre. . . . . gr. xL.
Racine de scille pulvérisée. . . gr. vj.
Mêlez avec soin , et ajoutez extrait
de seconde écorce de sureau . . . . . q. s.

pour faire douze bols que l'on enveloppera de poudre d'iris de Florence.

Les adultes et les vieillards peuvent prendre
deux de ces bols, d'heure en heure ou de deux
heures en deux heures , dans les affections des
voies urinaires, quand il faut combattre un
spasme ou une inertie des reins. Lorsqu'un catarrhe de la vessie détermine beaucoup d'excrétions muqueuses , on sent la nécessité d'ac-

tiver alors la sécrétion urinaire, ne fût-ce que pour favoriser l'expulsion des matières glaireuses qui, n'étant pas délayées, séjourneraient dans la vessie, rendraient la maladie primitive plus incurable, ou favoriseraient le développement d'une autre affection. Ces bols conviennent aussi dans la suppression trop précipitée du flux blénnorrhagique : ils tendent à exciter les follicules muqueuses de l'urètre et à rappeler ainsi l'écoulement. On peut aussi retirer de l'avantage de ce médicament dans l'hydropisie avec difficulté d'uriner, surtout quand la langue est humide et que la soif est peu intense.

BOLI DICTI EMMENAGOGI.

BOLS DITS EMMÉNAGOGUES.

℞　*Pulveris foliorum juniperi sabinæ . . . . drachmam unam.*

———— *stigmatum croci sativi. semidrachmam.*

———— *castorei optimi . . . . . scrupulos duos.*

Extracti foliorum artemisiæ vulgaris . . . . quantùm satis. ut fiant boli n°. viginti; obvolvantur pulvere radicis glycirrhizæ glabræ.

℞   Poudre de sabine. . . . . ʒ j.

——— de safran . . . . ʒ ß.

——— de castoreum. . . . . . ℈ ij.

Extrait d'armoise. . . . . q. s.

pour former vingt bols qui seront enveloppés de poudre de réglisse.

Les personnes du sexe atteintes d'aménorrhée passive, ou éprouvant sous son influence
des accidens hystériques, peuvent prendre le
matin, à midi et le soir, un ou deux de ces
bols; les doses toutefois sont relatives à la
constitution, à la force des sujets, et à l'intensité de l'affection. Quand un pharmacologiste fait l'histoire des propriétés d'un médicament, il ne doit point lui en attribuer qui soient
spécifiques, car il est des cas où les substances
médicamenteuses produisent des effets entièrement opposés à ceux qui leur sont ordinaires,
et ces différences d'action du même médicament, si souvent reconnues et observées par
les praticiens, doivent mettre le jeune médecin en garde contre l'enthousiasme assez fréquent des premiers succès.

PILULÆ DICTÆ DIURETICÆ.

PILULES DITES DIURÉTIQUES.

℞ *Pulveris saponis officinalis. . .*
———— sulfuris loti. . . . . . } *ana drachmas*
———— iridis florentinæ . . . } *duas.*
———— Acetatis sodæ . . . .

Misce in mortario marmoreo et adde

Oximellis colchici. . . . . . . satis quantùm ut fiant pilulæ granorum quinque; involvantur pulvere radicis glycyrrhizæ glabræ.

℞ Savon en poudre. . . . .
Soufre lavé. . . . .
Poudre d'iris. . . . . } āā ℥ ij.
Acétate de soude. . . . . . .
Oximel colchique. . . . . . . s. q.

pour faire des pilules de cinq grains que l'on roulera dans la poudre de réglisse.

Ces pilules, qui conviennent plus particulièrement aux adultes et aux vieillards, doivent être prescrites quand il s'agit de combattre les engorgemens non squirreux du foie, de la rate, du pancréas, de l'estomac, et même des autres viscères du bas-ventre. L'usage soutenu de cette préparation magistrale paraît produire de bons résultats; au moins les thérapeu-

tistes sont d'accord à ce sujet : elle n'a pas
de succès chez les individus pléthoriques.
Je conseille ce médicament avec avantage dans
les cachexies scrofuleuses. La dose est de deux
à quatre pilules à la fois, trois ou quatre fois
dans la journée.

PILULÆ TONICÆ.

PILULES TONIQUES.

℞ . *Extracti radicis gentianæ luteæ*⎫
———————— *rhei palmati . .* ⎬ *ana drachmam*
———————— *menispermi hir-* ⎪ *unam.*
suti. (columbo). . . . .⎭
Misce in mortario, dein adde
  Pulveris magnesiæ calcinatæ. . sufficientem
                 quantitatem,
ut fiant pilulæ granorum quatuor ;
involvantur foliis argenteis.

℞ Extrait de gentiane . . . . . .⎫
——— de rhubarbe . . . . . .⎬ $\tilde{a}\tilde{a}$ ℨ j.
——— de columbo . . . . . .⎭
Mêlez dans le mortier, ensuite
ajoutez
  Magnésie calcinée . . . . s. q.
pour former des pilules de quatre
grains, qu'on peut argenter.

On prend, avant chaque repas, deux ou trois
de ces pilules, quand les digestions sont laborieuses ; il est rare que ces pilules produisent

de l'effet immédiatement après leur administration. Ce n'est qu'au bout de cinq à six jours
que celui qui en fait usage commence à éprouver leur action : l'appétit se rétablit et se pro-
nonce de plus en plus, l'estomac digère mieux,
et les flatuosités, ordinaires dans les digestions
difficiles, cessent de tourmenter le malade
dont l'état s'améliore sensiblement.

PILULÆ DICTÆ ANTIHERPETICÆ.

PILULES DITES ANTI-HERPÉTIQUES.

℞ *Pulveris sulfureti hydrargiri
nigri. . . . . drachmas duas.
——— resinæ gummosæ guaia-
ci officinalis . . . . drachmam
unam.*

*Extracti fumariæ officinalis . . satis quantum,
ut fiant pilulæ granorum sex; involvantur pulvere radicis glycyrrhizæ
glabræ.*

℞ Poudre d'éthiops minéral. . . . ℨ ij.
——— de gomme résine de
gaïac. . . . . ℨ j.

Extrait de fumeterre, ce qu'il conviendra pour former des pilules de
six grains, que l'on roulera dans la
poudre de réglisse.

Ces pilules, dont la dose est de deux à trois,
répétée deux ou trois fois dans la journée, et

toujours suivant l'âge des sujets et l'intensité
de la maladie, conviennent dans les affections
cutanées et dans celles du système lymphatique. Ce médicament produit souvent les meil-
leurs effets dans les dartres entretenues par une
inflammation du derme, assez ordinairement
chronique, laquelle reconnaît pour cause ou
l'atonie des vaisseaux lymphatiques, ou l'état
morbide du fluide qu'ils contiennent; la physiologie n'a pas encore pu donner d'explication
satisfaisante sur les maladies dartreuses : aux
opinions hypothétiques déjà connues, nous
allons ajouter la nôtre; nous pensons que la
cause réside dans un empêchement à la libre
circulation du fluide blanc que les vaisseaux
lymphatiques de la peau contiennent, et par
conséquent à l'impossibilité où il est de se renouveler. Cette explication paraît d'autant
plus vraisemblable, qu'elle n'oblige pas de rejeter l'existence d'un virus quelconque qui peut
mettre primitivement les vaisseaux, ou le liquide qui les parcourt, dans les conditions nécessaires au développement de la maladie.

Il y a des dartres consécutives d'une maladie
vénérienne, d'une affection psorique et d'une
phlogose érésypélateuse, etc., etc.

La préparation dont il s'agit ici produit une

excitation générale, et semble agir d'une manière efficace sur le système lymphatique.

PILULÆ DICTÆ ANTIHYSTERICÆ, SEU ANTISPASMODICÆ.

PILULES DITES ANTI-HYSTÉRIQUES, OU SPAS-MODIQUES.

2́ *Resinæ gummosæ ferulæ assa-*
fœtidæ electæ. . . . . drachmas duas.
   Pulveris olei concreti lauri cam-
phoræ . . . . drachmam
                          unam.

   Misce in mortario ferreo et paula-
tim adde
   Pulveris castorei . . . . satis quantum,
ut fiant pilulæ granorum quatuor ;
involvantur foliis argenteis et dentur
ad usum.

2́ Assa fétida. . . . . ℥ ij.
   Camphre. . . . . ℥ j.
  Mêlez dans un mortier, et ajoutez
ensuite peu à peu,
   Poudre de castéreum . . . . . . s. q.
pour faire des pilules de quatre grains
qu'on argentera.

Ces pilules, que l'on prend au nombre de
deux à quatre, trois à quatre fois le jour, conviennent particulièrement dans l'hystérie, à
laquelle les femmes nerveuses sont plus ex-

posées que les autres. Ce médicament ne convient pas dans tous les cas d'affection hystérique; il y en a où il est nécessaire d'user de moyens tout-à-fait opposés pour obtenir le même résultat. C'est encore ici le cas de faire observer que les dénominations qui tendent à faire regarder certains médicamens comme absolument spécifiques dans telle ou telle maladie, peuvent avoir des effets dangereux; car les anti-hystériques peuvent être pris dans les anti-phlogistiques comme dans les excitans, dans les calmans comme dans les irritans. Ce médicament magistral peut être prescrit dans les affections nerveuses, asthéniques, locales ou générales; ainsi il serait également bien indiqué dans les aménorrhées dépendantes d'un spasme, chez un sujet faible. Il est aussi des cas où l'on pourrait combattre, avec ces pilules, l'hypocondrie. Au reste, toutes les névroses avec débilité sont susceptibles d'être calmées par cette préparation, dont la dose doit varier suivant les circonstances.

Il est des hystéries et des hypocondries où la déglutition est gênée; dans ces cas, comme dans les lésions organiques de l'œsophage, il faudrait remplacer les pilules par une potion.

PILULÆ DICTÆ ANTISYPHILITICÆ.
PILULES DITES ANTI-SYPHILITIQUES.

℞	*Deutochlorureti hydrargiri. . . . grana quatuor.*
Alcoholis vini rectificati . . . . . aliquot guttas.
Solve accuratè in mortario vitreo ,
et paulatim adde miscendo
Pulveris radicis rhei palmati. .
———— resinæ guayaci offici-
nalis . . . . } *ana drachmam unam.*
Extracti radicis smilacis salsa-
parillæ. . . . . sufficientem quantitatem ,
ut fiant pilulæ granorum quinque ;
involvantur pulvere radicis iridis flo-
rentinæ.

℞	Deutochlorure de mercure. . . gr. iv.
Esprit-de-vin quelques gouttes.
Faites dissoudre dans un mortier
en verre ; ajoutez ensuite peu à peu
en mélangeant
Poudre de racine de rhubarbe .
——— de gomme de gaïac. . . } ãã ℨ j.
Extrait de salsepareille . . . . . s. q.
pour faire des pilules de cinq grains
qu'on saupoudrera de poudre d'iris.

La dose de ces pilules est de deux le matin,
deux à midi, deux le soir. On augmente ou on
diminue cette quantité, en raison de la force
du sujet et de la maladie. Elles conviennent en

général dans les maladies lymphatiques, et particulièrement dans l'affection vénérienne, constitutionnelle ou locale, qui n'est accompagnée ni de phlogose aiguë ni de pléthore locale, ou qui ne se rencontre pas chez un sujet plétorique ou bilioso-sanguin : dans ces cas d'exception les frictions mercurielles semblent mieux réussir que les médicamens internes.

A cette préparation l'on peut ajouter de l'extrait d'opium ou de quinquina, suivant les circonstances. Cette composition, modifiée convenablement, pourrait avoir du succès pour combattre la cachexie scrophuleuse liée à l'infection vénérienne.

PILULÆ DICTÆ ANTICATARRHALES.

PILULES DITES ANTI-CATARRHALES.

℞ *Pulveris resinæ gummosæ ammoniacæ* . . . . *drachmam unam.*

———— *acidi benzoïci sublimati. semidrachmam.*

Extracti radicis glycyrrhizæ glabræ . . . . *sufficientem quantitatem,*

ut fiant pilulæ in mortario marmoreo ; granorum sex ; obvolvantur pulvere sacchari albi.

℞ Poudre de gomme ammoniaque. з j.
   Acide benzoïque sublimé. . . . з ß.
   Extrait de réglisse . . . . s. q.
pour préparer des pilules de six
grains, qu'on roulera dans la poudre
de sucre blanc.

Ces pilules, qui conviennent dans les affections catarrhales des bronches du tube alimentaire, de la vessie, où les membranes qui tapis-
sent ces organes suintent une quantité excessive de mucosités ; sans irritation ou avec une
bien faible nuance inflammatoire, peuvent
être prises à la dose de quatre, six ou neuf, en
trois ou quatre fois. Si une légère irritation se
manifestait pendant l'usage de ces pilules, on
pourrait adjoindre au traitement les gommeux,
les amilacés et rejeter les agens excitans.

PULVIS DICTUS ABSORBANS.
POUDRE DITE ABSORBANTE.

℞ *Pulveris radicis columbo* (meni-
   spermum hirsutum) ? . . . . *drachmas duas.*
   ——— *extracti corticis cincho-*
   næ luteæ . . . . *semidrach-*
                                          mam.

   Magnesiæ calcinatæ . . . . . *drachmam*
                                    unam.

Misce et divide in quindecim æqua-
les doses.

℞   Poudre de racine de columbo. . ʒ ij.
      ———— d'extrait de kina jaune . ʒ ß .
      ———— de magnésie calcinée . . ʒ j.
   Mêlez et divisez en vingt-cinq doses.

Ces prises de poudre composée, dont un adulte
peut prendre trois à quatre dans la journée,
conviennent dans les dyspepsies muqueuses,
lorsque le chyle tend à l'acidité, ce qui s'annonce par des régurgitations ou éructations
acides ou acidules. J'ai vu des circonstances
semblables produire une soif inextinguible, et
le médecin qui ne voulait trouver dans cet état
qu'un symptôme de chaleur augmentait encore
ce phénomène gastrique par des boissons copieuses. L'usage d'une poudre comme celle
qui est prescrite ci-dessus, a fait dans ma pratique disparaître la soif en détruisant la cause
qui la produisait. La nature physique et chimique de cette composition explique ses propriétés.

PULVIS DICTUS FEBRIFUGUS.
POUDRE DITE FÉBRIFUGE.

℞ *Pulveris tenuissimi corticis cin-*
chonæ rubræ . . . . unciam unam.
       ———— chamomillæ (anthemis
nobilis) *. . . . . drachmas duas.*
   Misce et divide in sexdecim doses.

℞   Poudre très-fine de kina rouge . ℥ j.
   —— de fleurs de camomille. . ℨ ij.
Mêlez et divisez en seize prises.

Cette préparation fébrifuge s'administre par prises, d'heure en heure, dans les intervalles des fièvres intermittentes de tout type qui réclament l'usage du quinquina.

Ces quantités, trop fortes dans les fièvres qui sont de caractère à céder facilement, telles que les fièvres intermittentes, quotidiennes, tierces et même d'autres, quand elles ne se sont point encore montrées, ou qu'elles ne revêtissent aucun symptôme insidieux, trop faibles dans celles qui ont beaucoup d'intensité, peuvent être diminuées ou augmentées.

Le praticien a dans ce cas l'état pathologique pour guide; il n'oublie pas que la saison, l'état de l'atmosphère, les conditions de l'hygiène, sont aussi pour beaucoup, lorsqu'il s'agit de bien traiter ces maladies, et il se défie des spécifiques dont l'usage n'est pas toujours indifférent dans ces effets et ces résultats.

Je ne dis rien ici des accès de fièvres rémittentes, parce que dans les fièvres continues, l'estomac est rarement disposé à digérer les médicamens sous forme pulvérulente. Dans les accès de fièvres intermittentes pernicieuses

où il y a naturellement tendance à une terminaison funeste, il est essentiel de donner le
quinquina à forte dose, et d'ajouter à la médication fébrifuge du musc et du camphre, si l'accès a une forme convulsive ; de l'opium, s'il
est tétanique ; la saignée, s'il est inflammatoire ;
la magnésie, les boissons gazeuses, les bains
tièdes, les boissons douces et glacées, quand il a
le caractère du cholera morbus ; le muriate
d'ammoniaque, si la débilité est grande et que le
sujet soit d'une constitution lymphatique ; enfin
les diffusibles et les rubéfians si la maladie a le
caractère algide.

La dose de ces adjuvans doit être en raison
du plus ou du moins de gravité des symptômes.

PULVIS DICTUS ANTISPASMODICUS.
POUDRE DITE ANTI-SPASMODIQUE.

℞ *Acidi borici pulverisati* . . . . . . *semidrachmam.*

Castorei optimi . . . . *drachmam
unam.*

Tere et adde.

*Pulveris radicis valerianæ offi-
cinalis* . . . . *drachmas duas.*

*Misce et divide in decem æquales
doses.*

℞   Acide borique en poudre. . . . ℨ ß.
       Castoréum. . . . . ℨ j.
   Broyez et ajoutez.
     Poudre de racine de valériane . ℨ ij.
   Mêlez et divisez en dix doses égales.

Cette préparation, administrée par prises de quatre heures en quatre heures, convient pour combattre diverses névroses. Elle a eu certains succès dans quelques cas d'épilepsie et de danse de Saint-Guy, non qu'elle eût fait disparaître tout-à-fait ces affections, mais en en éloignant les accès. Si de cette poudre magistrale on retranchait la valériane, pour y substituer le magistère de bismuth (nitrate de bismuth lavé) ou la fleur de zinc (oxide de zinc), une certaine quantité d'opium ou de belladone donnée *de fractis dosibus*, cette composition aurait alors des propriétés très-sédatives que reclament certaines névralgies de l'estomac. Il m'est arrivé de faire disparaître la coqueluche chronique, et de supprimer dès le début l'asthme convulsif et la toux de même nature sans phlogose, avec une préparation analogue.

PULVIS DICTUS STOMACHICUS.

POUDRE DITE STOMACHIQUE.

℞ *Pulveris radicis gentianœ luteœ*
——— quassiœ amarœ . . .
——— rhei palmati. . . . . . } *ana drachmam unam.*
——— seminum pimpinellœ a-
nisi. . . . .

Misce et divide in quindecim doses.

℞ Poudre de gentiane . . . . . .
——— de quassie amère. . . .
——— de rhubarbe. . . . . } āā ℥ j.
——— d'anis. . . . .

Mêlez et divisez en quinze doses.

On prend avant chaque repas une de ces doses (la manière de l'ingérer doit être le plus
souvent abandonnée au choix du malade) toutes
les fois que les digestions sont pénibles et lentes
par l'effet d'une débilité de l'estomac : l'usage
convenablement prolongé de ce moyen ramène les fonctions digestives à leur rhythme
habituel; les flatuosités ou les éructations qui
accompagnent les mauvaises digestions disparaissent ; on ne tarde pas à observer une amélioration générale ; la circulation devient plus
active et plus énergique ; le teint prend un co-
loris plus animé, et la force motrice elle-même
se ressent de l'influence favorable d'un travail
nutritif plus parfait.

SPECIES DICTAE CARMINATIVAE.

ESPÈCES DITES CARMINATIVES.

℞ *Foliorum melissæ officinalis.* ·⎫
    ————— *menthæ piperitæ.* · ⎬ *ana drachmas*
    Florum anthemidis nobilis. · ·⎭ *duas.*
  Excidantur et misceantur.

℞ Feuilles de mélisse. . . . . . .⎫
    ————— de menthe. . . . . . .⎬ ãã ℥ ij.
    Fleurs de camomille. . . . . .⎭
  Coupez et mêlez.

On fait avec un gros de ces espèces une livre d'infusum que l'on boit par tasse dans le courant de la journée. Quoique ce moyen semble convenir plus particulièrement dans les maladies nerveuses en général, il en est cependant où il se trouverait absolument déplacé : je veux parler de celles qui se lient à un état d'irritation forte. Ce moyen est encore très-bien indiqué dans les digestions laborieuses par débilité.

SPECIES AMARAE.

ESPÈCES AMÈRES.

℞ *Foliorum artemisiæ absynthii. semiunciam.*
  Corticis citri aurantii . . . . .⎫ *ana unciam*
  Radicis gentianæ luteæ. . . ⎬ *unam.*
  Incise et misce.

℞ Feuilles d'absinthe. . . . . . . ℥ ß
   Écorce d'orange . . . . }
   Racine de gentiane . . . . . . } āā ℥ j,
Coupez et mêlez.

On fait avec cette quantité d'espèces deux bouteilles de vin amer. On peut employer indistinctement le vin rouge et le vin blanc. Pour le préparer il s'agit de verser sur les substances, dans un vase convenable, deux bouteilles de vin ; on laisse infuser pendant quatre jours en tenant le vase bien bouché. On filtre ensuite, au moyen du papier, et on conserve dans des bouteilles. Ce vin, qui est tonique, vermifuge, stomachique, fébrifuge, convient dans les maladies de l'estomac par débilité. A l'absinthe on peut substituer le raifort ; et ce vin peut prendre alors le nom d'anti-scorbutique amer.

SPECIES EXCITANTES, DICTÆ BECHICÆ.

ESPÉCES EXCITANTES, DITES BÉCHIQUES.

℞ *Foliorum hyssopi officinalis.* . }
   Hederæ terrestris (glecoma }
   hederacea). . . . . } *ana drachmæ*
   ———— *marrubii vulgaris.* . } *sex.*
   Florum verbasci nigri . . . . }
Excide et misceantur.

13

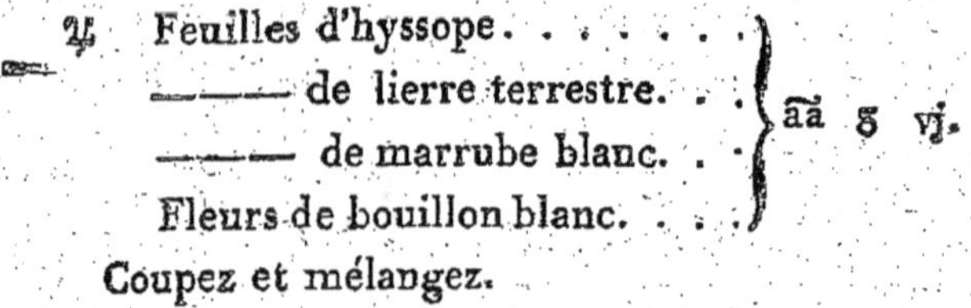

On fait avec deux gros de ces espèces une pinte d'infusion que l'on peut gommer et édulcorer à volonté. Ce médicament convient dans les affections catarrhales des vieillards, dans l'asthme humide et dans la coqueluche de longue durée. Ce moyen n'est quelquefois qu'accessoire.

Ire. DIVISION.

MÉDICAMENS INTERNES.

Médication purgative et vomitive.

Purger, dans le sens médical, c'est évacuer de l'estomac ou du tube intestinal des matières dont la présence peut déterminer ou compliquer un état pathologique : on fait vomir dans les embarras gastriques; on prescrit un purgatif dans un même état du tube intestinal. Sans être humoriste exclusif, le médecin peut croire que certaines maladies peuvent tenir à la présence des matières bilieuses, muqueuses, et à du chyle altéré dans l'estomac, comme à une accumulation de matières fécales dans l'intestin. L'emploi des vomitifs et des purgatifs, dans certains cas maladifs, suivi d'une guérison ou d'un mieux manifeste, atteste en faveur des évacuans. Nous devons étudier leurs propriétés médicamenteuses, après avoir établi nos principes pathologiques.

Beaucoup de substances qui, par suite de leur ingestion, évacuent, ne sont pas réputées purgatives ou vomitives proprement dites. Beau-

coup de médicamens simples peuvent déterminer ce résultat : le kina purge quelquefois, l'absinthe fait vomir, le sel ammoniaque, le nitrate
de potasse, produisent aussi des effets purgatifs. Je dois donc considérer les purgatifs comme
des agens médicamenteux qui agissent, en quelque façon d'une manière particulière, sur la
muqueuse de l'estomac et du tube intestinal,
et le vomitif comme le résultat d'un effet nau-
séeux, et d'une action anti-péristaltique, com-
mandée par les émétiques qui agissent par
contact, dont l'action sympathique s'exerce par
absorption, ou par un agent mécanique sur
l'estomac, en titillant l'orifice œsophagien, soit
avec la barbe d'une plume, soit par l'introduction du doigt dans l'arrière-bouche.

POTUS ACIDULUS ET LAXATIVUS.
BOISSON ACIDULE ET LAXATIVE.

℞   *Decocti foliorum cichorii syl-*
    vestris . . . . *libras duas.*
      Sur-tartratis potassii solubilis. drachmas duas.
  Solve et adde colaturæ
    Mellis optimi . . . . *quantùm libet.*

℞   Decoctum de chicorée sauvage. . ℔ ij.
    Crême de tartre soluble. . . . . ℨ ij.
  Faites dissoudre et ajoutez à la colature
    Miel blanc. . . . . q. s.

Cette boisson, que l'on fait prendre comme tisane, est indiquée dans la première période de la fièvre dite bilieuse, ou dans les embarras gastriques. Cette préparation, en combattant la chaleur fébrile, et en diminuant la soif, en délayant la matière saburrale, prédispose à un relâchement qui tend à favoriser, dans les fièvres, une crise par les évacuations alvines, crise toujours à désirer, puisque la cause morbifique émane de l'appareil gastrique. Il serait imprudent de ne compter que sur l'emploi de cette seule boisson; le praticien saura employer les moyens thérapeutiques utiles en pareil cas. Dans toutes les maladies où chaque période, comme chaque idiosyncrasie, réclame différentes indications, le médecin ne perd pas de vue les principes cliniques qui le dirigent, et qui lui font adopter, soit une médication active, soit une médication expectante.

POTUS STIBIATUS.

BOISSON ÉMÉTISÉE.

℞ *Decocti radicis tritici repentis. libras duas.*
  Tartratis antimonii et potassii. granum semis,
Solve et adde
  Syrupi florum violæ odoratæ. . semiunciam.

℞   Decoctum de chiendent. . . . . . ℔ ij.
     Tartrate stibié. . . . . gr. ß.
   Faites dissoudre et ajoutez
     Sirop de violettes . . . . ℥ ß.

Cette tisane, qui se prend ordinairement par demi-verre, peut varier dans les doses, suivant les circonstances ; elle est souvent employée dans le début des fièvres dites gastriques, quand la sécheresse de la langue ou d'autres causes empêchent l'usage d'un vomitif. Cette préparation, dont la propriété est d'agir sur l'estomac et sur le tube intestinal, opère quelquefois sur les reins, et la sécrétion urinaire est augmentée comme la transpiration, si la substance émétique a porté son action vers la périphérie. A la suite de l'emploi de ce moyen, l'orgasme local ou général paraît moins fort, et on pronostique que la maladie sera de peu de durée quand le relâchement est manifesté par une peau douce, par une langue humide, par un pouls mou, régulier et peu fébrile, et par une grande diminution de la soif.

ALTER POTUS STIBIATUS.

AUTRE BOISSON ÉMÉTISÉE.

℞ *Infusi florum tiliæ* (tilia europea). *libras duas.*
    Tartratis antimonii et potassii . semigranum.
  Solve et adde
    Syrupi florum amygdali per-
  sicæ . . . . *unciam unam.*

℞ Infusion de fleurs de tilleul. . . ℔ ij.
    Tartrate d'antimoine et de po-
  tasse . . . . gr. ß.
  Faites dissoudre et ajoutez
    Sirop de fleurs de pêcher . . . . ℥ j.

On indique de préférence cette boisson dans le cours des fièvres dites adénoméningées (muqueuses) compliquées d'embarras gastrique. Elle précède ou accompagne un vomitif en grande partie composé d'ipécacuanha; on peut en continuer l'usage jusqu'à la deuxième période; mais arrivé à la troisième, les boissons amilacées, légèrement excitantes et aromatiques, sont alors indiquées par la débilité du sujet et par le mauvais état de l'organe gastrique; le médecin sait adjoindre à cet agent thérapeutique, les différens moyens que la position du malade requiert.

Cette tisane peut avoir un effet vomitif, laxatif, sudorifique, diurétique ou pectoral. Le praticien habile, en suivant les indications offertes par la nature, obtient facilement ces divers résultats.

POTUS, VEL PTISANNA PURGATIVA ET LEVITER TONICA.

BOISSON, OU TISANE PURGATIVE ET LÉGÈREMENT TONIQUE.

℞ *Radicis rhei palmati incisæ* . . *semidrachmam.*

  Florum rosæ centifoliæ . . . . . *manipulum
unum.*

  Aquæ communis fervidæ. . . . *libras duas.*
*Infunde per unam horam, cola et
adde*

  Syrupi è cichorio cum rheo . . *unciam unam.*
Misce.

℞ Racine de rhubarbe concassée. . ʒ ß.
  Fleurs de roses pâles . . . . man. j.
  Eau bouillante . . . . ℔ ij.
Faites infuser pendant une heure ;
passez et ajoutez

  Sirop de chicorée composé . . . ʒ j.
Mêlez.

Cette boisson, légèrement purgative et un peu tonique, convient dans les maladies muqueuses et vermineuses des enfans ; les femmes lymphatiques, disposées aux vers, peuvent aussi en retirer des avantages. La dentition sans diarrhée, comme avec diarrhée, réclame son usage ; elle prévient les embarras saburraux, état pathologique assez ordinaire chez les mêmes sujets , et qui prédisposent les enfans aux convulsions.

DILUTUM, VEL POTUS DILUTUM LAXATI- VUS.

DILUTUM , OU BOISSON LAXATIVE,

℞ *Fructûs tamarindi indicæ. . . unciam unam et*
          semis.

 Aquæ fontanæ calidæ. . . . . libras duas.
 Dilue et adde colaturæ
  Mellis despumati . . . . unciam unam.

℞ Tamarins . . . . ℥ j ß .
 Eau bouillante. . . . . ℔ ij.
Délayez et ajoutez à la colature
 Miel despumé . . . . , ℥ j.

On prescrit cette boisson, toutes les fois qu'il faut combattre une surexcitation fébrile : cette boisson convient par conséquent dans les maladies dites bilieuses ou bilioso-inflammatoires (causus), dans les hémorroïdes enflammées, dans l'invasion de la dyssenterie. Les tempéramens bilioso-nerveux, dont les humeurs sont plus azotées, se trouvent très-bien de ce minoratif acidule. La dose de cette préparation est en raison du besoin du malade ; on peut y ajouter quelque fois une petite quantité de gomme aralique, quand on veut corriger l'action de l'acide, ou que l'on ne veut pas tout-à-fait suspendre la nutrition. Sous l'influence de ce médicament, la circulation capillaire se ralentit sensiblement, les vaisseaux chylifères s'émoussent, et l'on voit s'affaiblir les forces de la vie, dispositions favorables dans certaines maladies qui attaquent des sujets forts, et chez qui les maladies tendent à présenter constamment des caractères inflammatoires.

POTUS VEL AQUA MINERALIS NATURALIS CATHARTICA.

EAU MINÉRALE NATURELLE CATHARTIQUE.

℞   *Aquæ mineralis Sedlitzensis. lagenam unam.*

℞   Eau minérale naturelle de Sedlitz. . . . . une bouteille.

On prend un verre de cette eau minérale quand il s'agit de relâcher le bas-ventre, ou d'agir, comme disaient les anciens, en fondant; je veux dire en provoquant la sécrétion muqueuse intestinale, et en favorisant son évacuation et celle des matières fécales d'une manière lente. Ce moyen thérapeutique est d'un usage facile; il fait éprouver peu de dégoût au malade. Il est bon de faire observer, que, comme ce médicament est faible dans sa propriété évacuante, on peut le rendre plus actif; pour cela, on a coutume d'ajouter, par pinte, une once ou plus ou moins de sulfate de magnésie (sel de sedlitz). Comme purgatif minoratif, l'eau simple suffit, et se prend par deux ou trois verres dans la journée; comme moyen plus évacuant, on prend celle-ci avec addition, et on la donne à la dose de deux, trois ou quatre verres le matin, si l'on veut se bien purger. Le sulfate de magnésie que l'on ajoute doit dépasser rarement la quantité d'une once et demie.

APOZEMA, VEL DECOCTUM COMPOSITUM CATHARTICUM.

APOZÈME, OU DECOCTUM COMPOSÉ CATHARTIQUE.

℞ Radicis polypodii vulgaris. . . semiunciam.
  Aquæ fontanæ. . . . . libram unam.
 Coque per quadrantem horæ; dein
adde et infunde per unam horam
   Folliculorum cassiæ sennæ. . unciam semissem.
   Florum siccatorum rosæ centifoliæ. . . . . manipulum unum.
 Cola et solvatur
  Sulfatis sodæ. . . . . uncia una.
Percola iterum, et misceantur
  Syrupi florum rosæ centifoliæ compositi . . . . unciæ tres.

℞ Racine de Polypode. . . . . . ℥ ß
Eau de fontaine . . . . ℔ j.
Faites bouillir pendant un quart
d'heure ; ensuite ajoutez et laissez in-
fuser pendant une heure
Follicules de séné . . . . ℥ ß
Fleurs sèches de roses pâles. . . . man. j.
Passez, et faites dissoudre
Sulfate de soude. . . . . ℥ j.
Passez une seconde fois et mêlez-y
Sirop de roses pâles composé. . . ℥ iij.

Le médecin prescrit cette préparation à la
dose, d'un verre, demi-verre ou quart de verre
le matin à jeun, soit pour combattre un embarras intestinal, soit pour tenir le ventre libre,
soit enfin pour achever d'éliminer de l'intestin
des matières qui peuvent, après certaines maladies, entraver la marche de la convalescence.
Les composans de cet apozème n'offrent rien
d'irritant ; ils semblent agir sur la muqueuse
intestinale d'une manière modérée.

APOZEMA EMETO-CATHARTICUM, VEL DECOCTUM HERBARUM COMPOSITUM.

APOZÈME ÉMÉTO-CATHARTIQUE, OU BOUILLON D'HERBES COMPOSÉ.

℞ *Foliorum scandicis cerefolii.*
——— *rumicis acetosæ.* . . ana manipu-
——— *betæ vulgaris.* . . . lum unum.
——— *cichorii intybi.* . .
Aquæ fontanæ. . . . . libras tres.
*Coque ad remanentiam unius li-
bræ, dein adde*
Butyri vaccæ recentis. . . . . quantùm libet.
Cola, et solve
Sulfatis sodæ . . . . semi unciam.
Tartratis antimonii et potassii. granum unum.
Iterùm percola.

℞ Feuilles de cerfeuil. . . . . . .
——— d'oseille. . . . . . . āā man. j.
——— de poirée. . . . . .
——— de chicorée . . . . .
Eau . . . . ℔ iij.
Faites bouillir jusqu'à réduction
d'une livre, et ajoutez
Beurre frais . . . . q. s.
Passez, et faites dissoudre
Sulfate de soude . . . . ℨ ß
Tartre stibié . . . . gr. j.
Passez une seconde fois.

Ce decoctum composé, connu vulgairement

sous le nom de bouillon aux herbes purgatif, doit être pris chaud. La dose, qui pour un sujet difficile à purger est d'un verre de demi-heure en demi-heure, peut être diminuée en raison des tempéramens faciles à émouvoir, du sexe ou de l'âge. Ce médicament convient quand un embarras gastrique se complique d'un embarras intestinal, ou quand des accidens ou l'impossibilité de vomir empêchent d'administrer un émétique. Ce purgatif évacue quelquefois beaucoup sans laisser après lui de phlogose. Ses résultats sont quelquefois portés vers tous les émonctoires. En effet, les évacuations alvines, les urines et les sueurs sont quelquefois bien copieuses après l'emploi de ce purgatif. Il arrive que ce remède produit des nausées; dans ce cas on éloigne les prises, et on facilite leur digestion par un thé léger bu bien chaud et en petite quantité à la fois.

APOZEMA CATHARTICUM, VEL DECOCTUM DICTUM ANTIHEMORRHOIDALE.

APOZÈME CATHARTIQUE, OU DECOCTUM DIT ANTI-HEMORROIDAL.

℞ Passularum corinthiacarum. . uncias duas.
Folliculorum cassiæ sennæ. . . semiunciam.
Surtartratis potassii solubilis . drachmas duas.
Aquæ fontanæ . . . . libram unam et
semis.

Coque per aliquot momenta, dein adde

Mellis albissimi, vel despumati. uncias duas. Cola.

℞ Raisins de Corinthe. . . . . . ℥ ij.
Follicules de séné. . . . . ℥ ß.
Crême de tartre soluble. . . . . ℥ ij.
Eau . . . . ℔ j ß.

Faites bouillir pendant quelques minutes, et ajoutez

Miel blanc ou despumé. . . . ℥ ij.
Passez.

Cette préparation convenable quand il faut purger, doit être choisie de préférence quand les affections hémorroïdales sont liées à une constipation opiniâtre, ou que celle-ci est cause du flux anal. Elle imite la décoction anti-hémorrhoïdale de Fuller. Sans doute la nature laxative des acidules qui en font partie, combat la constipation et la turgescence locale, et modère l'exhalation sanguine.

La dose est d'un verre le matin, à midi et le soir. On doit assez souvent en indiquer l'usage à plus faible dose.

APOZEMA, SEU INFUSUM COMPOSITUM CATHARTICUM AMARUM.

APOZÈME, OU INFUSUM COMPOSÉ CATHARTIQUE AMER.

℞   *Florum anthemidis nobilis. . .*⎱*ana drachmas*
  ———— gentianæ centaureæ. .⎰ *duas.*
  Foliorum cassiæ sennæ . . . . unciam unam.
  Radicis rhei palmati incisæ. . drachmam
                                 unam.
  Aquæ fontanæ calidæ. . . . . libras duas.
  Infunde per quatuor horas et cola.

℞   Fleurs de camomille. . . . . .⎱ãã ℨ ij.
  ———— de petite centaurée. . .⎰
  Feuilles de séné. . . . . ℥ j.
  Rhubarbe concassée.. . . . . . ℨ j.
  Eau bouillante. . . . . ℔ ij.
  Faites infuser pendant quatre heu-
res, et passez.

Cet apozème, dont les propriétés sont d'être purgatives et légèrement toniques, convient quand, avec le besoin d'évacuer, il existe une faiblesse d'estomac ou une débilité générale, comme dans certaines fièvres intermittentes, compliquées d'embarras intestinal, comme à la suite des fièvres rémittentes ou simples, où il est presque toujours nécessaire d'éliminer des intestins, des matières fécales qui troublent souvent la convalescence. Par l'action de ce purgatif, l'estomac reprend un peu de force, les digestions se font mieux, et les excrétions fécales deviennent ordinairement régulières.

La dose est d'un ou deux verres le matin à jeun, en laissant toutefois deux heures d'intervalle entre chaque verre.

SOLUTUM COMPOSITUM CATHARTICUM DICTUM (EAU FONDANTE.)

SOLUTION CATHARTIQUE COMPOSÉE.

℞   *Sulfatis sodæ* . . . . *uncias duas.*
    Nitratis potassii . . . . *grana decem.*
    Tartratis antimonii et potassii. grani quadran
                                          tem.
    Aquæ fontanæ . . . . *libras duas.*
    Solve cum calore, et percola papy
rum bibulum.

℞   Sulfate de soude . . . . ℥ ij.
    Nitrate de potasse (sel de nitre) gr. x.
    Tartre stibié . . . . gr. $\frac{1}{4}$
    Eau . . . . ℔ ij.
    Faites dissoudre à une douce chaleur, et passez à travers un papier gris.

On donne aux personnes irritables, qui sup

portent bien les sels , un , deux ou trois verres
de ce solutum composé , soit dans l'intention
de tenir le ventre libre , soit dans celle d'évacuer , comme on prétend le faire avec une potion purgative. Si , pendant l'effet du purgatif,
il faut délayer au moyen d'une boisson convenable , le bouillon aux herbes , coupé de
bouillon gras , est préférable à toute autre boisson. On purge avec les solutum salins , les
constitutions bilioso-lymphatiques, qui se trouvent ordinairement bien de ce moyen purgatif. Il est cependant à remarquer que ceux atteints de gastrite chronique ou d'une grande
susceptibilité dans l'appareil muqueux de l'estomac et du tube intestinal , obtiennent rarement des résultats favorables par l'emploi des
préparations salines.

INFUSUM COMPOSITUM VINOSUM, DIC-
TUM VINUM DRASTICUM.

INFUSION COMPOSÉE VINEUSE , DITE VIN
DRASTIQUE.

℞   *Fructus cucumeris colocynthidis semi unciam.*
    Boleti laricis. . . . . *drachmas duas.*
    Vini albi . . . . *libras duas.*
   Macera per viginti et quatuor ho-
ras , et percola papyrum.

℞ Pulpe de coloquinte . . . . ℥ ß.
Agaric blanc. . . . . ℥ ij.
Vin blanc. . . . . ℔ ij.
Faites macérer pendant vingt-
quatre heures, et passez à travers un
papier gris.

Cette préparation, que l'on peut faire également avec la bière, le vin rouge, l'eau-de-vie faible, l'hydromel, est employée comme un violent purgatif. Elle n'est applicable que sur des sujets peu irritables et éminemment lymphatiques, ou qui ont l'appareil muqueux très-humide, ou bien quand il s'agit d'évacuer, en surexcitant le tube intestinal. Des hydropisies ascites, passives, ont paru momentanément vaincues par ce moyen, ainsi que les leuco-phlegmasies de même nature. On doit craindre de déterminer une autre maladie non moins fâcheuse en abusant de ce remède actif. Je veux parler des gastro-entérites et des dégénérescences ulcéreuses de l'estomac et de l'intestin.

Quelques empiriques suppriment l'écoulement blénnorragique par ce moyen intempestif; c'est alors par une action révulsive.

La dose ordinaire est d'un demi-verre tous les matins, sauf les conditions que présentent les sujets qui en font usage.

INFUSUM COMPOSITUM DRASTICUM.

INFUSUM COMPOSÉ DRASTIQUE (BIÈRE OFFI-CINALE, etc., etc.)

℞   *Radicis rhei palmati incisæ* . .⎫ *ana drachmas*
——— *convolvuli jalapæ* . . .⎭   *duas.*
    Aloës perfoliatæ succotrinæ . . *semi drach-*
                          mam.

    Cerevisiæ, seu hydromellis vel
aquæ vitæ debilis . . . . *libras duas.*
    Macera per duas dies, interdùm
agitando et percolá papyrum.

℞   Rhubarbe concassée. . . . . . .⎫ ana ℥ ij.
    Jalap. . . . .⎭
    Aloës succotrin. . . . . ℥ ß.
    Bière, ou hydromel, ou eau-de-
vie faible . . . . ℔ ij.
    Faites macérer pendant deux jours
en agitant de temps en temps, et
passez au papier gris.

Ce purgatif drastique, auquel on ne peut refuser des qualités légèrement toniques, convient aux individus d'une constitution lymphatique qui habitent des lieux humides. Il arrive
dans ces circonstances, que le tube intestinal
est engoué de matières muqueuses, et a perdu,
sous cette influence morbide, de sa faculté péristaltique. Certes un purgatif excitant, tonique, qui agit sur toutes les voies gastriques,

aura de bons résultats dans le cas pathologique
que j'ai mentionné. C'est sur des sujets semblables que le déplorable empirisme obtient,
de loin en loin, des avantages qui ne sont
souvent que momentanés; mais le vulgaire n'a
confiance qu'à l'effet présent, et il s'embarrasse
fort peu de penser qu'il peut devenir vic-
time de ces remèdes que le charlatanisme préconise chaque jour. Je veux parler du vomi-
purgatif de Leroi, et de plusieurs autres remèdes empyriques.

POTIO CATHARTHICA.
POTION CATHARTIQUE.

℞ *Foliorum cassiæ sennæ* . . . . *drachmas duas.*
    Aquæ fontanæ . . . . *uncias quatuor.*
  Infunde per duas horas, dein adde
    Sulfatis sodii. . . . . : . *drachmas sex.*
    Mannæ electæ . . . . *uncias duas.*
  Solve et cola.

℞ Feuilles de séné. . . . . ʒ ij.
    Eau bouillante. . . . . ℥ iv.
  Laissez infuser pendant deux heu-
res, puis ajoutez
    Sulfate de soude . . . . ʒ vj.
    Manne choisie . . . . ℥ ij.
  Faites dissoudre et passez.

Cette médecine ou potion purgative peu active, est susceptible de recevoir une augmen-

tation de propriétés, de même que l'on peut la
mitiger; elle ne convient que lorsqu'on veut
expulser du bas-ventre des matières fécales, soit
dans l'intention de faire disparaître un embarras intestinal sans fièvre, soit dans celle d'éliminer les excrétions alvines qui troublent les
convalescences qui succèdent aux fièvres dites
bilieuses ou muqueuses simples ou composées;
en un mot, aux maladies que les anciens appelaient humorales. Au reste, l'administration
d'un purgatif après l'effet critique, dans les
affections de cette nature, n'est nécessaire qu'en
raison, 1°. de la nature de la crise; 2°. des
symptômes de l'embarras intestinal.

Au lieu de feuilles de séné on peut mettre
trois gros de follicules, et aromatiser la potion
avec l'eau d'anis, de fleurs d'orange, de menthe, etc., etc.

Cette potion se prend ordinairement en une
seule fois le matin à jeûn. La mode, plus que
le principe médical, asservit en quelque façon
le malade à se purger deux fois; on peut se
taire sur ce préjugé, car il permet d'administrer dans ces cas deux purgatifs doux, qui rem-
plissent plus convenablement le but qu'on at-
teindrait avec un purgatif plus violent.

ALTERA POTIO CATHARTICA.
AUTRE POTION CATHARTIQUE.

℞ *Folliculorum cassiæ sennæ* . . *semi unciam.*
  Florum gentianæ centaurii . . *drachmas duas.*
Radicis rhei palmati . . . . *semi drach-*
  mam.

  Aquæ fontanæ. . . . . *uncias quinque.*
  Coque leviter, infunde quan-
tùm sufficit, cola et adde
  Phosphatis sodii . . . . *drachmas sex.*
Solve et iterùm cola, dein adde
  Syrupi è succo baccarum rham-
ni cathartici . . . . *unciam unam*
  et semis.

℞ Feuilles de séné. . . . . ℥ ß.
  Fleurs de petite centaurée . . . ʒ ij.
  Racine de rhubarbe. . . . . . . ʒ ß.
  Eau. . . . . ℥ v.
Faites bouillir un instant, laissez
ensuite infuser pendant quelque
temps, passez, ajoutez
  Phosphate de soude. . . . . ʒ vj.
  Faites dissoudre, passez une se-
conde fois, puis ajoutez
  Sirop de nerprun. . . . . ℥ j ß.

Cette médecine, que l'on aromatise au goût
du malade, et que l'on doit faire prendre
en une fois à jeun, convient plus particulièrement aux personnes atteintes de fièvres inter-

mittentes liées à un embarras intestinal, soit
bilieux, soit muqueux. Cette préparation est
aussi préférée toutes les fois qu'il convient de
purger les malades débilités, ou ceux qui ont
l'estomac dans un état de faiblesse, et qui pourtant, réclament l'emploi d'un purgatif. Je
mentionne ici plus particulièrement la fièvre
intermittente, parce que j'ai remarqué lorsque
je suivais la clinique des hôpitaux, que les purgatifs administrés sans adjuvant tonique quand
les malades étaient débiles, ramenaient les accès, qui devenaient alors plus difficiles à combattre.

POTIO PURGATIVA EMULSA.

POTION PURGATIVE ÉMULSIVE.

℞ *Olei ricini communis* . . . . . *unciam unam*
et semis.

Syrupi amygdalarum amygda-
li communis . . . . *unciam unam.*
Pulveris gummi mimosæ nilo-
ticæ . . . . *drachmam*
unam et semis.

Agita celeriter in mortario mar-
moreo, et paulatim adde miscendo,
infusi florum rosæ centifolii . . . . . *uncias tres.*

℞ Huile de ricin . . . . ℥ j ß.
Sirop d'orgeat . . . . ℥ j.
Gomme arabique en poudre . . ʒ j ß.
Remuez vite dans un mortier de
marbre, ensuite ajoutez peu à peu en
mêlant,
infusion de fleurs de roses pâles . . . ℥ iij.

Cette préparation purgative convient beaucoup quand il s'agit de purger, sans irriter le
bas-ventre. Un adulte la prend en une seule
dose : on peut la donner par cuillerée à bouche
aux enfans. La dose d'ailleurs doit être propor-
tionnée à l'âge et au genre de maladie. Ainsi,
dans une inflammation du tube intestinal (entérite), causée par une constipation trop prolongée, déterminée soit par l'inertie intesti-
tinale, soit par un spasme ou par la présence
de certaines affections mobiles, on peut donner
d'heure en heure, une cuillerée à bouche de
cette potion, en observant toutefois les autres
moyens indiqués en pareil cas.

POTIO PURGATIVA, DICTA ANTIHEL-MINTICA.

POTION PURGATIVE, DITE ANTHELMINTIQUE.

℞   *Fuci helminthocortos. . . . . . semiunciam.*
Florum amygdali persicæ. . . drachmas duas.
Aquæ fontanæ. . . . . uncias tres.
    Coque et infunde per aliquot mo-
menta, cola, exprime et adde
      Mannæ electæ . . . . unciam unam
                           et semis.

   Solve, iterùm cola, postea misce
     Aquæ stillatæ corticis lauri cin-
namomi. . . . . guttas viginti.

℞   Mousse de Corse . . . . ℥ ß.
    Fleurs de pêcher . . . . ʒ ij.
    Eau . . . . ℥ iij.
   Faites bouillir quelques minutes,
laissez infuser un peu, passez, exprimez et ajoutez
     Manne en larmes . . . . ℥ j ß.
   Faites dissoudre, passez une seconde fois, et aromatisez avec
     Eau de cannelle . . . . gtt. xx.

On prescrit cette préparation quand on veut
combattre une affection vermineuse et en même
temps évacuer. Elle convient aux enfans de
onze à douze ans, ainsi qu'aux personnes plus
avancées en âge; il suffit pour cela de diminuer
ou d'augmenter les doses des composans. Quand

un état vermineux existe, cette potion doit être réitérée, en ayant soin de laisser un ou deux jours d'intervalle entre les prises. On adapte à ce traitement un régime et des boissons convenables; au lieu de fleurs de pêcher, on peut y mettre le semen-contra ou la fleur de tanaisie.

POTIO EMETICA.
POTION ÉMÉTIQUE.

℞   *Tartratis antimonii et potassii. grana duo.*
    Aquæ fontanæ. . . . . uncias duode-
                                        cim.

Solve et adde
    Syrupi florum citri aurantii . . uncias duas.
Misce.

℞   Émétique . . . . gr. ij.
    Eau . . . . ℥ xij.
    Faites dissoudre et ajoutez
        Sirop de fleurs d'oranger. . . . ℥ ij.
    Mêlez.

Cette potion, que l'on divise ordinairement en trois doses égales, se prend à des intervalles plus ou moins rapprochés, jusqu'à effet vomitif suffisant : on facilite les vomissemens en buvant chaque fois un ou deux verres d'eau tiède. Cette préparation peut convenir aux personnes de différens âges, comme aux diverses constitutions. Il est même quelquefois nécessaire d'ajouter un grain de tartre stibié. Ce vomitif convient plus particulièrement dans les embarras bilieux de l'estomac, dans les indigestions simples ou convulsives, dans l'ictère; quand un vomitif est indiqué, dans certaines affections nerveuses où il faut produire une commotion, dans l'apoplexie et la paralysie sous l'influence d'un embarras de l'estomac, dans les affections traumatiques de l'encéphale, dans l'ingestion récente des poisons qui n'agissent pas directement, comme la plupart des caustiques le font. Il est des cas où le vomitif porte toute son action sur le tube intestinal, soit sympathiquement, soit en franchissant le pylore; dans ce cas il produit une forte purgation. Quelquefois son action se porte sur les reins, alors les urines deviennent copieuses, et dans certains cas il agit comme diaphorétique ou sudorifique. Ce moyen thérapeutique n'offre pas toujours les résultats que le médecin désirerait en obtenir. Souvent le médecin juge convenable d'unir l'ipécacuanha à l'émétique : ce mélange convient d'autant plus, que ces deux substances vomitives, souvent analogues dans leurs résultats, diffèrent par leur manière d'agir. La prudence et le tact médical doivent présider à l'administration de ce médicament actif, car ce remède héroïque, souvent utile, peut devenir une arme dangereuse entre des mains

inhabiles; en effet, que de gastrites ou gastroen-
térites sont devenues mortelles par l'emploi
des émétiques ; que de métastases, d'affections
mobiles ont déterminé des accidens graves;
que de sacs herniaires se sont étranglés par son
emploi ! Il est encore essentiel de bien apprécier l'influence que certains organes ont sur
d'autres, avant d'administrer un vomitif. On
sait, ou l'on doit savoir, qu'on fait vomir
difficilement, et que cela devient même quelquefois impossible dans certaines congestions
cérébrales; alors l'emploi primitif des sangsues, d'une saignée ou d'un autre dérivatif est
nécessaire pour obtenir des vomissemens.

POTIO VOMITORIA.

POTION VOMITIVE.

℞ *Radicis cephælis emeticæ* . . . *grana triginta.*
   Aquæ fontanæ. . . . . *uncias octo.*
   Dilue et adde
   Syrupi florum citri aurantii. . . . *unciam unam.*
   Misce.

℞ Ipécacuanha en poudre. . . . . gr. xxx.
   Eau . . . . ℥ viij.
   Délayez et ajoutez
   Sirop de fleurs d'oranger . . . . ℥ j.
   Mêlez.

Ce vomitif, inférieur en énergie a celui dont

nous venons de parler, se prend quand on veut déterminer des vomissemens modérés; on le préfère quand on ne veut agir que sur l'estomac; ainsi l'on ne peut remplacer l'ipécacuanha quand un vomitif est indiqué, dans une invasion dyssentérique, dans une fièvre muqueuse avec embarras de l'estomac, où des évacuations alvines augmenteraient l'état d'irritation ou de débilité si particulière à ces affections morbides. Cette racine pourrait avoir des inconvéniens dans les maladies où la plus légère impression excitante serait fâcheuse.

L'ipécacuanha, soumis à l'analyse par M. Pelletier, pharmacien et chimiste distingué, a produit une substance nommée *émétine*, soluble dans l'eau, d'une administration facile et d'une vertu non équivoque. Je l'ai employée plusieurs fois. Quand l'émétique est indiqué, l'émétine peut le remplacer même avec avantage. Dans un ouvrage de matière médicale, dont je m'occupe, je traiterai d'une manière plus étendue de tous les élémens simples médicamenteux.

ELECTUARIUM CATHARTICUM.
ELECTUAIRE CATHARTIQUE.

♃ *Pulpæ fructus tamarindi indi-*
cæ. . . . . } *ana semi un-*
Extracti cassiæ fistulæ. . . . } *ciam.*
Pulveris foliorum cassiæ sennæ. drachmas duas.
Misce in mortario marmoreo, dein-
dè adde
Syrupi florum violæ odoratæ . satis quantùm,
ut fiat electuarium molle.

♃ Pulpe de tamarin . . . .
Extrait de casse . . . . } āā ℥ ß
Poudre de séné . . . . ℥ ij.
Mêlez dans un mortier de marbre,
et ajoutez.
Sirop de violettes. . . . . q. s.
Pour former un électuaire.

On prescrit cet électuaire par cuillerée à café
que l'on répète deux ou trois fois dans le courant de la matinée, en laissant une heure d'intervalle entre chaque prise, quand on ne veut
que tenir le ventre libre ou produire deux ou
trois évacuations. Ce genre de purgatif convient
particulièrement aux tempéramens bilioso-
nerveux ou sanguins, où il faut toujours craindre d'irriter. Cette préparation conviendra
beaucoup quand il faudra évacuer le bas-ventre
d'un sujet atteint d'hématémèse, quand il s'a-

gira de ramollir les matières fécales de celui atteint d'hémorrhoïdes avec turgescence, ou avec un état en quelque sorte névralgique du rectum. Ce dernier cas pathologique, que j'ai observé souvent, m'a paru quelquefois dépendre d'une affection goutteuse vague. Une douleur articulaire survenue, sous l'influence des dérivatifs et la disparition de la douleur violente du rectum, n'a pas laissé de doute sur la justesse du diagnostic.

Il est à remarquer que les sédatifs ont beaucoup moins d'action sur les névralgies consécutives. Je l'ai observé dans le cas cité, et c'est en déplaçant la cause déterminante par un dérivatif que j'ai vaincu cette affection du rectum.

ALTERUM ELECTUARIUM CATHARTICUM.

AUTRE ELECTUAIRE CATHARTIQUE.

℞ *Pulveris radicis rhei palmati .*
———————— *convolvuli jalapæ. .* } *ana drachmas duas.*
——————— *carbonatis magnesiæ .*
Misce in mortario et adde
Syrupi è succo baccarum rhamni
cathartici. . . . . quantùm satis,
ut fiat electuarium molle.

℞   Rhubarbe en poudre. . . . . .
    Jalap . . . . } āā ℥ ij.
    Carbonate de magnésie. . . . .
  Mêlez dans un mortier, et ajoutez
    Sirop de nerprun . . . . q. s.
  pour former un électuaire.

La dose de cet opiat varie en raison des effets que l'on veut obtenir. Comme purgatif fort, il faudrait en donner à un adulte d'une constitution ordinaire, un gros et demi, deux ou trois fois dans la matinée, à une demi-heure d'intervalle ; après chaque prise, on boira une tasse de thé léger. On diminue la dose si l'on ne veut agir qu'en évacuant modérément, ou dans l'intention de continuer pendant quelques jours le médicament, pour produire un effet dérivatif ; on sent que la dérivation est augmentée quand le purgatif porte de l'irritation sur le tube intestinal. Cet opiat peut convenir dans les hydropisies, où souvent évacuer est le premier besoin ; dans les engouemens muqueux du tube intestinal, chez les phlegmatiques ; en général, dans tous les cas où il est bon de donner un peu de tonicité en purgeant, afin d'éviter l'affaiblissement, suite ordinaire de ces médications purgatives.

BOLI LAXATIVI.

BOLS LAXATIFS.

℞   *Pulpæ fructûs tamarindi indicæ* } *ana*   *semiun-*
     Extracti —— cassiæ fistulæ. } *ciam.*

Misce in mortario, posteà adde

    Pulveris carbonatis magnesiæ. satis quantùm,

ut fiant boli n°. viginti; involvantur

pulvere radicis iridis florentinæ.

℞   Pulpe de tamarin . . . . }
     Extrait de casse . . . . } āā ℥ ß

Mêlez dans un mortier, puis ajoutez

    Carbonate de magnésie. . . . . q. s.

pour faire vingt bols, qu'on rou=
lera dans la poudre d'iris.

Il est certaines affections du bas-ventre qui
réclament les évacuans, quoique cette médication soit en opposition avec leur caractère morbide. Ainsi un rhumatisme ou une goutte sur
la masse intestinale peut être un obstacle aux
évacuations; des spasmes simples des intestins
peuvent produire le même état; une constipation opiniâtre a pu favoriser une turgescence
sur la partie interne de l'intestin et le menacer
d'inflammation; dans ces cas on sent la nécessité de ne point irriter de nouveau ces organes;
cependant le séjour prolongé et l'accumulation
des matières fécales pourraient déterminer une

phlogose : c'est dans ces occasions que les laxatifs doux, de la nature de celui indiqué, devront
avoir la préférence. La forme de bol paraît assez convenable, surtout quand l'estomac refuse
les liquides ; à cet égard le médecin sait dans
son inspection clinique, donner la forme qu'il
juge convenable à sa prescription. Ce remède
convient, indépendamment des cas signalés,
aux tempéramens bilioso-muqueux ou nerveux,
si disposés à la constipation. La magnésie qui
entre dans sa composition corrige la propriété
acidule du tamarin, et celui-ci corrige l'austé-
rité terreuse de cet absorbant; au reste, l'estomac modifie aussi ces élémens médicamenteux.

BOLI CATHARTICI.

BOLS CATHARTIQUES.

℞　*Pulveris foliorum cassiæ sennæ. drachmas tres.*
　　——— *sulfatis potassii. . . . drachmas duas.*
　　Extracti fructûs cassiæ fistulæ. quantùm libet.
　　Tartratis antimonii et potassii
　　in aquâ soluti . . . . grana duo.
　　Fiant boli n°. viginti ; involvantur
　pulvere radicis glycyrrhizæ glabræ.

℞　Poudre de séné. . . . . ℨ iij.
　　Sulfate de potasse . . . . ℨ ij.
　　Extrait de casse . . . . q. s.
　　Tartre stibié dissous dans l'eau. gr. ij.
　Faites vingt bols, que vous roule-
rez dans la poudre de réglisse.

Quatre de ces bols, pris en deux fois à une heure d'intervalle, peuvent purger modérément un adulte d'une habitude ordinaire. Ce purgatif est assez doux ; l'extrait de casse corrige l'irritation topique du sulfate de potasse et modère l'action de la poudre de séné. Ce genre de médicament pourrait convenir, mais en l'administrant par petites doses, dans les cas où il faut donner un autre cours aux fluides qui tendent à se rendre aux mamelles pour former le lait. Cet effet physiologique est déterminé par l'action de ce léger purgatif qui agit comme dérivatif sur le tube intestinal. L'hygiène, la thérapeutique peuvent offrir à cette médication des moyens accessoires nécessaires dans certains cas. Au reste, la préparation évacuante dont il est question, convient, quand on veut purger ou tenir le ventre libre.

ALTERI BOLI CATHARTICI.

AUTRES BOLS CATHARTIQUES.

℞ *Pulveris proto-chlorureti hy-*
   drargiri (calomelas) . . . . *semidrachmam*
   ———— *tartratis antimonii, et*
potassii . . . . grana quatuor.
Misce in mortario marmoreo et
adde.

   Saponis officinalis. . . . . . . } *ana drachmas*
   Extracti rhei palmati. . . . . } *duas.*
Cum pilo fiat massa, et boli nº. vi-
ginti dividentur ; involvantur pulvere
radicis glycyrrhizæ glabræ.

℞ Muriate de mercure doux (calo-
   mélas). . . . . 3 ß
   Tartrate antimonié de potasse . gr. iv.
Mêlez dans un mortier de marbre
et ajoutez
   Savon officinal. . . . . } ãã 3 ij
   Extrait de rhubarbe . . . . . . }
Faites une masse, qu'on divisera en
vingt bols et qu'on enveloppera dans
de la poudre de réglisse.

Ces bols sont composés d'une substance qui
porte sur le système lymphatique une action stimulante, et provoque des évacuations (le calomélas, protochlorate de mercure) ; d'un sel émétique (tartre d'antimoine et de potasse), qui tend

à contracter et irriter légèrement le tube intestinal et l'estomac, ou à passer par la voie de la
circulation, d'où il porte son action médicatrice
sur les reins, en produisant des urines copieuses, ou sur les membranes muqueuses, en
favorisant les excrétions de ces organes, ou vers
la peau, en déterminant l'exhalation cutanée.
Quant au savon et à l'extrait de rhubarbe, ils
semblent être l'intermédiaire de l'action physiologique que peut déterminer ce mélange magistral, l'un en agissant sur le tube intestinal,
et laissant quelques nuances d'une vertu tonique, l'autre en passant dans la circulation et
produisant une excitation douce si propre à
l'appareil glanduleux et aux vaisseaux lymphatiques. Les anciens nommaient cette propriété
fondante, désobstruante, apéritive; et maintenant nous supposons une action stimulante
exercée sur le système lymphatique par un
agent chimique savonneux. Ces bols, dont on
peut prendre un ou plusieurs d'heure en heure
ou à des distances plus ou moins rapprochées suivant les cas, conviennent dans les engouemens atoniques du foie, de la rate et des
viscères du bas-ventre, dans les engorgemens
strumeux du mésentère; en un mot dans toutes
les affections où le système lymphatique est
débilité. Ces indications ne sont point contraires

à la médecine qui ne reconnaît pour cause qu'une inflammation, n'importe les degrés; mais, en pareil cas, les résultats ne sont dus qu'à une action dérivative qu'à opérée le remède purgatif.

PILULÆ PURGATIVÆ, DICTÆ DRASTICÆ.

PILULES DRASTIQUES.

℞ *Fructûs Jatrophæ curcatis* (vulg. pignons d'Inde.) . . . . *semidrachmam.*

Molli pistillo in mortario ferreo, et adde

Pulveris tenuissimi cambogiæ guttæ. . . . . *drachmam unam.*

——————————— *resinæ convolvuli jalapæ* . . . . *scrupula quatuor.*

Saponis officinalis . . . . *satis quantum,* *ut fiat massa in pilulas granorum quatuor dividenda, et involvantur foliis argenteis.*

℞ Pignons d'Inde. . . . . 5 ß.

Ramollissez dans un mortier de fer,
et ajoutez

Poudre très-fine de gomme gutte. 3 j.

—————————— de jalap. . . . . ℈ iv.

Savon officinal . . . . s. q.

Faites une masse que vous divise-
rez en pilules de quatre grains, et que
vous envelopperez de feuilles d'argent.

Ces pilules, très-purgatives, doivent être
prescrites avec une attention particulière, sans
laquelle il pourrait résulter des affections souvent plus graves que celles qui en auraient
commandé l'emploi ; toutes les idiosyncrasies
ne peuvent supporter ces drastiques. Les constitutions sèches, irritables, s'en trouvent toujours mal, même quand le cas pathologique
semble le réclamer. Au nombre des affections
contre lesquelles on peut les employer, je ci-
terai l'anasarque atonique des tempéramens
froids et muqueux, l'obésité, l'ascite, qui attaquent les tempéramens lymphatiques, et où des
évacuations copieuses soulagent et guérissent
quelquefois. Il est encore d'autres circonstances
où le médecin, aidé de son expérience, retire
aussi des drastiques de bons effets dérivatifs. Il
me semble que j'ai fait assez pressentir que la

gastrite et l'entérite surviendraient facilement
sous l'influence d'un tel médicament. La dose
ordinaire, mais qui doit varier en raison des
cas, est de trois à quatre pilules dans la
journée.

PILULÆ PURGATIVÆ ALOETICÆ.

PILULES PURGATIVES ALOÉTIQUES.

℞   *Aloës perfoliatæ soccotrinæ. . drachmam*
                                       unam.

   Saponis officinalis. . . . . . . satis quantùm,
   ut fiant pilulæ granorum duorum ;
   obvolvantur foliis aureis.

℞ Aloës succotrin . . . . ℥ j.
    Savon officinal . . . . q. s.
  Faites des pilules de deux grains,
que vous envelopperez dans des feuilles
d'or.

Ces pilules, que les empiriques ont nommées
Pilules de santé, parce qu'elles paraissaient
souvent produire des effets favorables, conviennent particulièrement pour faciliter les digestions laborieuses des estomacs muqueux, et
pour provoquer des évacuations chez les
mêmes sujets qui sont disposés aux constipations. Ainsi l'aloës, donné à petites doses,
agit en stimulant l'estomac, en provoquant
le mouvement péristaltique du tube intesti-

nal, en y excitant la tonicité; enfin, en purgeant, comme les drastiques, quand on le prescrit à des doses plus élevées. Tous les médecins savent que l'aloës produit par son usage prolongé des congestions ou fluxions hémorrhoïdales. Le thérapeutiste sait, en raison de cette propriété en retirer de grands avantages, quand il prévoit qu'une évacuation anale peut opérer un effet révulsif ou suppléer par cette hémorragie ou flux local, à une autre qui se manifeste sur un organe essentiel à la vie. L'aloës est en outre un vermifuge puissant; sa saveur extrémement amère peut en être la propriété spécifique, et sa vertu tonique, sa propriété prophylactique. Une ou deux excitent un peu l'estomac, facilitent la digestion et rendent l'appétit; trois purgent, un plus grand nombre peut amener une superpurgation.

Les constitutions bilioso - nerveuses ne se trouvent pas bien de leur emploi.

PILULÆ PURGATIVÆ, DICTÆ VERMI-
FUGÆ.

PILULES PURGATIVES, DITES VERMIFUGES.

℞ *Pulveris proto-chlorureti hydrar-*
giri . . . . *drachmam*
unam.
——— veratri sabadillæ . . . . . *grana viginti.*
——— seminum arthemisiæ con-
tra . . . . *drachmas duas.*
——— resinæ convolvuli scam-
monii . . . . *semidrach-*
mam.

Misce in mortario marmoreo, et
adde

Gelatinæ fuci helminthocorton . satis quantùm,
ut fiant pilulæ granorum sex, ob-
volvantur pulvere radicis glycyr-
rhizæ glabræ.

℞ Poudre de calomélas . . . . ℥ j.
——— de cévadille. . . . . gr. xx.
——— de semen contra . . . . . ℥ ij.
——— de scammonée . . . . . . ℥ ß.

Mêlez dans un mortier de marbre,
et ajoutez

Gelée de mousse de Corse. . . . . s. q.

Faites des pilules de six grains,
qu'on roulera dans la poudre de réglisse.

Cette préparation magistrale est employée

particulièrement contre les maladies vcrmineuses compliquées d'embarras muqueux intestinaux, qui nécessitent des médicamens purgatifs. Sous l'influence de ce médicament, on éprouve quelquefois des nausées; le calomélas produit cet effet. Les coliques sont quelquefois le résultat de l'ingestion de la scammonée et de la cévadille, les phlogoses et les vomissesemens seraient inévitables si les doses étaient trop fortes. Le semen contra et la gelée de mousse de Corse sont deux agens dont le caractère un peu excitant contribue à combattre l'état vermineux. Le semen contra est en quelque façon un spécifique en pareil cas, ainsi que le calomélas. La dose est de trois pilules le matin, à midi et le soir. On peut boire par-dessus une tisane analogue, comme celle faite avec la racine de fougère mâle, la tanaisie, etc., etc.

PULVIS PURGATIVUS, ALIQUANDO PEC-TORALIS.

POUDRE PURGATIVE ET QUELQUEFOIS PECTO-RALE.

℞ *Subhydrosulfatis antimonii* (oxidi
antimonii hydrosulfureti rubri)
(*kermès*). . . . . *grana sex.*
    Sacchari albi. . . . . *grana quadra-*
            ginta.

Tere in mortario, et dein adde pau-
latim miscendo
        Magnesiæ calcinatæ. . . . . . . *drachmas qua-*
            tuor.

Divide in sex doses.

℞ Oxide d'antimoine hydro-sulfuré
rouge (*kermès minéral*). . . . . . gr. vj.
    Sucre blanc . . . . gr. xl.
Broyez dans un mortier de porce-
laine, et ajoutez peu à peu en mêlant
Magnésie calcinée. . . . . ℥ iv.
Divisez en six paquets.

Cette préparation magistrale prescrite à la
dose d'une prise, deux ou trois fois dans la
journée, convient beaucoup pour purger les
vieillards. Son action a quelquefois le double
avantage d'évacuer des bronches, les crachats
ou les glaires accumulés, et de modifier l'état
mucoso-acide de l'estomac, il provoque plus
ou moins d'évacuations. Le résultat de cette

médication est presque toujours salutaire quand
l'application en est faite à propos. On sait que
le kermès est souvent incertain dans son action;
celle-ci est subordonnée à l'état des substances
qui se trouvent dans l'estomac : un état d'acidité lui enlève une partie de ses propriétés.

ALTER PULVIS PURGATIVUS ET ALI-QUANDO DIURETICUS.

AUTRE POUDRE PURGATIVE ET QUELQUEFOIS DIURÉTIQUE.

℞　*Pulveris radicis scillæ mariti-*
mæ. . . . . grana quinde-
cim.

——————— convolvuli jalapæ grana octo.

Misce in mortario, et paulatim
adde

Pulveris radicis rhei palmati. . drachmam
unam et semis.

Divide in octo doses.

℞　Scille en poudre . . . . gr. xv.
Jalap. . . . . gr. viij.
Mêlez dans un mortier, et ajoutez
Rhubarbe en poudre . . . . . . ℥ j ß.
Divisez en huit paquets.

Deux prises ingérées séparément au moyen
d'un véhicule convenable, et à la distance
d'une heure, peuvent purger un adulte. Ce
médicament magistral borne rarement son ac-

tion au tube intestinal; il provoque aussi les urines et favorise l'expulsion glaireuse de l'appareil respiratoire. Aussi cette préparation produira des effets favorables, quand avec le besoin de purger, il existe un état catarrhal chronique des muqueuses pulmonaires, comme chez les convalescens d'une fièvre muqueuse. Quand on veut moins purger qu'agir sur les bronches, pour atténuer leur état pathologique, on prend ces prises à des distances plus éloignées.

Je fais observer qu'il est rare qu'un médicament agisse sur différens systèmes à la fois. Je veux dire que les reins se ressentent peu de l'action de ce remède quand le tube intestinal est le siége des effets, ou que les bronches sont dans les mêmes conditions.

SPECIES PURGATIVÆ.

ESPÈCES PURGATIVES.

℞ *Folliculorum cassiæ sennæ. . . drachmas sex.*
Florum amygdali persicæ. . . drachmas duas.
——siccatorum rosæ centifoliæ. unciam semis-
sem.
Sulfatis sodæ . . . . drachmas tres.
Misce.

℞ Follicules de séné . . . . ℥ vj.
  Fleurs de pêcher. . . . . ℥ ij.
  —— sèches de roses pâles. . ℥ ß.
  Sulfate de soude. . . . . ℥ iij.
  Mêlez.

Ces espèces, que l'on peut faire infuser dans
un verre d'eau bouillante, pendant plusieurs
heures, pourront produire un verre médiocre
de colature, à laquelle on ajoutera, si l'on veut,
un peu de sucre. Cette préparation peut toujours
remplacer la potion purgative quand il s'agit
d'évacuer. On ne prescrit les espèces que lorsque
l'éloignement ne permet pas de préparer de
suite une médecine. Dans certains cas, on peut
ajouter des amers; dans d'autres, des acides
végétaux. La dose indiquée de ce médicament
est convenable pour un adulte, on la diminue
ou on l'augmente en raison des âges, des tempéramens et des causes particulières.

ALTERÆ SPECIES PURGATIVÆ.

AUTRES ESPÈCES PURGATIVES.

℞ *Foliorum cassiæ sennæ* . . . . *uncias duas.*
  Florum sambuci nigræ. . . . . *semiunciam.*
  Radicis polypodii vulgaris. . . . *drachmas sex.*
  Excide et misceantur.

℞ Feuilles de séné. . . . . ℥ ij.
    Fleurs de sureau. . . . . ℥ ß.
    Racine de polypode. . . . . ℨ vj.
Coupez et mêlez.

Avec une demi-once de ces espèces, on prépare une chopine d'infusum que l'on sucre à volonté, et que l'on prend chaud par verre dans la matinée, d'heure en heure. Quoique la dénomination de cette préparation soit spéciale, elle n'exclut point ses propriétés purgatives légères, convenables dans bien des cas. L'action des substances excitantes peut servir dans certaines occasions, soit à favoriser une diaphorèse, sans doute difficile, quand on a porté une irritation sur le tube intestinal, soit à opposer à l'effet du froid sur la peau une réaction convenable.

Iʳᵉ DIVISION.

MÉDICAMENS INTERNES.

Médication calmante et narcotique.

Les maladies dont les symptômes atteignent
la vie de relation, réclament assez souvent l'u-
sage des calmans et des narcotiques. Une névralgie quelconque exige des calmans; on les
approprie à la somme de sensibilité que le cas
pathologique présente. Pour étudier l'action
des médicamens de cette classe, il faut bien apprécier les effets que ces agens thérapeutiques
produisent : les uns ralentissent un peu l'action
du cœur, les autres l'augmentent sensiblement
et produisent vers la tête une disposition con-
gestive et même une véritable congestion; l'état
de sédation du cerveau, qui est souvent la suite
de leur administration est une cause puissante
de la stase du sang dans l'organe encéphalique.

Des diverses manières d'agir des substances
calmantes et narcotiques, naissent cette foule
d'aberrations qui accompagnent cette médication. On doit considérer ces remèdes comme
agissant directement ou indirectement sur le
cerveau, et modifiant les propriétés de la vie animale. Rien n'est absolu dans la nature des êtres

vivans ; c'est ce que je me croirai autorisé à répondre aux critiques en énumérant les substances médicamenteuses dont les vertus sont bien connues, mais dont les effets ne sont pas toujours constans.

D'après mes observations, les tempéramens sanguins, bilieux et bilioso-sanguins se trouvent ordinairement mal de l'usage des soporifiques, ainsi que les tempéramens sanguins lymphatiques ; mais chez ceux dont le système nerveux ou lymphatique est prédominant, les narcotiques , ou sédatifs quand ils sont indiqués, amènent des résultats favorables.

POTUS VEL PTISANA SEDANS.

BOISSON OU TISANE CALMANTE.

℞   *Decocti lactucæ sativæ*. . . . . . *libras duas.*
     Syrupi gummi arabici . . . . *uncias duas.*
     Guttarum Rousseau . . . . . . *guttas sex.*
Misce.

℞   Décoctum de laitue. . . . . ℔ ij.
     Sirop de gomme arabique . . . . ℥ ij.
     Gouttes de Rousseau . . . . . . gtt. vj.
Mêlez.

On peut prendre dans les vingt-quatre heures trois ou quatre livres de cette boisson, sans craindre l'effet soporifique. Car les douze à seize gouttes d'opium de Rousseau, délayées d'une aussi grande quantité de liquide, perdent beaucoup de leur propriété spécifique. Au reste , la

quantité en est peu considérable, surtout si l'on
considère l'espace de temps. On la boit par
quart de verre, de demi-heure en demi-heure ;
la dose doit varier en plus ou en moins relativement aux circonstances cliniques. Cette préparation convient particulièrement lorsqu'il s'a-
git de modérer l'exalation sanguine et l'irritation
nerveuse. Par conséquent les hémorrhoïdes ,
les hémoptysies, le flux diarrhoïque, les douleurs
spasmodiques des voies alimentaires et intestinales réclament son usage , comme diverses
affections sanguines et nerveuses où il est nécessaire de modérer une irritabilité qui provoque le cours du sang artériel.

APOZEMA VEL DECOCTUM COMPOSITUM SEDANS.

APOZÈME OU DÉCOCTUM COMPOSÉ SÉDATIF.

℞   *Capitum papaveris albi absque*
seminibus contusorum . . . . . . *semiunciam.*
Foliorum siccatorum solani ni-
gri. . . . . *drachmam*
semissem.

Aquæ fontanæ. . . . . *libras duas.*
Coque ad remanentiam semilibræ ;
posteà infunde per quadrantem ho-
ræ.
Foliorum siccatorum lauri ce-
rassi excisi. . . . . *drachmas duas.*
Deinde cola et misce
Syrupi stigmatum croci sativi. . . *uncias tres.*

℞ Têtes de pavot blanc sans se-
mences et contusées. . . . . ℥ ß.
   Feuilles sèches de morelle . . . 3 ß.
   Eau de fontaine . . . . ℔ ij.
Faites bouillir jusqu'à réduction
d'une demi-livre ; ensuite faites infu-
ser pendant un quart d'heure
   Feuilles sèches de laurier-cerise . 3 ij.
Passez, et mêlez
   Sirop de safran. . . . . ℥ iij.

Le médecin doit préférer ce médicament
sédatif quand il faut agir sur l'irritabilité
nerveuse plutôt que sur une affection qui réclame indépendamment du calme une vertu
spécifique : ainsi il conviendra parfaitement
dans diverses maladies du système lymphatique
où il faut calmer et combattre la maladie à
l'aide des remèdes puisés dans la classe des
narcotiques.

POTIO SEDANS VEL SOMNIFICA.

POTION SÉDATIVE OU SOMNIFÈRE.

℞ *Acidi borici . . . . grana viginti.*
   Tere cum saccharo . . . . aliquot grana.
 Et adde paulatim miscendo
   Infusi florum tiliæ Europeæ. . uncias quatuor,
   Syrupi diacodii . . . . semiunciam.
   Nitratis potassii . . . . grana duode-
                             cim.

℞   Acide borique . . . . gr. xx.
      Broyez avec le sucre et ajoutez
peu à peu en mélangeant
      Infusum de fleurs de tilleul . . ℥ iv.
      Sirop de diacode. . . . . ℥ , ß.
      Nitrate de potasse. . . . . gr. xij.

On donne une cuillerée ou une demi-cuil-
lerée à bouche de cette potion d'heure en heure, ou de deux heures en deux heures, toutes
les fois qu'il faut déterminer une médication
anodine. Les affections spasmodiques, sténiques ou asthéniques, les irritations nerveuses
consécutives d'une excitation cérébrale, les
accidens qui émanent d'une aberration nerveuse ou d'une lésion organique et trauma-
tique, requièrent ce moyen thérapeutique. Dans
les cas où il y a névralgie, on augmente l'a-
gent opiacé, puisqu'il s'agit de diminuer le
sentiment de la douleur. Dans le cas de névrose,
il faut, au contraire, y associer des agens anti-
spasmodiques, comme le camphre, l'assa-fœtida, le musc, etc., si le cas pathologique est
asthénique ; les débilitans comme les bains
tièdes, la saignée, les boissons douces délayantes, s'il est sténique. Il est certaines affections
nerveuses qui exigent une médication excitante et calmante très-prononcée, comme le
tétanos et certaines névralgies encéphaliques

et faciales etc., etc. Nous sommes cependant d'avis qu'on doit tenir compte dans tous les cas possibles de l'état général des sujets, dussé-je ici fronder l'opinion des praticiens qui croient que les accidens convulsifs, comme les accès de fièvre dite pernicieuse qui revêtent les symptômes nerveux, ainsi que les tétanos ou autres névroses ou névralgies, ne peuvent pas trouver dans une médication anti-phlogistique un secours puissant quand la constitution individuelle l'exige. Au reste, dans des cas insidieux où les symptômes nerveux graves semblent à tout moment compromettre la vie, la coïncidence des anti-spasmodiques stimulans et des anti-spasmodiques débilitans promet quelquefois des succès que la médecine raisonnée a droit d'espérer.

La chimie moderne nous offre des préparations opiacées nouvelles telles que la morphine et l'acétate de morphine.

L'expérience nous a appris combien il est essentiel que le praticien soit prudent autant dans leur application que dans leur mode de prescription.

POTIO NARCOTICA.
POTION NARCOTIQUE.

℞ *Extracti foliorum aconiti na-*
pelli . . . . grana sex.
—————— atropæ belladonæ. grana duo.
—————— digitalis purpureæ. grana octo.
Solve in aquæ stillatæ pruni
lauro-cerasi. . . . . unciis quatuor.
Adde syrupi diacodii è Codice
Parisiensi. . . . . unciam unam
et semis.

Misce.

℞ Extrait de feuilles d'aconit napel. gr. vj.
—————— de belladone. gr. ij.
—————— de digitale pourprée. gr. viij.
Faites fondre dans l'eau distillée
de laurier-cerise. . . . . ℥ iv.
Ajoutez sirop de diacode du Co-
dex de Paris . . . . ℥ ß.
Mêlez.

Cette potion se prend par cuillerée ou demi-
cuillerée à bouche de quatre heures en quatre
heures, dans toutes les maladies où les systèmes lymphatique et nerveux sont plus particulièrement affectés, dans les cas où il faut
modérer l'action du système vasculaire à sang
rouge. C'est sans doute à l'aide de ces moyens
que l'on obtient certains avantages dans les

affections tuberculeuses où les tubercules ne sont
pas encore ramollis , comme dans certains engorgemens strumeux. Dans ces cas morbides, il
est souvent nécessaire de modérer la sensibilité nerveuse : c'est sans doute par des moyens
thérapeutiques administrés d'après cette considération , que l'on a tant obtenu de succès
dans les maladies où tout annonçait un état
pathologique tuberculeux du poumon , du mésentère, du foie , etc. Peut-être que la per-
sévérance et plus de confiance dans ces remèdes, que de célèbres médecins ont regardés
comme agissant spécialement sur les vaisseaux
lymphatiques, rendraient un grand service aux
malades qui sont menacés d'une dégénéres-
sence squirrheuse, cancéreuse, etc., etc.

OPIATUM SEDANS.

OPIAT CALMANT.

℞ *Extracti lactucæ virosæ. . . . . drachmas duas.*
— *stipitum solani dulcamaræ. semiunciam.*
Pulveris compositi Doweri . . drachmam
unam.

Syrupi capitum papaveris albi. quantum satis
ut fiat opiatum molle.

℞ Extrait de laitue vireuse. . . . ℨ ij.
——— de tiges de douce-amère. ℥ ß
Poudre composée de Dower. . . ℨ j.
Sirop de pavot blanc. . . . . . q. s.
pour faire un opiat mou.

On prendra le matin, à midi et le soir, à quelques heures de distance des repas, un demi gros de cette préparation. La dose est susceptible d'être augmentée comme d'être diminuée. On prescrit ce médicament dans les maladies cutanées où il faut agir sur les vaisseaux blancs et porter une action sédative sur le système nerveux. Une effet diaphorétique arrive assez souvent sous l'influence de cette préparation.

BOLI SEDATIVI.
BOLS SÉDATIFS.

℞ *Pulveris olei concreti lauri cam-*
phoræ . . . . drachmam
unam.
Acidi borici. . . . . semidrachmam.
Extracti opii soluti in aliquot
guttis aquæ . . . . grana sex.
Pulveris radicis althææ offici-
nalis. . . . . drachmas duas.
Extracti radicis tritici repentis, quantùm satis,
ut fiant boli n°. octodecim ; invol-
vantur pulvere lycopodii.

℞ Camphre en poudre. . . . . . . ℥ j.
   Acide borique . . . . ℥ ß .
   Extrait d'opium dissous dans un
peu d'eau. . . . . gr. vj.
   Poudre de racine de guimauve. ℥ ij.
   Extrait de chiendent. . . . . . q. s.
pour faire xviij bols ; les envelopper
de poudre de lycopode.

On fera usage d'un, de deux ou de trois de
ces bols dans la journée ou le soir ; on les prend
assez souvent tous à la fois. Leur action médicatrice est de calmer et de porter au sommeil; ainsi,
quand on veut des résultats hypnotiques, on
peut recourir à cette préparation. Les adjuvans
non somnifères ont une propriété adoucissante;
tempérante ; ainsi cette préparation peut être
donnée quand, avec le besoin de calmer les
douleurs, on ne veut pas trop exciter. Dans
la blennorrhagie (état sous-aigu) on prescrit
ce moyen pour empêcher l'érection, quand
celle-ci est douloureuse : ainsi nous convenons
que l'union du camphre avec l'opium, quoique ayant quelquefois des vertus excitantes,
produit assez souvent une sédation des organes
génitaux.

PILULÆ NARCOTICÆ.
PILULES NARCOTIQUES.

℞ *Acetatis hydrargiri pulverisati. grana novem.*
Extracti foliorum hyosciami ni-
gri. . . . . grana viginti.
———————— aconiti napelli . grana octode-
cim.
Guttarum è Rousseau . . . . . drachmam
unam.
Extracti conii maculati. . . . grana octoginta.
Pulveris ejusdem. . . . . . . satis quantùm
ut fiant pilulæ n°. septuagingta
duæ; involvantur pulvere radicis
glycyrrhizæ glabræ.

℞ Acétate de mercure en poudre. gr. ix.
Extrait de feuilles de jusquiame
noire. . . . . gr. xx.
————————— d'aconit napel. gr. xviij.
Gouttes de Rousseau. . . . . . ℨ j.
Extrait de ciguë . . . . gr. lxxx.
Poudre. *Idem* . . . . s. q.
pour faire lxxij pilules. Les envelopper de poudre de réglisse.

La dose de ces pilules, quand on n'a point
l'habitude des narcotiques, est de trois à la
fois, matin et soir; mais cette dose, faible
d'abord, ne tarde pas à être augmentée. Au
bout d'un certain temps, la quantité des pilules peut être doublée, triplée et même qua-

druplée. Ce médicament magistral est recommandé dans les engorgemens non squirrheux
des glandes du sein et de l'utérus, ou dans
les tumeurs de ce viscère quand elles ne sont
pas sous l'influence d'un état inflammatoire
qui alors réclamerait les émolliens et les anti-
phlogistiques. Généralement l'on a remarqué
qu'à l'intérieur comme à l'extérieur, ce remède semble avoir plus de succès quand les
sujets sont éminemment lymphatiques.

Dans notre pratique nous avons obtenu, à
l'aide du repos et de l'usage de ce médicament, la disparution d'une tumeur extrêmement volumineuse, de nature fibreuse, qui
occupait toute la partie antérieure du corps de
la matrice.

PILULÆ SEDANTES ET HYPNOTICÆ.

PILULES SÉDATIVES ET HYPNOTIQUES.

℞ *Extracti papaveris somniferi*
exotici . . . . grana sex.
Massæ pilularum cynoglossæ. drachmam
unam.

Subige accuratè et fiant pilulæ
n°. octodecim. Involvantur foliis ar-
genteis.

℞ Extrait d'opium. . . . . gr. vj.
     Masse de pilules de cynoglosse. ℥ j.
     Mêlez avec soin et faites xviij pilu-
qu'on argentera.

On prend une de ces pilules pour favoriser
le sommeil, pour calmer une douleur plus ou
moins vive, mais facile à céder ; pour combattre une toux d'irritation ; pour diminuer la
sécrétion muqueuse qui entretient la toux dans
les catarrhes chroniques, dans les rhumatismes :
et à toutes les périodes, le malade se trouve
bien des préparations opiacées; dans l'état aigu,
elles concourent fort bien à la médication calmante, avec la saignée, les bains et les émolliens ou tempérans. La dose varie en raison des
effets que l'on veut obtenir et des affections que
l'on a à combattre. Cette sorte de préparation
convient peu aux personnes sujettes à la constipation. Elle agit aussi assez souvent comme
diaphorétique ; quand cet effet a lieu, les
avantages de ce médicament sont évidens, et
sont plus salutaires, les affections douloureuses
et spasmodiques cèdent alors plus facilement.

PILULÆ NARCOTICÆ.

PILULES NARCOTIQUES.

℞ *Extracti opii dicti gummosi.* . *drachmam*
unam.

Pulveris ejusdem. . . . . *satis quantùm*
ut fiant pilulæ grani unius ; obvol-
vantur pulvere radicis glycyrrhizæ
glabræ.

℞ Extrait d'opium dit gommeux . ℨ j.
Poudre du même. . . . . s. q.
pour faire des pilules d'un gr. Les
envelopper de poudre de réglisse.

Comme on n'emploie ces pilules que quand
il faut diminuer de violentes douleurs, comme
celles d'un cancer ulcéré , d'un tic douloureux,
ou de toute autre névralgie insupportable , la
dose doit varier, 1°. en considérant l'état ration-
nel d'une médication narcotique ; 2°. en raison
de la violence des douleurs ; 3°. en raison du
sujet sur lequel les narcotiques opiacés sont
employés.

PULVIS NARCOTICUS.
POUDRE NARCOTIQUE.

℞ *Pulveris foliorum atropæ bella-*
donæ . . . . *semigranum.*

—————————— *digitalis pur-*
pureæ . . . . *grana quatuor.*

Extracti hyosciami nigri . . . *grana duo.*

Tere et adde paulatim miscendo
accuratè

Sacchari albi pulverisati. . . . *grana decem.*

℞ Poudre de feuilles de belladone. gr. $\frac{1}{2}$.

—————————— de digitale . . gr. iv.

Extrait de jusquiame. . . . . . gr. ij.

Broyez et ajoutez peu à peu en
mélangeant avec soin.

Sucre blanc. . . . . gr. x.

On fait prendre cette prise à un adulte, quand
on veut combattre certaines névroses et ralentir la circulation du sang, comme dans la
névrose de la respiration et de la circulation.
L'union du musc déterminerait une action
beaucoup plus anti-spasmodique, annoncée assez souvent par des sueurs, quand toutefois
un excitant peut convenir. Cette prise peut
être répétée plusieurs fois dans les vingt-quatre
heures. Ses effets calmans ont un avantage
particulier sur l'opium dans certains cas, en ce
qu'elle détermine moins vite la constipation.
Nous avons obtenu de bons résultats de l'emploi

de ce remède dans certaines affections herpétiques avec prurit insupportable; surtout dans les dartres squammeuses humides et dans les furfuracées qui siégent sur des parties abondamment pourvues de tissu cellulaire.

PULVIS SEDANS.

POUDRE SÉDATIVE.

℞   *Pulveris extracti opii . . . . . . grana quatuor.*
    ———— compositæ Doweri . . grana octoginta.
    ———— acidi borici . . . . . grana quadra-
                             ginta.

Misce, et fiat pulvis dividenda in octo doses.

℞   Poudre d'extrait d'opium . . . . gr. iv.
    ————de Dower. . . . . ʒ j. et gr. viij.
    ————d'acide borique. . . . . gr. xl.
Mêlez et divisez en huit prises.

Le médecin prescrit une de ces prises tous les soirs, aux sujets atteints d'affections rhumatismales non inflammatoires. Il fait accompagner ce remède d'une quantité copieuse de boissons sudorifiques bien chaudes, quand l'ingestion est faite depuis assez de temps et que l'effet calmant est sur le point de se manifester. Une transpiration considérable est souvent le résultat de l'usage de cette poudre. Cette préparation convient en outre dans tous les cas où il faut procurer du calme et du sommeil.

17

PULVIS SEDANS ET ASTRINGENS, DICTUS CONTRA SUDORES.

POUDRE SÉDATIVE ET ASTRINGENTE, DITE CONTRE LES SUEURS.

℞   *Acetatis plumbi.* . . . .⎫ *ana drachmam*
     Nitratis bismuthi loti . . . . . .⎬   *semissem.*
     Pulveris gummi arabici. . . . *drachmas duas.*
     Guttarum abbatis Rousseau . . *guttas viginti.*
Misce et divide in octo doses.

℞   Sel de Saturne . . . .⎫
     Magistère de bismuth. . . . . .⎬ ãã ℥ ß.
     Poudre de gomme arabique. . . ℥ ij.
     Gouttes de l'abbé Rousseau. . . gtt. xx.
Mêlez et divisez en huit doses.

On prend une de ces doses le soir; on peut augmenter la quantité des composans; elles sont
indiquées, et on les continue avec un changement progressif, en plus, pendant quelques
jours à condition de ne point dépasser la double dose, particulièrement quand on veut réprimer les sueurs nocturnes assez ordinairement
colliquatives, quand elles surviennent aux malades atteints d'une lésion organique du poumon, et disposés au marasme.

Les observations cliniques de quelques médecins et celles qui me sont particulières,
m'autorisent à croire que c'est un excellent

moyen pour combattre la transpiration excessive qui marche à la suite d'une fièvre hectique. On peut retirer aussi quelques avantages
de ce médicament dans la leucorrhée chronique.

IIe. DIVISION.

MÉDICAMENS EXTERNES.

Considérations sur la thérapeutique externe.

Les anciens médecins qui se sont fait remarquer le plus par l'esprit d'observation nous ont fait connaître les avantages qu'on pouvait retirer des moyens thérapeutiques externes dans la plupart des maladies. Ils les auraient préconisés bien autrement encore, s'ils eussent été initiés dans les connaissances anatomiques et physiologiques. Mais il appartenait aux médecins de notre temps de dépouiller la médecine ancienne des préjugés qui affaiblissent le mérite des observations qu'elle nous a transmises, et de faire faire à l'art de guérir tant de progrès depuis un demi-siècle. C'est donc à nous, éclairés par les sciences qui viennent aider cet art difficile, au premier rang desquelles se trouvent l'anatomie et la physiologie, d'établir la thérapeutique sur les bases solides qu'elles nous fournissent, afin de pouvoir juger de l'influence de la vie animale sur la vie organique et de celle-ci sur l'autre ; de pouvoir déterminer le siége des sympathies dont le grand rôle est encore loin d'être bien connu , ainsi que les rapports qui existent entre des tissus qui sont de même nature bien que contenus dans des cavités et des parties bien différentes, comme les tissus muqueux, séreux et cellulaires, etc.; de tenir compte de l'action de la peau sur les organes internes, et particulièrement sur l'appareil respiratoire; de connaître la co-relation des viscères, ainsi que les symptômes que chacun d'eux présente dans l'état de maladie, soit d'une manière idiopathique ou sympathique, soit avec des caractères évidens ou occultes.

Ainsi, guidés par l'étude de l'organisation soumise à un jeu de relation, de sympathie, d'action, de réaction, nous pouvons beaucoup mieux que ceux qui ont précédé la grande révolution médicale, tracer un traitement fondé sur la valeur des symptômes; et suivant cette marche indiquée par nos connaissances physiologiques, préférer suivant les cas l'emploi des moyens externes, ou bien indiquer les circonstances dans lesquelles les moyens internes devront concourir avec les premiers au but proposé.

Qui contestera les effets salutaires produits par les bains tièdes simples ou rendus émolliens, par les cataplasmes, les fomentations, les lotions ou embrocations de même nature, par les saignées locales ou générales, dans les phlegmasies des organes extérieurs ou intérieurs, dans l'angine, la pneumonie, la pleurésie, l'hépatite, la néphrite, la gastrite, la céphalite, la métrite, la péritonite, etc. et leurs complications? Dans ces occasions les applications topiques ne semblent agir que par contiguité ou par transmission d'un élément aqueux émollient, dans l'économie générale, ainsi que par la faculté de maintenir sur les parties une chaleur douce qui est relâchante.

Qui pourrait mettre en question les avantages presque constans des rubéfians, des vésicans, des moxas, du fer incandescent, des sétons, des cautères, des ventouses sèches ou scarifiées, des fluides électrique, galvanique, magnétique, de l'insolation, de l'urtication, des douches, des fumigations aromatiques, des applications sulfureuses, mercurielles, ammoniacales, camphrées, de l'application de la glace, comme des topiques opiacés, cicutés, etc. dans les rhumatismes et les gouttes chroniques, les névralgies ou névroses, les apoplexies ou paralysies, les caries, les engorgemens, les tumeurs blanches, les dégénérescences des tissus, les épanchemens articulaires, les leuco-phlegmasies, les œdèmes, les exostoses, les ankyloses commençantes, les dartres, les gales, les hémorrhagies, les atrophies, etc., etc.

De la Médication excitante, astringente, détersive et résolutive.

Les agens médicamenteux qui jouissent de ces propriétés doivent appartenir à la classe des toniques, excitans, astringens, ou stimulans ; s'il existe une différence dans le mode d'application, elle tient quelquefois à la nature délétère du remède. Au reste, l'avantage est souvent en faveur des remèdes externes, les effets sont en quelque façon immédiats et ne sont plus occultes. Certes on ne peut révoquer en doute l'impression d'un astringent sur un tissu organique à découvert, d'un excitant ou stimulant sur une surface vivante. Ne voit-on pas tous les jours des angines naissantes guérir sous l'action d'un remède astringent acidulé, des ophtalmies avorter de la même manière, un phlegmon disparaître sous l'application d'un topique fortement répercussif, une brûlure perdre une grande partie de l'intensité de ses symptômes inflammatoires par l'application d'un topique froid soutenu autant qu'il le faut ? Si les excitans ont un moment de succès, dans l'invasion de certaines maladies externes aiguës, il est bien court : rarement le praticien est appelé dans un temps assez opportun pour qu'il puisse les mettre en usage ; il n'en est pas de même dans les inflammations sub-aiguës et chroniques ; les excitans, astringens, détersifs et résolutifs, offrent à la thérapeutique des ressources assez puissantes contre ces affections trop souvent incurables.

Ire. SECTION.

Des remèdes à introduire ou à injecter.

GARGARISMA TONICUM.

GARGARISME TONIQUE.

℞ Mellis rosati. . . . . *uncias duas.*
Decocti levis corticis cinchonæ
officinalis. . . . . *uncias sex.*
Hydrochloratis ammoniæ . . . *grana decem.*
Solve et misce.

℞ Miel rosat. . . . . ℥ ij.
Décoction légère de quinquina. ℥ vj.
Hydrochlorate d'ammoniaque
(sel ammoniac). . . . . gr. x.
Faites dissoudre et mêlez.

Ce gargarisme, que l'on peut employer d'heure en heure, ou à des époques plus éloignées, convient lorsqu'il s'agit de combattre certaines ulcérations atoniques de la bouche, du pharinx et de tous les organes que cette préparation peut atteindre. Elle est utile dans le relâchement de la luette, dans la tuméfaction asthénique des amygdales, dans l'angine œdémateuse , polypeuse , gangréneuse ; dans le ptyalisme, suite du relâchement des organes sécréteurs de la salive ; dans l'affection scorbutique des gencives sans phlogose aiguë; dans l'inflammation chronique de la muqueuse buccale.

Il est des cas où ce gargarisme doit être aidé de moyens plus actifs ; ainsi l'angine gangréneuse réclame, intérieurement comme extérieurement, le kina, le camphre, l'hydrochlorate d'ammoniaque, le vin et d'autres excitans. Les ulcérations qui tiennent à des vices spéciaux veulent des traitemens généraux. Dans l'angine polypeuse, l'ablation des parties malades devient nécessaire; dans celle dite œdémateuse , une potion alcoolique aromatique doit augmenter l'action excitante de la médication externe.

L'action physiologique de ce médicament est de déterminer, sur les parties lésées, une plus forte excitation des propriétés vitales et d'user de tous les moyens favorables pour vaincre l'agent morbifique qui produit leur destruction ou leur dégénération. Par l'usage de ces moyens la muqueuse est excitée, l'action des vaisseaux rouges ou blancs se réveille, l'engouement atonique se dissipe, soit par résolution, soit par la chute d'une escarre, soit par une ablation; et souvent les organes lésés sont ramenés à leur état primitif, quand il n'y a pas eu perte de substance trop considérable.

GARGARISMA ASTRINGENS ET RESOLUTI- VUM.

GARGARISME ASTRINGENT ET RÉSOLUTIF.

℞ Syrupi è succo fructuum mori
nigræ . . . . unciam unam.
Infusi foliorum agrimoniæ eu-
patoriæ . . . . uncias sex.
Acidi sulfurici aquosi. . . . . guttas quindecim.

Misce.

℞ Sirop de mûres. . . . . ℥ j.
Infusion d'aigremoine . . . . . ℥ vj.
Acide sulfurique aqueux. . . . . gtt. xv.
Mêlez.

Ce gargarisme est le plus souvent employé pour faire avorter une inflammation des parties de la gorge avec lesquelles il peut être mis en contact. On doit l'employer souvent, et prolonger son action topique le plus qu'on peut; il exerce une astriction sur les capillaires engorgés. Il en résulte souvent une disparition des symptômes inflammatoires quand toutefois l'application en a été faite en temps opportun. On doit sentir qu'il faut aussi combattre la cause déterminante de la maladie et y joindre les moyens thérapeutiques généraux convenables, soit les anti-phlogistiques, soit les dérivatifs, lorsqu'il s'agit d'éloigner une affection mobile et de combattre une diathèse phlegmasique. Presque toutes les angines inflammatoires à leur naissance, sont combattues avec succès par l'usage de ce gargarisme.

GARGARISMA EXCITANS.

GARGARISME EXCITANT.

℞ *Infusi foliorum salviæ minoris*
vel majoris. . . . . *uncias quinque.*
Tincturæ corticis cinchonæ offi-
cinalis. . . . . *semiunciam.*
Syrupi e succo fructuum mori
nigræ . . . . *semiunciam.*
Misce.

℞ Infusion de sauge. . . . . ℥ v.
Teinture de quinquina. . . . . } āā ℥ ß.
Sirop de mûres. . . . . }
Mêlez.

Les affections particulières à la gorge demandent des moyens thérapeutiques assez variés; les cas qui réclament les excitans ne sont

pas rares. Les maladies atoniques de la gorge
sont d'autant plus nombreuses que les causes
débilitantes en sont plus multipliées ; en effet,
les impressions irritantes, si souvent répétées sur
l'organe buccal et ses annexes, comme celles
produites par les vins plus ou moins généreux,
les liqueurs plus ou moins irritantes, les épices
plus ou moins âcres; la chaleur souvent très-forte
ou le froid souvent vif, produisent dans ces parties un état d'atonie consécutif. Sous l'influence
de ces agens irritans, l'organe s'émousse, la pâleur des gencives, des tonsilles, de la luette, etc.,
annonce qu'un état d'atonie a succédé à une
excitation trop forte ; on a détruit la sensibilité,
et quand celle-ci est nulle, la tonicité diminue ; or il faut par une médication convenable
rendre du ton à cet organe, lui faire éprouver
de nouvelles impressions , et préférer pour cela
les agens médicamenteux autant toniques que
stimulans; c'est dans cette vue médicatrice
que l'on peut employer ce gargarisme : on doit
en faire l'application à plusieurs reprises dans
la journée. On peut combattre avec ce moyen
non - seulement le relâchement des organes
buccaux, mais aussi les ulcérations atoniques de
la syphilis , du scorbut, la gangrène, etc., etc.

GARGARISMA ASTRINGENS.
GARGARISME ASTRINGENT.

℞ *Decocti corticis quercûs roboris uncias quatuor.*
    Mellis rosati. . . . . uncias duas.
    Acidi hydrochlorici (acidum mu-
    riaticum). . . . . *guttas octo.*
    Misce.

℞ Décoctum d'écorce de chêne. . . ℥ iv.
    Miel rosat . . . . ℥ ij.
    Acide hydrochlorique (*acide mu-*
    riatique.). . . . . gtt. viij.
    Mêlez.

L'emploi de ce gargarisme est indiqué toutes les fois que la bouche et la gorge présentent un état d'atonie, résultat assez ordinaire d'une inflammation chronique de la membrane muqueuse qui les tapisse. Les symptômes les plus ordinaires de cet état pathologique sont le gonflement de la membrane muqueuse qui est gorgée de mucosités, la couleur blafarde de cette membrane, une déglutition gênée, une voix voilée. On conçoit qu'en pareil cas un gargarisme légèrement astringent offre l'avantage de pouvoir resserrer le tissu relâché, de diminuer la sécrétion muqueuse et réprimer par-là une irritation chronique qui tend assez souvent avec le temps à dégénérer, et à constituer une lésion organique ; on obtient aussi souvent des succès de l'emploi du nitrate d'argent fondu pour cautériser les engorgemens des membranes muqueuses, suite de leur inflammation chronique. Cette application promet encore du succès dans la phlegmasie chronique de la muqueuse qui tapisse la luette, les tonsilles, le pharinx, etc., etc.

GARGARISMA SEU COLLUTOR EXCITANS DICTUM ANTISEPTICUM.

GARGARISME OU COLLUTOIRE EXCITANT DIT ANTI-SEPTIQUE.

℞   *Vini corticis cinchonæ officinalis* . . . . *uncias sex.*
　　Tincturæ myrrhæ. . . . . *drachmas tres.*
　　Mellis rosati. . . . . *unciam unam.*
Misce.

℞   Vin de quinquina . . . . ℥ vj.
　　Teinture de myrrhe. . . . . . ʒ iij.
　　Miel rosat. . . . . ℥ j.
Mêlez.

Ce gargarisme s'emploie froid ou tiède; il est essentiel de le faire tenir assez long-temps vers les parties malades afin que son action puisse être plus considérable; si par hasard il arrivait que le malade ne pût supporter ce liquide dans la bouche, on le lui injecterait. Cette préparation, d'un bon usage dans les affections atoniques de la gorge, convient plus spécialement dans les angines gangréneuses; il n'est pas nécessaire de dire que dans des maladies aussi graves le médecin ne doit pas s'en tenir à ce seul moyen.

GARGARISMA STIMULANS VEL COLLUTOR.

GARGARISME STIMULANT OU COLLUTOIRE.

℞ *Radicis anthemidis pyrethri* . . *drachmas duas.*
Aquæ fontanæ calidæ . . . . . *uncias sex.*
Infunde per duas horas, cola et adde
    Hydrochloratis ammoniæ . . . *semidrachmam.*
    Alcooli vini rectificatissimi . . *drachmam unam.*
Misce.

℞ Racine de pyrèthre. . . . . . . ℥ ij.
    Eau bouillante. . . . . ℥ vj.
Faites infuser pendant deux heures, passez et ajoutez
    Hydrochlorate d'ammoniaque. . ℥ ß.
    Alcohol . . . . ℥ j.
Mêlez.

On fait faire usage de ce remède aux personnes dont la sécrétion salivaire est lente, comme à celles qui ont des engorgemens atoniques aux gencives ; on peut aussi en retirer des avantages lorsqu'il est appliqué dans les douleurs rhumatismales qui se fixent sur ces parties. L'action stimulante de cette préparation produit souvent du calme et quelquefois guérit. Ce médicament s'emploie comme le collutoire précédent, mais il faut le faire séjourner assez de temps sur la partie affectée pour qu'il y produise son effet.

GARGARISMA STIMULANS DICTUM ANTI-SCORBUTICUM, SEU LIQUOR DENTIFRICUS.

GARGARISME STIMULANT DIT ANTI-SCORBU-TIQUE, OU LIQUEUR DENTIFRICE.

℞   *Corticis cinchonæ officinalis con-*
tusi. drachmas duas.
     Sub-carbonatis potassii. . . . . grana viginti.
     Aquæ fontanæ. . . . . uncias octo.
     Coque ad remanentiam. . . . . unciarum dua-
                                    rum.

   Cola et adde
     Alcoolati cochleariæ. . . . . . drachmam
                          unam.

   Misce.

℞   Quinquina concassé. . . . . . . ℨ ij.
     Sous-carbonate de potasse . . . gr. xx.
     Eau . . . . ℥ viij.
   Faites bouillir jusqu'à réduction de
deux onces, passez et ajoutez
     Esprit de cochléaria. . . . . . . ℨ j.
   Mêlez.

Cette préparation magistrale convient dans

les maladies de la bouche, comme les aphtes atoniques, les ulcérations blafardes, le gonflement et le relâchement des gencives par suite d'une affection scorbutique de même nature; elles éprouvent sous l'influence de ce remède une grande amélioration, quand toutefois la cause qui a déterminé ces états pathologiques ne dépend point d'une affection générale; dans ce dernier cas ce moyen ne peut être considéré que comme palliatif. Pour employer avec succès ce médicament, il faut en faire usage plusieurs fois dans la journée; on favorise avec la langue la répartition de l'application du remède sur les parties malades.

DENTIFRICIUM EXCITANS.

DENTIFRICE EXCITANT.

℞ *Mellis rosati. . . . . unciam unam.*
  Balsami commendatoris . . . . drachmas duas.
  ——— peruviani nigri . . . . . guttas decem.
  Olei entialis terebenthinæ. . guttas viginti.
  Misce, et fiat mixtura.

℞ Miel rosat . . . . ℥ j.
  Baume du commandeur . . . . ℨ ij.
  Baume du Pérou. . . . . gtt. x.
  Huile essentielle de térébenthine. gtt. xx.
  Mêlez.

Cette préparation est employée ordinairement pour calmer les douleurs dentaires produites par une carie ; on peut aussi en humecter les surfaces des gencives, et même les autres parties de la bouche, quand elles sont atteintes de relâchement, d'aphtes, et d'ulcérations atoniques ou de fongosités. On en fait l'application au moyen d'un plumaceau de charpie ; on en réitère l'emploi trois ou quatre fois le jour.

Je dois faire ici mention des circonstances où les dentifrices n'ont point, ou que peu de succès, c'est dans les affections des muqueuses gastriques et pulmonaires, qui exercent sur la muqueuse buccale une influence morbide très-marquée, par suite des relations que toutes ces parties ont entre elles.

CLYSTERIUM TONICUM.
LAVEMENT TONIQUE.

℞   Corticis cinchonæ luteæ contu-
sæ . . . . semiunciam.

Aquæ fontanæ . . . . libram unam
et semis.

Coque ad reductionem semilibræ ;
deindè infunde

Foliorum arthemisiæ absinthii. drachmam
unam.

Cola.

℞   Quinquina jaune concassé. . . . ℥ ß.
     Eau . . . . ℔ i ß.
   Faites bouillir jusqu'à réduction
 d'une demi-livre, et mettez infuser
        Feuilles d'absinthe . . . . ʒ j.
     Passez.

Ce lavement, convenable quand il s'agit de
combattre une atonie des tissus de la portion
intestinale qui s'étend depuis le cœcum jusqu'à
l'anus, est beaucoup plus employé dans les cas
où le malade ne peut recevoir de médicamens
par la voie de l'estomac, ou que sa répugnance
invincible l'empêche de les prendre ou les garder, et qu'il faut combattre une fièvre intermittente. On l'emploie aussi lorsqu'il existe des vers
dans cette portion du tube intestinal, et dans les
fièvres dites putrides, *typhodes*, ou adynamiques, dans les fièvres dites malignes, nerveuses,
ou ataxiques, mais avec absence totale de
toute phlogose. Comme on agit souvent en pareil cas dans l'intention de réveiller l'organe cérébral tombé dans un état de stupeur ou de lé-
thargie, on y ajoute du camphre, de l'éther, de
l'esprit-de-vin, etc., etc. Les plus heureux succès
suivent ordinairement cette médication souvent
perturbatrice. Il est essentiel de toujours surveiller les personnes qui ont fait usage des lavemens excitans comme ceux faits avec l'assa fœti-

da, la valériane, le camphre, la cannelle. etc.
Des accidens cérébraux succèdent quelquefois à
leur emploi; mais cet épiphénomène ne tarde
pas à être remplacé par un calme qui, assez
ordinairement, est suivi de succès réel. Ce résultat semble prouver qu'une excitation est
quelquefois avantageuse sans doute quand les
symptômes encéphaliques sont idiopathiques et
n'appartiennent pas par conséquent à une gastro-entérite, ou à toute autre cause.

CLYSTERIUM TONICUM NUTRITIVUMQUE.

LAVEMENT TONIQUE ET NUTRITIF.

℞   *Radicis inulæ helenii.* . . . . *drachmas duas.*
     Lichenis islandici incisi. . . . . *unciam unam.*
     Aquæ fontanæ . . . . *libras duas.*
     Coque ad remanentiam libræ unius;
cola et dilue
     Pulveris amyli. . . . . *drachmam*
                                         unam.
     Vitelli ovi. . . . . *drachmas sex.*
Misce accurate.

℞ Racine d'aunée. . . . . ℥ ij.
   Lichen d'Islande coupé. . . . . . ℥ j.
   Eau.. . . . . ℔ ij.
Faites bouillir jusqu'à réduction
d'une livre ; passez et ajoutez.
   Amidon . . . . ℥ j.
   Jaune d'œuf. . . . . ℥ vj.
Mêlez avec soin.

On peut indiquer ce lavement dans tous les cas où il faut porter des substances nutritives dans l'économie par la voie intestinale. Ce lavement, comme ceux de décoction de viande, autrement dits gélatineux, ou composés de lait, de salep et autres substances féculentes, convient dans les maladies où les fonctions digestives sont en partie suspendues ou entièrement supprimées, comme dans certaines névroses, dans les cancers de l'estomac, dans le squirrhe du pylore et autres lésions analogues. Ce moyen thérapeutique n'est qu'un palliatif qui a besoin de temps en temps d'être remplacé par une application excitante, afin de réveiller l'action des vaisseaux absorbans intestinaux, émoussée par un travail d'absorption auquel ils servent peu dans l'état de santé.

CLYSTERIUM DICTUM FEBRIFUGUM.
LAVEMENT DIT FÉBRIFUGE.

℞   *Corticis cinchonæ oblongifoliæ*
contusæ . . . . *uncias duas.*
    Aquæ fontanæ. . . . . *libras tres.*
  Coque per duas horas; cola , et dilue
    Pulveris tenuissimæ ejusdem. . *drachmas duas.*
    ——*hydrochloratis ammoniæ grana viginti.*
  Misce.

℞   Quinquina rouge concassé. . . . $\mathfrak{Z}$ ij.
    Eau . . . . ℔ iij.
  Laissez bouillir pendant deux heures ; passez et délayez
    Poudre de quinquina rouge très-
fine . . . . $\mathfrak{Z}$ ij.
    Hydrochlorate d'ammoniaque. . gr. xx.
  Mêlez.

La médecine théorique n'offre point les nuances infinies qu'une observation suivie laisse apercevoir.

Le médecin trouve souvent des cas qu'il ne peut asservir au système qui l'avait séduit lors de ses premiers pas dans la pratique.

En effet, que de fièvres intermittentes avec des phlegmasies locales indépendantes se présentent dans l'étude clinique! Deux maladies simultanées sont reconnues et parfaitement caractérisées ; l'une réclame les antiphlogistiques , l'autre les fébrifuges ; ces deux maladies, sans avoir aucun caractère de relation , s'augmentent réciproquement sous leur influence morbide , il s'agit de remplir deux indications à la fois : aussi les applications des sangsues sur l'estomac ou sur la poitrine et un régime doux, n'empêchent pas l'usage des lavemens au quinquina que l'on secondera par des frictions et préparations analogues.

CLYSTERIUM DICTUM ASTRINGENS.
LAVEMENT DIT ASTRINGENT.

℞ *Decocti levis corticis punicæ granati. . . . . libram unam.*
Sulfatis aluminis . . . . grana triginta.
Pulveris gummi mimosæ niloticæ . . . . drachmam
unam.

Solve et misce.

℞ Décoctum léger d'écorce de grenade . . . . ℔ j.
Sulfate d'alumine (alun). . . . gr. xx.
Gomme arabique en poudre . . ℨ j.
Faites dissoudre et mêlez.

On prescrit un ou deux lavemens semblables dans les vingt-quatre heures, quand il s'agit de diminuer ou de suspendre un flux catarrhal entretenu par un grand relâchement des gros intestins , état pathologique qui succède aux dysenteries qui ont marché lentement ou avec un traitement incomplet.

Il est bon de faire observer qu'on doit tenir compte des portions du tube intestinal qui sont malades, afin de voir si on doit plutôt recourir aux lavemens qu'aux remèdes pris par la voie de l'estomac, ou s'ils doivent concourir l'un et l'autre au traitement.

CLYSTERIUM DICTUM ANTI-SEPTICUM.
LAVEMENT DIT ANTI-SEPTIQUE.

℞ *Corticis cinchonæ officinalis*
contusæ . . . . *unciam unam.*
    Aquæ fontanæ. . . . . *libram unam et*
                          semis.

Coque ad remanentiam semilibræ.
   Deindè adde cum vitello ovi
     Pulveris olei concreti lauri cam-
phoræ. . . . . *drachmam*
                         unam.
     Vini Burgundiæ. . . . . *uncias duas.*
   Misce accuratè.

℞ Quinquina gris concassé. . . . . ℥ j.
    Eau . . . . ℔ i ß.
   Faites bouillir jusqu'à réduction
d'une demi-livre, et ajoutez
     Camphre en poudre. . . . . . ʒ j.
   dissous dans un jaune d'œuf.
     Vin de Bourgogne . . . . ℥ ij.
   Mêlez avec soin.

Il existe une foule de ces cas dans la pratique, où l'on est obligé de mettre en rapport avec toutes les surfaces absorbantes, des médicamens convenables à la maladie actuelle. Les fièvres dites putrides, thiphoïdes ou malignes, la fièvre jaune, la peste, les gangrènes partielles, etc., etc., exigent les secours les plus prompts, et c'est en pareille circonstance que l'introduction des médicamens par la voie du rectum peut servir aussi comme les autres à l'application des moyens thérapeutiques. Il arrive d'ailleurs assez souvent que c'est la seule voie qui reste pour exercer une action médicatrice. On donne des lavemens toniques, nutritifs, excitans, fébrifuges, et l'expérience a prouvé que l'application intestinale peut tenir le second rang, et remplacer quelquefois celle par la voie gastrique; en observant que les doses de médicamens introduits par la voie anale doivent être beaucoup plus fortes que celles des médicamens pris par la bouche.

CLYSTERIUM EXCITANS, DICTUM EVA-
CUANS.

LAVEMENT EXCITANT, DIT ÉVACUANT.

℞ *Infusi florum matricariæ cha-*
momillæ. . . . . *libram unam.*
 Extracti foliorum cassiæ sennæ. semidrachmam
 Mellis mercurialis. . . . . . . *unciam unam.*
Misce, et fiat clysterium.

℞ Infusum de camomille. . . . . . ℔ j.
    Extrait de séné . . . . ʒ ß
    Miel mercurial. . . . . ℥ j.
Mêlez pour lavement.

On ordonne ce lavement quand il s'agit d'é-
vacuer le tube intestinal sans fatiguer l'estomac ; au reste ce moyen thérapeutique est exigé
quand il faut agir sur le rectum et le colon,
pour éviter de reproduire une irritation qui
aurait existé dans l'estomac ou dans les intestins grêles. On peut rendre par ce moyen la sensibilité aux gros intestins, qui, par l'abus des lavemens émolliens, ou par d'autres causes, seraient tombés dans un état voisin de l'inertie,
d'où il résulterait des constipations habituelles.
Ce cas pathologique se rencontre assez souvent.
Le médecin retire beaucoup d'avantage de
l'emploi des lavemens comme dérivatifs; il varie par cette raison les applications médicamenteuses; c'est à lui à calculer l'effet plus ou
moins énergique qu'il doit déterminer. Le vin
antimonié, les vins scillitiques, les drastiques, etc., etc., sont employés suivant les circonstances. On prescrit des lavemens avec la
plupart des substances réputées purgatives, et
avec celles qui agissent en irritant le tissu muqueux, comme le savon, l'hydrochlorate de
soude, etc., etc.

INJECTIO DICTA ASTRINGENS.

INJECTION DITE ASTRINGENTE.

℞   *Gallarum quercûs infectorii con-*
tusi. . . . . *drachmam*
                                        unam.

Aquæ fontanæ. . . . . *libram unam et*
                                        semis.

Coque ad reductionem semilibræ.
Cola et adde.

   Sulfatis aluminis . . . . . . *grana viginti.*

   Mellis rosati. . . . . *unciam unam.*

Misce.

℞   Noix de galle concassée. . . . . $\mathfrak{Z}$ j.

   Eau . . . . ℔ j ß .

Faites bouillir jusqu'à réduction de
demi-livre.

   Passez, et ajoutez

   Alun. . . . . gr. xx.

   Miel rosat . . . . $\mathfrak{Z}$ j.

Mêlez.

On emploie cette préparation pour s'injecter
plus ou moins de fois par jour, au moyen d'une
petite seringue destinée à cet usage. On a trop
vanté et trop déprécié l'emploi des injections
dans diverses maladies qui attaquent les
organes de la génération, comme le vagin,
le col de la matrice, le canal de l'urètre. Il est
des cas qui les réclament impérieusement,
comme le relâchement de la membrane muqueuse du vagin et de ses autres tissus, l'état

catarrhal chronique de l'urètre. Des praticiens ont pensé que certaines substances riches en acide gallique, en tannin, avaient des propriétés tannantes ou astrictives tellement fortes, qu'il survenait ou des rétrécissemens dangereux, ou des engorgemens aux parties sur lesquelles on les appliquait.

Cette opinion est erronée; la chimie, utile à la médecine dans bien des circonstances, a voulu trop souvent asservir les phénomènes physiologiques à ses lois; on a quelquefois trop peu tenu compte de l'action vitale qui résiste si manifestement à la destruction ou à la modification des élémens de l'économie vivante. Je conclus donc, que les désordres produits par les injections astringentes, viennent 1°. de leur application quand l'état pathologique les contr'indiquait, soit en raison de la présence d'un vice local, soit en raison de l'existence d'une inflammation; 2°. du choix de substances qui, par leur nature physique, tendaient à rappeler de l'inflammation là où il n'y en avait plus, et à en produire où il n'en avait point existé.

On fait des injections avec la décoction de kina, d'écorces de grenade, avec l'eau de goulard, l'infusion de roses rouges, le solutum d'alun, etc, etc.

INJECTIO, DICTA STIMULANS.

INJECTION, DITE STIMULANTE.

℞ *Infusi radicis zinziberis*. . . . . . *uncias sex.*
 Sub-carbonatis ammoniæ . . . *grana viginti.*
Solve , et misce.

℞ Infusion de gingembre. . . . . ℥ vj.
 Sous-carbonate d'ammoniaque . gr. xx.
Faites dissoudre, et mêlez.

Le médecin ordonne l'emploi de cette injection dans toutes les suppressions subites d'un flux catarrhal de l'urètre simple ou vénérien, lequel a pu reporter son action morbide sur un des organes soumis à son influence sympathique ; son usage ramène de l'inflammation vers le siége primitif de la maladie. La médication dérivative fait disparaître divers symptômes que cette métastase avait produits. Il est une infinité de substances qui peuvent remplacer cette prescription magistrale, comme le vin, l'eau-de-vie, la décoction de pyrèthre, etc., etc.; enfin tous les irritans. Dans la manière d'administrer ces moyens il est des précautions essentielles, pour empêcher qu'une liqueur de cette nature ne pénètre jusqu'au col de la vessie, ou ne s'introduise dans la vessie elle-même, et n'y détermine des accidens fâcheux.

INJECTIO DICTA RESOLUTIVA ET ASTRINGENS.

INJECTION RÉSOLUTIVE ET ASTRINGENTE.

℞   *Aquæ stillatæ florum rosæ cen-*
tifoliæ . . . . *uncias sex.*
    Acetatis plumbi . . . .⎞ *ana grana*
    Sulfatis zinci . . . .⎠ *quindecim.*
    Laudani liquidi Sydenhami . . *drachmam*
                               unam.

Misce.

℞   Eau distillée de roses pâles. . . . . ℥ vj.
    Acétate de plomb. . . . .⎞ āā gr. xv.
    Sulfate de zinc. . . . .⎠
    Laudanum liquide de Sydenham. ℨ j.
Mêlez.

On prescrit cette injection dans les flux go-
norrhoïque et leucorrhique qui ne dépendent
pas d'une inflammation aiguë, mais d'un relâchement ou d'une irritation sub-aiguë ou chronique. Il est essentiel de considérer l'état général du sujet avant de procéder à la suppression de l'écoulement, afin d'éviter les accidens
qui surviennent si souvent après une médication astringente. Ainsi une leucorrhée assez ordinaire chez une femme lymphatique et faible,
cédera (et cela vaudra mieux) à un traitement
interne et tonique, et à certaines règles d'hy-

giène analogue. Il en sera de même chez l'individu affecté d'un écoulement urétral produit ou entretenu par une débilité générale. Quand cette préparation est indiquée on la fait injecter quatre ou cinq fois le jour. Le médecin, qui emploie ce remède, doit avoir soin de recommander au malade de comprimer le périnée, afin d'empêcher l'injection de pénétrer dans la vessie. Avant de prescrire les moyens propres à arrêter un flux catarrhal, il convient de s'assurer de la cause qui l'entretient. J'ai remarqué assez souvent que des écoulemens étaient produits chez l'homme, et plus rarement chez la femme, par le dépôt sablonneux ou graveleux que l'urine fait dans les follicules muqueuses. Une affection morbide rhumatismale, goutteuse, etc., etc., peut aussi contre indiquer les astringens résolutifs : alors les dérivatifs en sont, en quelque sorte, les spécifiques.

INJECTIO DICTA RESOLUTIVA.

INJECTION DITE RÉSOLUTIVE.

℞ Infusi florum sambuci nigræ. . libras duas.
    Sulfureti potassii optimè preparati. . . . . grana triginta.
    Solve accuratè, et misce.

℞ Infusion de fleurs de sureau . . ℔ ij.
   Sulfure de potasse parfaitement
   pur. . . . . gr. xxx.
   Faites dissoudre avec soin, et mêlez.

Il en est des injections comme de toutes les autres préparations médicamenteuses : les unes peuvent offrir dans leur application des résultats plus ou moins fâcheux, tandis qu'il en est d'innocentes, qui, ne faisant que peu de bien, ne font du moins aucun mal. Celle dont il est ici question est dans cette dernière catégorie ; aussi, toutes les fois que les muqueuses vaginale ou urétrale ne sont point enflammées d'une manière aiguë, état qui se reconnaît facilement par l'inspection ou par la narration des symptômes qu'éprouve le malade, l'emploi de ce moyen thérapeutique promet des résultats favorables. Son usage, dis-je, dans les catarrhes chroniques de ces membranes muqueuses, ou dans leur simple relâchement, est suivi d'une amélioration prompte. On peut engager les malades du sexe à employer ce moyen chaque matin , en lotions sur les parties génitales.

SUPPOSITORIUM EXCITANS ET EVACUANS.

SUPPOSITOIRE EXCITANT ET ÉVACUANT.

℞ *Saponis albi.* . . . . *sufficientem*

quantitatem.

ut fiat suppositorium; involvatur pulve-
re radicis rhei palmati, vel convol-
vuli jalapæ.

℞ Savon blanc . . . . s. q.
pour faire un suppositoire que l'on
roulera dans de la poudre de rhubarbe
ou de jalap.

Ce médicament, que l'on introduit dans
l'anus, est employé communément pour provoquer un mouvement péristaltique des intestins, pour déterminer la sortie des matières
fécales, et produire un effet dérivatif.

On l'emploie dans les constipations opiniâ-
tres où il y a impossibilité de faire ingérer un
purgatif, ou d'injecter un liquide dans les dernières portions du tube intestinal.

Ce moyen, assez souvent actif, n'est accompagné d'aucun danger dans son application :
On le rend vermifuge en le saupoudrant d'a-
loès et de mercure doux. Les suppositoires,
comme celui indiqué ci-dessus, ne conviennent
pas à ceux qui sont tourmentés par un flux
hémorrhoïdal et par une irritation nerveuse
intestinale.

SUPPOSITORIUM ASTRINGENS.
SUPPOSITOIRE ASTRINGENT.

℞ *Extracti corticis magnoliæ glau-*
cæ (angustura). . . . . : . *drachmam*
                           unam.

    Pulveris florum rosæ rubræ . . *semidrach-*
                           mam.

      Sulfatis aluminis. . . . . *scrupulum*
                           unum.

    Misce ; et fiat suppositorium.

℞   Extrait d'écorce d'angusture . . ℥ j.
      Roses rouges en poudre. . . . . ℥ ß.
      Sulfate d'alumine. . . . . ℈ j.
   Mêlez, et faites un suppositoire.

Rarement on prescrit un suppositoire dont les propriétés soient toniques ou astringentes ; cela ne doit pas cependant faire supposer qu'il n'existe aucun état pathologique du rectum qui réclame cette application.

Le relâchement de l'anus, son prolapsus facile, une hémorrhagie du rectum vers son extrémité inférieure, une inertie du constricteur de l'anus (sphincter) me paraissent exiger quelquefois un semblable moyen thérapeutique.

Dans la classe des médicamens externes à introduire, se rangent les éponges en cire ou ficelées, pour élargir certaines ouvertures ou cavités, ainsi que les sondes ou bougies. On

rend quelquefois ces dernières médicamenteuses : leur composition varie en raison des affections qui en réclament l'usage. On a trop
abandonné, de nos jours, ce moyen thérapeutique dont autrefois on faisait au contraire un
abus.

ALTERUM SUPPOSITORIUM ASTRINGENS.

AUTRE SUPPOSITOIRE ASTRINGENT.

℞ *Pulveris extracti radicis poly-*
goni bistortæ . . . . *drachmam*
unam.

Extracti gallarum quercûs in-
fectorii. . , ... *sufficientem*
quantitatem,

ut fiat suppositorium. Asperge cum
pulvere sulfatis aluminis.

℞ Poudre d'extrait de bistorte. . . ℨ j.
Extrait de noix de galle. . . . . . s. q.
pour former un suppositoire, que
l'on saupoudrera avec la poudre d'a-
lun.

On conseille ce suppositoire quand une hémorrhagie anale se renouvelle trop souvent;
quand l'exhalation est trop abondante dans cette
partie; enfin quand il s'agit de resserrer le ré-
seau des capillaires sanguins, dont le relâchement entretient un écoulement permanent à

l'orifice de l'anus : ici comme dans beaucoup d'autres cas en médecine, le praticien doit agir avec une grande réserve, et éviter la suppression d'un flux souvent nécessaire, en se mettant toutefois en garde contre une évacuation sanguine qui compromet la santé du malade confié à ses soins.

COLLYRIUM RESOLUTIVUM.

COLLYRE RÉSOLUTIF.

℞ *Aquæ stillatæ florum rosæ centifoliæ*. . . . . *uncias quatuor.*
Sulfatis cupri . . . . *grana quatuor.*
Solve et adde
Balsami Fioraventi. . . . . . . *guttas sex.*
Pulveris tuthiæ preparatæ. . . *semidrach-*
mam.
Misce.

℞ Eau distillée de roses pâles. . . ℥ iv,
Sulfate de cuivre. . . . . gr. iv.
Faites dissoudre, et ajoutez
Baume de Fioraventi . . . . . . gtt. vj.
Poudre de tuthie préparée . . . ʒ ß.
Mêlez.

Ce collyre doit être employé plusieurs fois par jour, soit par le moyen de compresses, soit par celui des injections, soit en baignant l'œil malade au moyen d'une œillère ; en ayant

soin d'agiter le liquide. Il convient dans les affections inflammatoires chroniques de la conjonctive, dans les ulcérations des cartilages
tarses, et dans l'atonie ou le relâchement des
bords des paupières manifestés par leur gonflement et leur humidité; ce qui annonce un peu
d'irritation.

D'après la nature de cette composition, il faut
être attentif à observer si les capillaires, qui
s'épanouissent sur la conjonctive, ne sont pas
dans un état trop inflammatoire pour qu'on
puisse espérer d'obtenir de bons effets d'une médication tonique excitante. Il est cependant une
observation que tout médecin doit faire, c'est
que le relâchement ou l'atonie des muqueuses
présente souvent un gonflement rougeâtre : c'est
en quelque façon une congestion asthénique dans
ces capillaires; et, dans cette circonstance, nul
doute que ce collyre, à cause de ses propriétés
excitantes résolutives, ne soit utile. Cette préparation, par son action pertubatrice, ferait avorter une ophtalmie dans le moment de son invasion, si toutefois elle était bien indiquée.
C'est par la même raison que les excitans ont
été préconisés et ont produit des succès, appliqués sous forme d'injection dans l'invasion
des phlegmasies muqueuses vaginales et uré-
trales. On sent que l'action médicatrice n'a lieu

qu'en resserrant les orifices capillaires, et en re-
poussant ainsi le principe de l'inflammation. Il
ést des cas où faire avorter une phlogose serait
préjudiciable à d'autres organes. Ceci prouve
essentiellement que la physiologie est indispensable à la médecine pratique.

COLLYRIUM VOLATILE.

COLLYRE VOLATIL.

℞   *Balsami Fioraventi . . . . . . unciam unam.*
    Olei concreti lauri camphoræ. . drachmam
                                     unam.

  Solve.
℞   Baume de Fioraventi . . . . . . ℥ j.
    Camphre. . . . . ℈ j.
Faites dissoudre.

On met huit à dix gouttes de cette préparation dans le creux d'une main ; on l'échauffe
avec l'autre, et lorsqu'on a développé assez de
calorique pour volatiliser ce peu de liquide, on
porte les paumes des mains aux yeux, et on les
y maintient appliquées jusqu'à parfaite évaporation, ayant soin toutefois de tenir les yeux
ouverts. On répète plusieurs fois cette opération dans la journée. Cette application convient
contre l'affaiblissement de la vue, qui résulte
quelquefois de l'action trop long-temps continuée des causes débilitantes, tel que l'abus

des narcotiques, comme de la belladone, etc. L'état de la pupille sert d'indication thérapeutique, dans les maladies des yeux, autant que la turgescence des capillaires de la conjonctive.

L'état atonique de la pupille se manifeste par sa dilatation, par sa contractilité plus lente, par l'absence d'engorgement ou de pléthore des capillaires rouges. L'état pathologique, suite d'un excès de ton, s'annonce par une grande susceptibilité de la pupille, par son resserrement et par la turgescence des capillaires qui parcourent la conjonctive. On peut combattre, avec cette préparation, diverses névroses de l'organe visuel lorsqu'elles ne tiennent pas à un état inflammatoire.

Il est bon de noter que la contractilité de la pupille n'accuse pas toujours un état de pléthore; ce symptôme peut émaner de la sensibilité augmentée de l'expansion nerveuse du nerf optique. Au reste lorsqu'il s'agit de former un diagnostic, on ne néglige rien pour reconnaître les symptômes morbides qui caractérisent essentiellement une maladie.

COLLYRIUM SICCUM.
COLLYRE SEC.

℞ *Pulveris tenuissimi sulfatis
zinci . . . . grana duodĕcim.*

    ——— *Tuthiæ preparatæ. . . drachmam semissem.*

    ——— *Olei concreti lauri camphoræ . . . .*

    ——— *nitratis potassii depurati. . . . .* } *ana grana decem.*

    ——— *sacchari . . . . scrupulos duos.*
Misce.

℞ Poudre très-fine de sulfate de
zinc. . . . . gr. xij.

    ——— de tuthie préparée . . . ʒ ß.

    ——— de camphre . . . . . .

    ——— de sel de nitre . . . . . } āā gr. x.

    ——— de sucre . . . . ℈ ij.
Mêlez.

On introduit cette poudre dans l'œil, au
moyen d'un tube comme le tuyau d'une plume,
en ayant soin de la diriger vers la partie qui réclame l'action du médicament. Cette application est indiquée quand l'on a à combattre certaines indurations de la conjonctive, ou une
inflammation chronique qui n'a point cédé à
l'emploi des topiques adoucissans.

PREPARATIO AD FUMIGATIONES.
PRÉPARATION POUR FUMIGATIONS.

℞ *Pulveris hydrochloratis ammo-*
niæ. . . . . semiunciam.
————— Foliorum salviæ mino-
ris . . . . uncias tres.
————— Balsami benzoïni amyg-
dalini . . . . drachmas sex.
Misce.

℞ Sel ammoniac en poudre. . . . ℥ ß.
Petite sauge . . . . ℥ iij.
Benjoin . . . . ʒ vj..
Mêlez..

On expose la partie que l'on veut soumettre
à la fumigation, au-dessus d'un fer rouge, ou
d'un vase contenant des braises enflammées
sur lesquelles on brûle une certaine quantité
de la poudre balsamique et aromatique, on a
soin d'entourer la partie, afin de ne rien perdre
des vapeurs que cette poudre produit en brû-
lant. On répète plus ou moins cette opération, et on en prolonge ou retarde l'action,
suivant le but qu'on se propose. Au reste, on
varie ce moyen thérapeutique dans son application, en raison des maladies qui en réclament
l'emploi. On prépare d'une manière analogue
les fumigations sulfureuses, de cinabre, de
camphre, etc., etc.

On conseille ces fumigations dans les paralysies indépendantes du cerveau, dans l'atrophie des organes extérieurs, dans les névralgies rhumatismales goutteuses d'un caractère chronique. On fait grand usage des fumigations dites sulfureuses, pour les dartres, la gale, enfin pour plusieurs maladies, et on les applique sur les parties qui en permettent l'emploi.

FUMIGATIO, SEU ASPIRATIO AROMATICA ÆTHEREA.

FUMIGATION AROMATIQUE ÉTHÉRÉE.

℞ AEtheris sulfurici cum cicutâ . . uncias duas et
semis.

Acidi benzoïci . . . . drachmas duas.

Olei concreti lauri camphoræ . . drachmam
unam.

Misce.

℞ Éther sulfurique cicuté . . . . ℥ ij ß .

Acide benzoïque . . . . ʒ ij.

Camphre. . . . . ʒ j.

Mêlez.

Après avoir mis cette préparation dans un vaisseau convenable à l'usage qu'on en veut faire, on a soin d'en aspirer sept à huit minutes de suite les vapeurs, afin d'introduire les élémens médicamenteux dans les voies aériennes par aspiration. Ces fumigations conviennent essentiellement dans les névroses du poumon, dans les affections pulmonaires, où il n'existe point d'état tuberculeux, qui offrirait dans certaines parties un centre d'irritation phlegmasique, susceptible de s'augmenter sous l'influence de ce moyen thérapeutique. Je me résume, et je dis que ce moyen ne convient que dans des cas où il faut réveiller l'action du poumon, afin d'éviter son engouement par la matière catarrhale dont il faut faciliter l'expulsion, en combattant une disposition ou un état catarrhal pulmonaire; en un mot, quand l'inflammation et la fièvre sont nulles.

FUMIGATIONES AROMATICÆ ET VINOSÆ

FUMIGATIONS AROMATIQUES ET VINEUSES.

℞.- *Florum sambuci nigræ . . . . . libram unam.*
Herbarum aromaticarum . . . . libras duas.
Aquæ fontanæ. . . . . } *ana libras*
Vini rubri communis . . . . . . } *quatuor.*
Calefac ad ebullitionem, deinde
serva.

℞ Fleurs de sureau. . . . . ℔ j.
Plantes aromatiques . . . . ℔ ij.
Eau . . . . } ā̄ā ℔ iv.
Vin rouge ordinaire . . . . . . }
Faites chauffer jusqu'à ébullition.

On met le vase qui contient cette infusion vi-

neuse aromatique sous la partie à médicamenter, on l'isole des autres parties par des moyens
convenables, on agite le liquide et les herbes
afin d'augmenter l'action fumigatoire. Cette
application convient dans les rhumatismes
chroniques, la débilité de certains muscles,
dans les paralysies idiopathiques; enfin dans
toutes les circonstances où il faut produire
l'excitation vitale dans une partie.

IIe. SECTION.

Des remèdes topiques ou appliqués.

BALNEUM EXCITANS, DICTUM DE BARÈGES.

BAIN EXCITANT, DIT DE BARÈGES.

℞. *Aquæ calidæ* (grad. 28°) . . . *satis quantum.*
 Sulfureti potassæ ℥ . . . . . . *uncias quatuor.*
 Solve.

℞ Eau chaude (à 28 *degrés*). . . . s. q.
 Sulfure de potasse. . . . . ℥ iv.
 Faites dissoudre.

Ce bain, dit de Barèges artificiel, convient
plus particulièrement dans les maladies de la
peau qui ont un caractère chronique, en excep-
tant toutefois celles des sujets dont la fibre est
sèche, et qui sont pléthoriques, ou sous l'influence d'une affection mobile goutteuse. En

pareil cas, le médecin doit balancer les avantages qu'il peut retirer de l'emploi de ces
bains, et les fâcheux résultats qui peuvent les
suivre. Ma pratique m'a démontré l'incon-
stance des effets de ces bains de Barèges, dans
les cas où on a coutume de les employer,
comme étant en quelque sorte spécifiques. Ils
conviennent dans un grand nombre d'affections
locales ou générales, dans les maladies asthéniques, au nombre desquelles se trouvent les
rhumatismes chroniques, l'anasarque, les ulcères dont la suppuration est trop abondante;
dans les paralysies idiopathiques, les atrophies
commençantes, etc., etc. On rend ces bains
spiritueux, aromatiques, ou on les rend plus
hydro-sulfurés en y ajoutant un acide; mais je
crois que dans ces cas l'effet chimique n'est
pas, comme on l'a cru, favorable à la médication
proposée, puisqu'on change entièrement l'élément médicamenteux, et qu'on dégage un gaz
(gaz hydrogène sulfuré) qui, pour faire effet,
doit se former et s'évaporer lentement.

BALNEUM STIMULANS AROMATICUM.

BAIN STIMULANT AROMATIQUE.

℞ *Aquæ calidæ* (grad. 26.) . . . . *sufficientem*
quantitatem.
Essentiæ saponis. . . . . *uncias sex.*
Olei thymi hortensis in alkoole
diluti . . . . *drachmas duas.*
Hydrochloratis ammoniæ. . . . *uncias duas.*
Solve, et misce.

℞ Eau chaude (à 26 *deg.*) . . . . . s. q.
Essence de savon . . . . ℥ vj.
Huile de thym dissoute dans l'al-
cohol. . . . . ʒ ij.
Hydrochlorate d'ammoniaque. . ℥ ij.
Faites dissoudre et mêlez.

L'usage de ce bain, qui est très-excitant, peut procurer des avantages bien positifs dans une infinité de maladies asthéniques. Lorsqu'un individu se trouve sous l'influence d'une cause débilitante, quelle que soit sa nature, le système dermoïde est en quelque façon le premier affecté. Une simple réflexion, que fait naître la physiologie, suffit pour en expliquer la cause. Dans les maladies internes inflammatoires chroniques, toutes les propriétés vitales tendent ordinairement à se concentrer dans les parties irritées, et semblent alors déserter la peau; il en est de même dans les fièvres qui s'entretiennent

aux dépens de la nutrition ou des forces ac-
quises. La peau indique souvent la nature des
maladies, soit par sa sécheresse, sa chaleur, ou
par son aridité, et par suite, elle présente ordinairement un autre état anatomique; alors ses
effets physiologiques ne sont plus les mêmes, et
l'action émonctoire cutanée des vaisseaux absorbans et exhalans est entièrement nulle; dans ce
cas, travailler à rétablir les fonctions du système cutané est le premier besoin; on se propose donc, par ces applications thérapeutiques
externes, de changer l'état de la peau et de ramener cet organe à son état physiologique primitif. Ainsi ce bain excitant, rubéfiant, devra
réussir dans les rhumatismes chroniques et
vagues, comme dans les affections goutteuses,
dans les catarrhes pulmonaires, dans la fièvre
lente nerveuse, ou dans certaines fièvres intermittentes chroniques de tous types. Je pense
que dans la fièvre dite adynamique, la transi-
tion subite d'un bain glacé dans ce bain stimulant aurait des effets salutaires. On éviterait
sans doute toutes les phlogoses partielles internes, en ramenant l'excitation du centre à
la circonférence. En pareil cas, les excitans internes ne seraient point oubliés, pour favoriser
la propriété réactive de ce bain. On voit ici que
j'admets des adynamies primitives, et des phleg-

masies secondaires ; il est des cas où l'adynamie n'est que symptomatique d'une inflammation en avouant toutefois que l'œil sagace du médecin doit le mettre en garde contre une méprise qui pourrait avoir de graves résultats. Les maladies musculaires avec inertie, comme l'anaphrodisie , le relâchement de divers organes, pourraient être aussi guéries par cette préparation, ou au moins diminuées.

Pour employer ce bain il faut que l'action du cœur soit médiocre, calme et régulière ; c'està-dire que le pouls soit lent, mou et régulier.

BALNEUM ARENÆ, DICTUM SICCUM.

BAIN DE SABLE.

♃　*Arenæ calidæ* (32, 34, 36, 38°). *satis quantùm*
　　ut fiat balneum siccum.
♃　Sable chaud (de 32 à 38°) . . . . s. q.
　　pour composer un bain sec.

On peut prendre ce bain dans une baignoire, de préférence en bois , afin d'éviter la déperdition du calorique. Je pense que l'on ne fait point assez usage de ce moyen thérapeutique : il procure cependant des résultats que l'on espérerait vainement des bains de vapeurs et des bains liquides ; ceux-ci peuvent être un obstacle à l'exhalation , par la facilité qu'ont les liquides de boucher les orifices exhalans et de détruire

par-là les effets médicamenteux. La cendre et
le sable ne présentent point d'obstacle à l'exhalation; l'une et l'autre avivent le tissu cutané; de
plus, cette température imite parfaitement celle
d'un climat chaud. Je pense que dans les maladies qui doivent se guérir dans les pays
chauds, comme les catarrhes pulmonaires chroniques, les engorgemens des viscères, l'on aura
droit d'attendre de ces bains des résultats presque aussi favorables que ceux que produit naturellement le séjour dans les pays méridionaux.
On peut pour prendre ces bains s'envelopper
de laine, et y rester plus ou moins long-temps.
On doit sans doute retirer de ce moyen des
avantages bien marqués dans les rhumatismes
chroniques, dans les paralysies consécutives
d'une goutte rhumatismale, ou de l'impression
subite d'un froid glacial.

On prépare aussi des bains de vapeurs excitans, soit au moyen du soufre seul ou mélangé
avec des substances aromatiques, ou avec du
mercure ou du cinabre; on dirige les vapeurs
sur les parties qu'on veut médicamenter. Il y
a des établissemens exclusivement consacrés à
l'administration de ces moyens thérapeutiques.
On a recommandé ces sortes de bains dans les
maladies de la peau, dans les névralgies, les
rhumatismes chroniques, dans l'anaphrodisie,

dans les engorgemens des glandes ou du tissu cellulaire. On a aussi des appareils convenables pour administrer les douches; les liquides dont on se sert pour cela sont rendus plus ou moins médicamenteux; on profite souvent du liquide dans lequel on s'est baigné pour doucher. Les douches sont froides, chaudes, aqueuses, spiritueuses, en vapeurs, aromatiques, sulfureuses, etc., etc.

Au surplus, quelle que soit la nature de cette application thérapeutique, ses effets sont constamment excitans, à moins que la débilité locale ou générale ne soit un obstacle à la réaction; alors ce résultat serait sédatif ou plutôt débilitant. Cet accident, au surplus, ne peut appartenir qu'aux douches froides et surtout aux douches aqueuses.

LOTIO RESOLUTIVA MINERALIS.
LOTION RÉSOLUTIVE MINÉRALE.

℞   *Aquæ fontanæ.* . . . . *libras duas.*
      Acetatis plumbi . . . . *drachmas quin-*
                                              que.
      Aquæ vitæ camphoratæ . . . . *semunciam.*
      Misce.

℞   Eau . . . . ℔ ij.
      Acétate de plomb. . . . . ℥ v.
      Eau-de-vie camphrée . . . . . . ℥ ß.
      Mêlez.

On lave avec cette préparation , et à plusieurs reprises, certaines plaies, pour modérer la suppuration et pour exciter les chairs. On lave également avec cette préparation une brûlure au moment où elle vient d'avoir lieu , pour faire avorter le travail inflammatoire. On en applique aussi sur certaines surfaces qui offrent une exhalation accidentelle et que l'on peut supprimer sans inconvénient ; telles sont les évacuations qui ont lieu par la peau, et qui sont le produit d'une métastase. Je pense qu'en pareil cas il est absolument nécessaire de ramener vers l'organe sécréteur ou excréteur, l'évacuation qui leur est particulière. L'emploi de ce médicament externe exige encore de la part du praticien une précaution particulière. Avant d'ordonner une solution de plomb dans un véhicule d'une facile absorption , il faut considérer la disposition anatomique et l'action physiologique de la partie où on en veut faire l'application, afin de prévenir les accidens qui résultent de l'absorption des particules de plomb et de leur introduction dans l'économie. Ce métal et ses composés sont d'une transmission facile, soit par leurs émanations, soit par leur contact immédiat. Les coliques et autres accidens qui atteignent ceux qui travaillent ou qui emploient le plomb ne laissent point de doute à cet égard.

LOTIO RESOLUTIVA HYDROSULFURETA.
LOTION RÉSOLUTIVE HYDRO-SULFURÉE.

℞ *Aquæ fontanæ.* . . . . *libras duas.*
   Sulfureti potassæ optimè prepa-
   rati. . . . . *drachmam*
                                        unam.

   Solve et percola.

℞ Eau . . . . ℔ ij.
   Sulfure de potasse bien préparé . ʒ j.
   Faites dissoudre et passez.

On en lave à plusieurs reprises les parties qui sont le siége d'une dartre furfuracée, squammeuse, pustuleuse, etc., etc., ou d'une inflammation chronique de la peau, suite des érysipèles et d'autres exanthèmes. On répète cette application deux ou trois fois le jour ; on a soin de tenir le vase qui contient ce médicament bien bouché.

On ne peut révoquer en doute que tous les médicamens qui contiennent un alcali hydrosulfuré n'aient une influeuce médicatrice bien grande sur toutes les affections inflammatoires chroniques des vaisseaux blancs du système cutané : une sensibilité trop vive de la peau peut contre-indiquer ce moyen thérapeutique. Je pense que les praticiens observateurs perdent chaque jour de la confiance qu'ils accordaient aux spécifiques anti-herpétiques , et qu'ils doivent

se proposer d'agir localement ou sur l'économie générale, afin de combattre la maladie, soit en diminuant les propriétés vitales,
soit en les augmentant, soit enfin en diri-
geant sur le mal un agent thérapeutique per-
turbateur.

LOTIO ANTISEPTICA.

LOTION ANTI-SEPTIQUE.

℞ *Decocti corticis cinchonæ offici-*
  nalis . . . . libras duas.
  Alkoolati camphorati . . . . . unciam unam.
  Misce.

℞ Décoctum de quinquina . . . . . ℔ ij.
  Alcohol camphré. . . . . ℥ j.
  Mêlez.

Cette lotion sert à laver les plaies ou les surfaces qui tendent à passer à un état d'atonie, à
la gangrène, ou à la pouriture d'hôpital. La
suppuration trop abondante d'une plaie diminuerait beaucoup sous l'influence d'une prépa-
paration de cette nature; les ulcères atoniques,
de nature vénérienne, scorbutique, dartreuse, etc., etc., en éprouveront assez souvent
des effets salutaires; mais en pareil cas il faut
aussi recourir aux moyens thérapeutiques généraux, afin de prévenir des altérations pro-

fondes, et qui peuvent devenir très-graves pour la constitution générale.

LOTIO ASTRINGENS.
LOTION ASTRINGENTE.

℞ *Sulfatis aluminis* . . . . } *ana drachmas*
—— *zinci* . . . . } *duas.*
Aquæ stillatæ. . . . . *libras duas.*
Solve et misce.

℞ Sulfate d'alumine (*alun*). . . . } āā ℥ ij.
—— de zinc . . . . }
Eau distillée . . . . ℔ ij.
Faites dissoudre et mêlez.

On lave avec cette préparation, plus ou moins souvent dans un temps déterminé, les parties qui tendent à se relâcher ou à s'affaiblir; on s'en sert aussi pour arrêter l'hémorrhagie des vaisseaux qui s'épanouissent à la surface des plaies. On prévient par ces lotions froides le retour de certaines hémorragies actives ou passives qui, par la situation des parties affectées, ne peuvent être réprimées par le tamponnement ou la compression, le cautère actuel ou les caustiques.

Dans le nombre des affections qui peuvent réclamer l'emploi de ce moyen, se rangent l'exhalation trop considérable des vaisseaux hémorroïdaux, le saignement des ulcérations scorbutiques, dartreuses, des tumeurs érectiles, etc., etc.

EMBROCATIO CAMPHORATA.
EMBROCATION CAMPHRÉE.

℞   *Olei maceratione florum anthe-*
midis nobilis . . . . *libram unam.*
Olei concreti lauri camphoræ . *semiunciam.*
Solvatur et misceatur.

℞   Huile de camomille. . . . . . . ℔ j.
Camphre. . . . . ℥ ß .
Faites dissoudre et mêlez.

On répand ce liquide sur la région de l'estomac, et on en oint la peau; on fait la même
chose sur le ventre, le thorax, les reins, pour
combattre un état spasmodique de l'estomac,
des muscles intercostaux, du tube intestinal,
de la paroi abdominale, des vaisseaux sperma-
tiques, du col de la vessie, etc., etc.

L'huile, chargée de ce que la camomille a de
soluble, et saturée en partie de camphre, produit une médication salutaire quand on a besoin d'unir un corps émollient à des agens excitans, pour en modérer l'action.

FOMENTATIO VINOSA ET AROMATICA.

FOMENTATION VINEUSE ET AROMATIQUE.

℞   *Infusi herbarum aromaticarum. libras quatuor.*
Vini rubri communis. . . . . . *libras duas.*
Misce.

℞ Infusum de plantes aromatiques. ℔ iv.
    Vin rouge ordinaire . . . . ℔ ij.
  Mêlez.

On en applique au moyen d'une éponge ou
de compresses sur des parties qui ont besoin de
ton. On répète souvent ces fomentations afin
de faciliter davantage l'action du liquide médicamenteux ; on en réitère l'emploi plusieurs
fois dans la journée. Ce moyen thérapeutique
convient plus particulièrement dans les cas où
il faut ramollir le tissu cutané et favoriser en
même temps l'absorption d'un principe stimulant ; on emploie ces fomentations froides, tièdes, chaudes ou brûlantes, suivant diverses circonstances. La température doit être relative
aux diverses indications. Ainsi on les emploie
froides quand une faiblesse locale se rencontre
chez un sujet de constitution assez forte, ou
quand on veut, par l'impression d'un froid mo-
mentané, produire une réaction dont l'effet soit
tonique ; on les emploira tièdes chez les sujets
d'une constitution délicate, sensible aux mauvaises impressions du froid, ou d'une sensibilité
nerveuse excessive ; dans ce dernier cas se trouvent les femmes, les enfans et les vieillards ; on
préférera les fomentations chaudes dans les
affections rhumatismales chroniques, et des fo

mentations brûlantes seront indiquées dans les névralgies dont le siége permet des applications topiques.

FOMENTATIO RESOLUTIVA.
FOMENTATION RÉSOLUTIVE.

℞   *Aquæ stillatæ florum sambuci*
   nigræ. . . . . *libras tres.*
      Acetatis plumbi liquidi . . . . *drachmas tres.*
      Aquæ vitæ. . . . . *drachmas duas.*
   Misce.

℞   Eau distillée de fleurs de sureau. ℔ iij.
      Sous-acétate de plomb liquide . ℥ iij.
      Eau-de-vie . . . . ℥ ij.
   Mêlez.

On fait avec cette préparation des fomentations, soit au moyen de compresses plus ou moins épaisses, ou d'une éponge, sur les parties auxquelles il faut, sans les irriter, rendre du ton suffisamment, afin de résoudre et d'empêcher le développement d'un travail inflammatoire. Il est un cas où ces fomentations froides, employées *illicò* ont un avantage bien marqué ; je veux parler des brûlures et des contusions qui viennent d'avoir lieu. Comme on n'est pas toujours à même de se procurer des préparations semblables quand ces accidens arrivent, l'eau froide et le vinaigre avec un peu d'eau-de-vie, de rhum ou d'eau de Cologne, peuvent, étant mélangés ensemble, produire une médication résolutive : les applications d'eau froide glacée sont toujours très-utiles surtout étant continuées long-temps, parce qu'elles peuvent soustraire une grande quantité de calorique qui est toujours en excès dans les lésions organiques de cette nature.

FOMENTATIO ANTISEPTICA.

FOMENTATION ANTI-SEPTIQUE.

℞   *Olei concreti lauri camphoræ. semiunciam.*
soluti cum vitello ovi.
   Deindè adde paulatim
     Decocti concentrati corticis cin-
     chonæ lancifoliæ. . . . . *libras duas.*
Posteà misce
     Alcoholati melissæ carmelorum. *uncias duas.*

℞   Camphre dissous avec le jaune
d'œuf. . . . . ℥ ß.
   Ensuite ajoutez peu à peu
   Décoction concentrée de quin-
quina orangé. . . . . ℔ ij.
Puis vous y mêlerez
   Eau de mélisse des carmes . . . ℥ ij.

On applique des fomentations de cette nature sur les lieux menacés ou frappés de gangrène ou de pouriture d'hôpital. Pour que ces

applications aient toute l'efficacité possible, il
faut : 1°. une chaleur assez élevée; 2°. des compresses multipliées, et bien imprégnées du liquide médicamenteux; 3°. les changer de quinze
minutes en quinze minutes. J'ai combattu avec
succès, par leur moyen, un frisson de fièvre intermittente d'une nature pernicieuse, chez une petite fille de septans; les accès suivans furent simples et sans aucun caractère ataxique. J'ai employé cette même préparation chez des mili-
taires blessés, dont les plaies étaient profondes,
blafardes, et fournissaient un pus fétide; la
charpie sèche et ces lotions suffirent pour amener la guérison.

FOMENTATIO EXCITANS.
FOMENTATION EXCITANTE.

℞ *Subcarbonatis potassæ*. . . . . *unciam unam.*
   Saponis nigri . . . . *uncias duas.*
   Aquæ stillatæ vel fluviatilis . . *libras tres.*
  Solve, percola papyrum bibulum,
deindè adde
   Carbonatis ammoniæ. . . . . . *drachmam*
                         unam.

  Solve.

℞ Sous-carbonate de potasse . . . ℥ j.
Savon noir. . . . . ℥ ij.
Eau distillée ou de rivière . . . ℔ iij.
Faites dissoudre, passez à travers
le papier gris; ensuite ajoutez
Carbonate d'ammoniaque. . . . . ℥ j.
Faites dissoudre.

On emploie avec succès ces fomentations sur les engorgemens strumeux dans lesquels on est bien certain qu'il n'existe point d'irritation inflammatoire. Ce n'est pas que j'attribue à cette préparation une action spécifique dans les affections scrofuleuses; mais elle produit des effets salutaires, toutes les fois qu'il faut activer la circulation du système lymphatique, et prévenir ou dissoudre certaines indurations comme les tumeurs blanches commençantes. L'irritation ou la sensibilité manifeste des tumeurs froides réclament assez souvent les applications émollientes. Lorsque je suivais les consultations de M. le professeur Dubois, j'ai souvent eu lieu de remarquer qu'il donnait une préférence marquée aux applications adoucissantes dans les inflammations subaiguës, qui précèdent ou accompagnent les caries, même chez les sujets scrofuleux.

FOMENTATIO ASTRINGENS.
FOMENTATION ASTRINGENTE.

℞ Decocti saturati corticis quercûs
roburis. . . . . libras duas.
    Sulfatis aluminis . . . . semiunciam.
    Alcoholis vini rectificatissimi. . uncias duas.
  Misce.

℞ Fort décoctum d'écorce de chêne . ℔ ij.
    Sulfate d'alumine . . . . ℥ ß.
    Esprit de vin très-rectifié . . . . ℥ ij.
  Mêlez.

On applique à froid des éponges ou compresses chargées de ce liquide sur toutes les
parties frappées d'atonie, œdématiées ou relâ-
chées, comme dans les gonflemens œdémateux
des sujets qui sont fortement lymphatiques,
et qui habitent des lieux humides, et dans les
dilatations variqueuses des veines cutanées. Au
reste, l'emploi de ce moyen thérapeutique est,
comme tant d'autres, soumis à diverses modifications fondées sur l'état local des parties
malades.

LINIMENTUM EXCITANS.
LINIMENT EXCITANT.

℞ Tincturæ corticis cinchonæ officinalis . . . . uncias tres.
    ——— florum expansorum
cariophylli aromatici. . . . . . . unciam unam.
    Balsami Fioraventi . . . . . . uncias quatuor.
Misce.

℞ Teinture de quinquina. . . . . ℥ iij.
—————— de gérofle. . . . . . . ℥ j.
Baume de Fioraventi . . . . . . ℥ iv.
Mêlez.

On pratique des frictions avec ce liniment, plus ou moins souvent dans les vingt-quatre heures, sur les surfaces ou il faut produire de l'excitation et de la chaleur. Assez souvent le principe tonique est absorbé, et dans ce cas l'économie générale se ressent de l'action médicatrice locale ; aussi les praticiens qui donnent la préférence à la médecine agissante externe, profitent-ils souvent des moyens thérapeutiques que leur fournit la classe des excitans pour combattre certaines maladies internes. J'ai moi-même assez ordinairement remarqué que les frictions avec le quinquina, le camphre, le muriate d'ammoniaque, ont diminué des accès de fièvres intermittentes pernicieuses. Il est consolant de penser que l'impossibilité d'administrer les remèdes à l'intérieur ne met cependant pas le médecin dans la nécessité de rester témoin des accidens qui deviennent si souvent mortels.

LINIMENTUM STIMULANS.

LINIMENT STIMULANT.

℞   *Alcoholati melissæ compositi. . uncias quatuor.*
    Saponis albi. . . . . uncias duas.
  Solve et adde
    Tincturæ radicis scillæ mariti-
  mæ. . . . . unciam unam
                           et semis.
    ——— *thymi . . . . drachmam*
                              unam.
    Ammoniæ. . . . . semidrach-
                            mam.
  Misce.

℞   Eau de mélisse composée . . ℥ iv.
    Savon blanc . . . . ℥ ij.
  Faites dissoudre et ajoutez
    Teinture de scille. . . . . . . ℥ i ß.
    ——— de thym . . . . ʒ j.
    Ammoniaque. . . . . ʒ ß.
  Mêlez.

Ce liniment, que l'on emploie à la manière
du précédent, convient plus particulièrement
dans les cas où il faut réveiller l'action du système glandulaire et des vaisseaux blancs qui
siégent dans le tissu cellulaire sous-cutané, ou
dans les membranes qui enveloppent les articulations : ainsi une goutte chronique, une
anasarque ou leucoflegmasie, quand toute-

fois cette dernière affection ne reconnaît point pour cause la pléthore, ni la suppression de quelque évacuation, peuvent diminuer sous l'influence de ces frictions, pratiquées avec soin et répétées souvent. Dans l'emploi des moyens externes, comme dans celui des moyens internes, une inflammation contr'indique l'usage des irritans stimulans, à moins qu'il n'y ait une flegmasie purement locale, et indépendante de la disposition générale du sujet.

LINIMENTUM STIMULANS PHOSPHO-RATUM.

LINIMENT STIMULANT, PHOSPHORÉ.

℞   *Olei olivarum optimi* . . . . . *uncias octo.*
     Phosphori excisi. . . . . *grana viginti.*
     Solve cum calore, cola ex frigido.

℞   Bonne huile d'olive . . . . . . ,ℨ viij.
     Phosphore en morceaux. . . . . gr. xx.
    Faites dissoudre en chauffant, et passez quand il sera refroidi.

J'ai employé très-souvent cette huile phosphorée dans les atrophies musculaires, dans les paralysies idiopathiques, déterminées le plus souvent par l'état permanent d'une affection goutteuse ou rhumatismale. Sous l'influence des frictions pratiquées avec la préparation indiquée, j'ai remarqué que l'absorption était plus active dans la partie malade, que la chaleur augmentait, et que la nutrition s'y faisait mieux; en un mot, que toutes les propriétés vitales y étaient excitées et accrues.

Dans un mémoire que nous nous proposons de publier, nous donnerons l'histoire des diverses cures obtenues par le phosphore, administré à l'intérieur et à l'extérieur, et préparé suivant une méthode qui nous est particulière (1).

UNGUENTUM EXCITANS, MERCURIALE.
ONGUENT EXCITANT MERCURIEL.

℞ *Unguenti hydrargiri duplicati. semunciam.*
 Olei baccarum lauri. . . . . . . uncias duas.
 Balsami nervalis . . . . unciam unam.
 Subcarbonatis ammoniæ. . . . drachmam
          unam.
 Misce accuratè.

℞ Onguent mercuriel double . . . ℥ ß.
 Huile de laurier. . . . . ℥ ij.
 Baume nerval. . . . . ℥ j.
 Sous-carbonate d'ammoniaque . ℨ j.
 Mêlez avec soin.

On pratique avec une quantité déterminée de cet onguent, des onctions sur les surfaces en-

------

(1) Nous devons à M. Lescot, pharmacien, la préparation d'une pommade phosphorée qui a déjà rendu de grands services.

gorgées sans inflammation, sur les articulations disposées à l'ankylose, sur les engorgemens chroniques suite d'entorses, sur les exostoses et sur les parties affectées de névralgie, lorsque le raccourcissement de la fibre indique la tendance à l'atrophie. Les parties musculaires paralysées éprouvent aussi souvent des douleurs névralgiques causées, selon toute apparence, par l'absence d'un fluide qui devrait les lubrifier. L'application d'un corps gras nervin, légèrement excitant, a plus d'une fois présenté des avantages dans ces sortes de cas. On peut pratiquer plusieurs onctions dans la journée et continuer pendant quelques jours, si l'on n'a pas à craindre la salivation.

UNGUENTUM AMMONIACALE.
ONGUENT AMMONIACAL.

℞ Saponis albi pulverisati. . . . . . unciam unam.
Pulveris olei concreti lauri cam-
phoræ . . . . drachmas tres
Olei essentialis terebenthinæ (pi-
nus larix). . . . . semiunciam.
Misce paulatim, et adde
Ammoniæ . . . . drachmam
unam.

℞ Savon blanc pulvérisé. . . . . . . ℥ j.
Camphre en poudre . . . . ʒ iij.
Essence de térébenthine . . . . . ℥ ß.
Mêlez peu à peu, et ajoutez
Ammoniaque . . . . ʒ j.

On emploie cette pommade en frictions, sur les engorgemens glanduleux sans irritation : son application sur les tumeurs blanches absolument indolentes pourrait aussi avoir du succès. Les parties frappées d'inertie ou d'atonie se trouveront bien de son emploi. On peut pratiquer de ces onctions sur l'abdomen des enfans arrivés au premier degré du carreau, ainsi que sur les articulations et sur le trajet de la colonne vertébrale des sujets disposés au rachitisme, ou qui en sont déjà atteints. Pendant long-temps on n'a vu dans les engorgemens glanduleux scro-fuleux, que le résultat d'une débilité locale ou générale; on a toujours peu tenu compte des irritations et des inflammations qui accompagnent assez souvent ces cas pathologiques, et la médecine tonique excitante était regardée comme spécifique dans ces affections. On commence à faire justice de ce préjugé, et tous les jours on voit guérir de ces engorgemens par l'emploi des émolliens.

UNGUENTUM, VEL CERATUM MERCU-RIALE.

ONGUENT, OU CÉRAT MERCURIEL.

℞ *Deutoxidi hydrargiri* . . . . . *grana duo.*
   Deuto-chlorureti ejusdem . . . *grana quatuor.*
Tere, et adde miscendo accuratè,
   Cerati mercurialis. . . . . . . *unciam unam*

. ♃   Deutoxide de mercure . . . . . . gr. ij.
     Deuto-chlorure de mercure. . . gr. iv.
   Broyez, et ajoutez en mêlant avec soin,
      Cérat mercuriel . . . . ℥ j.

On applique cette pommade sur des surfaces atteintes de dartres squammeuses sèches et crustacées; sur les ulcérations peu enflammées d'une nature vénérienne, sur les éruptions pustuleuses et sur les excroissances de même nature. On fait le pansement le soir et le matin. Je dois faire observer que l'indication des moyens externes exclut rarement celle des moyens internes. C'est ici le lieu de parler d'une observation, qui m'est peut-être particulière, relativement à l'emploi des préparations mercurielles : l'union du soufre à l'onguent mercuriel destiné à être appliqué en frictions, fait éviter (au moins cela m'a paru constant dans ma pratique) la salivation qui est si souvent un obstacle préjudiciable à la guérison de ceux qui réclament de prompts secours. Dans les maladies vénériennes graves, on met parties égales de soufre lavé et d'onguent mercuriel. J'ai de plus remarqué que l'usage interne du soufre, lorsqu'on administre des préparations mercurielles à l'intérieur, pouvait également préserver du même accident, ou au moins l'éloigner et l'atténuer.

TOPICUS TONICUS.

TOPIQUE TONIQUE.

℞ *Theriacæ optimæ . . . . satis quantùm ,*
ut fiat epithema magnitudine pal-
mæ manûs; adde et asperge

> *Pulveris corticis lauri cinna-*
> *momi . . . .* *ana scrupulum*
> *———— Florum non expanso-* *unum.*
> *rum caryophilli odorati . . . . .*

℞ Thériaque. . . . . s. q.
pour faire un épithème de la grandeur de la paume de la main; saupoudrez avec

> Poudre de cannelle . . . . . .
> —— de gérofle . . . . āā ℈ j.

On applique ce topique sur le creux de l'estomac, dans le cas ou l'on veut redonner du
ton à ce viscère, et ou l'on veut éviter l'emploi
interne des médicamens. On peut conclure que,
d'après les bons effets qu'on en retire dans
l'affection connue sous le nom de crampe d'estomac, les topiques toniques paraissent agir de
deux manières : la première, en relâchant le système nerveux irrité par l'effet d'une accumulation d'humidité qui résulte de l'interception de
l'exhalation cutanée; la seconde en agissant, soit
par absorption, soit sympathiquement sur l'or-

gane gastrique. On rend ce topique vermifuge,
en y ajoutant de la poudre de semen-contra;
calmant, en y mettant soit de la poudre d'o-
pium, soit du laudanum; très anti-spasmodique, en y mêlant du camphre, de l'assa fœtida, ou autres résines fétides. On renouvelle
ce topique toutes les quarante huit heures, si
on ne veut point le faire agir trop énergique-
ment.

EMPLASTRUM EXCITANS.

EMPLATRE EXCITANT.

℞ *Emplastri diachyli gum-*
mosi . . . . semiunciam.
Pulveris hydrochloratis ammo-
niæ . . . . drachmas duas.
———— balsami tolulani . . . . drachmam
  unam.

Misce, et extende super alutam ma-
gnitudine manûs; adde et asperge
  Olei essentialis anthemidis no-
  bilis . . . .⎫
  ————————— seminum pim- ⎬ *ana guttas sex.*
pinellæ anisi . . . .⎭

℞ Emplâtre de diachylon gommé. ʒ ß.
Sel ammoniac en poudre . . . . ʒ ij.
Baume de tolu aussi en poudre. ʒ j.
Mêlez, et étendez sur une peau de
la grandeur de la main , et humec-
tez la surface avec
Essence de camomille . . . . }
———— d'anis . . . . } āā gtt. vj.

On applique cet emplâtre sur l'épigastre, dans
le gonflement flatulent de l'estomac , dans les
névroses de caractère asthénique : ce moyen
agit par contiguité d'action sur ce viscère qui
est dans l'inertie. Ce remède sera toujours d'une
application utile lorsque la sensibilité nerveuse
de l'estomac existera simultanément avec des
symptômes évidens de débilité.

EMPLASTRUM, DICTUM FONDANT.

EMPLATRE DIT FONDANT.

℞ *Emplastri saponacei camphorati, partes duas.*
Extracti foliorum conii macu-
lati. . . . . partem unam.
Pulveris proto-chlorureti hydrar-
giri . . . . sextam partem.
Misce accurate, et extende super
alutam magnitudine à medico
prescriptâ.

℞ Emplâtre de savon camphré . . part. ij.
Extrait de ciguë . . . . part. j.
Mercure doux . . . . part. $\frac{1}{6}$.
Mêlez avec soin , et étendez sur
une peau de la grandeur voulue.

Les emplâtres ont eu pendant long-temps une réputation dont ils sont bien déchus. A présent, on les applique rarement; après avoir prodigué ces moyens, on ne les emploie qu'avec une extrême parcimonie, ou plutôt on ne les regarde plus qu'avec la dernière indifférence. Il faut convenir néanmoins, et c'est une vérité que l'avenir démontrera, que si on a trop employé les préparations emplastiques, on les a aussi trop négligées de notre temps. Celle dont il est ici question, connue jadis sous le nom de fondant, est presque toujours d'une application heureuse sur les engorgemens sans inflammation manifeste, ou simplement avec un état inflammatoire sub-aigu ou latent. Dans cette catégorie se trouvent les tumeurs nommées froides ou blanches et qui n'ont pas leur siége sur les organes mammaires.

ALTERUM EMPLASTRUM, DICTUM FON-
DANT.

AUTRE EMPLATRE DIT FONDANT.

℞ *Emplastri de Vigo cum mercurio. . partem unam.*
Pulveris gummi resinæ am-
moniacæ. . . . . semipartem.
Saponis albi. . . . . partem unam.
Misce secundum artem, et extende
super alutam magnitudine indicatâ.

℞ Emplâtre de Vigo avec mercure. part. j.
Gomme ammoniaque en poudre. part. ß.
Savon blanc . . . . part. j.
Mêlez, et étendez sur une peau de
la grandeur voulue.

On applique ce topique emplastique sur les
tumeurs atoniques, qui sont souvent de nature
strumeuse. Il est aussi très-bien indiqué dans les
engorgemens glanduleux de caractère syphilitique, lorsqu'il est aidé des moyens internes, et
des frictions mercurielles convenablement ad-
ministrées. On parvient souvent à résoudre les
bubons qui tendent sans cesse à abcéder, à dégénérer ou à avorter, et à transmettre le vice
syphilitique dans toute l'économie : on renouvelle ce topique de trois jours en trois jours.
Comme les bains locaux ou entiers, émolliens,
sont souvent indiqués pendant qu'on en fait

usage, on retire l'emplâtre afin que la tumeur éprouve l'impression adoucissante et relâchante du bain.

SACCULUS EXCITANS VOLATILIS.

SACHET EXCITANT VOLATIL.

℞ *Pulveris hydrochloratis ammo-*
niæ. . . . . unciam unam.
 Olei concreti lauri camphoræ. . drachmas duas.
 Misce.

℞ Sel ammoniac en poudre. . . . . ℥ j.
 Camphre. . . . . ℥ ij.
 Mêlez.

On l'applique sur les tumeurs blanches indolentes, sur les parties atrophiées, et dans ces cas sa forme et son volume sont susceptibles de varier. Appliqué sur le scrotum, il peut devenir un moyen avantageux pour combattre la tendance à l'hydrocèle chez les vieillards. Au reste, ce topique, par l'intromission ou l'absorption de ses principes stimulans, conviendra toutes les fois qu'on aura à combattre l'atonie d'une partie très-pourvue de vaisseaux blancs.

ALTER SACCULUS EXCITANS ET AROMA-
TICUS.

AUTRE SACHET EXCITANT ET AROMATIQUE.

℞ *Pulveris stigmatum croci sativi. drachmas duas.*
   ——— *foliorum salviæ majo-*
ris . . . . uncias tres.
   ——— *florum lavandulæ spi-*
cæ . . . . semiunciam.
   ——— *ocymi basilici. . . . . unciam unam.*
Olei essentialis thymi vulgaris. guttas triginta.
   ——————— *menthæ piperi-*
tæ . . . . guttas sexa-
                      ginta.

Misce.

℞ Safran en poudre. . . . . ℨ ij.
  Petite sauge. . . . . ℥ iij.
  Lavande . . . . ℥ ß.
  Basilic . . . . ℥ j.
  Essence de thym. . . . . gtt. xxx.
  ——— de menthe poivrée. . . gtt. lx.
Mêlez.

On s'en sert comme on se sert du précédent : celui-ci semble agir avec plus d'activité
en raison de la diffusibilité des substances volatiles qu'il contient. Il convient dans le cas
d'atonie locale musculaire. Il peut être appliqué
sur le scrotum dans l'anaphrodisie.

PULVIS COMPOSITUS DICTUS ANTISEP-
TICUS.

POUDRE ANTI-SEPTIQUE DITE COMPOSÉE.

℞ *Pulveris tenuissimi corticis cin-*
chonæ officinalis . . . . *semiunciam.*
    ——— *sulfuris loti.* . . . . . *drachmas sex.*
    ——— *foliorum juniperi sa-*
binæ . . . . *drachmas duas.*
    ——— *olei concreti lauri cam-*
phoræ . . . . *drachmas tres.*
Misce.

℞ Poudre très-fine de quinquina . ℥ ß .
    ——————— de soufre lavé. ʒ vj.
    ——————— de feuilles de
sabine . . . . ʒ ij.
    ——————— de camphre . . ʒ iij.
Mêlez.

On saupoudre une ulcération atonique avec
cette préparation plusieurs fois le jour. Elle convient dans les ulcères scorbutiques, vénériens,
scrofuleux, dartreux ; dans les ulcères pro-
fonds, blafards avec des bourgeons d'une apparence polypeuse, gorgés d'un pus sanieux et
infect. On change promptement l'état de ces
ulcères par l'emploi de ce moyen qui ranime
les propriétés vitales languissantes. C'est encore ici le cas de signaler l'indifférence nuisible
que l'on manifeste pour les médicamens ex-

ternes, par le moyen desquels on peut cependant donner à la charpie diverses propriétés médicamenteuses qu'on peut augmenter, diminuer, modifier enfin, suivant les cas. Tandis qu'employée seule, la charpie n'a guère de propriété appréciable que dans le traitement des plaies simples et bénignes, et dans celles sans mauvais caractères, où il est seulement nécessaire d'enlever l'humidité surabondante, la nature tendant d'elle-même à la guérison.

PULVIS COMPOSITUS ASTRINGENS.

POUDRE ASTRINGENTE COMPOSÉE.

℞ *Pulveris subtilis corticis quercûs*
vulgaris (quercus robur) . . . . *uncias duas.*
———— *sulfatis aluminis* . . . . *unciam unam.*
———— *tritoxidi ferri.* . . . . . *drachmas duas.*
———— *resinæ colophoniæ* . . *semiunciam.*
Misce.

℞ Poudre très-fine d'écorce de chêne ℥ ij.
————d'alun . . . . ℥ j.
———— de tritoxide de fer (*colco-*
thar). . . . . ℥ ij.
———— de colophone . . . . . . ℥ ß.
Mêlez.

Pour appliquer sur des surfaces affectées d'hémorragies, suite d'ulcérations qui détruisent le tissu vasculaire, ou d'une cause vulnérante quand les compressions ne conviennent pas, ou ne sont pas applicables. Dans le choix des moyens thérapeutiques externes, comme des moyens internes, dirigés contre ces affections, il ne faut pas perdre de vue la nature des hémorragies : celles connues sous le nom de passives exigent de la part du praticien des considérations générales et particulières, relatives au sujet ou à la cause, ou enfin aux effets immédiats ou médiats des médicamens. Les hémorragies actives demandent aussi une prudence toujours nécessaire dans l'application des moyens thérapeutiques.

IIe. DIVISION.

Médication relâchante , émolliente et ra-
fraîchissante.

QUAND la chimie, à laquelle nous sommes si
redevables pour la connaissance des élémens
médicamenteux, cesserait de nous éclairer sur
la composition des médicamens de la classe
dont il va être question, leur impression
douce, rafraîchissante, émolliente, sur nos
organes, suffit pour faire trouver en eux les
qualités requises pour combattre une phlegmasie, une turgescence, une fluxion ou une excitation locale. En général, les effets de la médication émolliente externe etc., etc., sont mieux
aperçus que ceux de la médication interne.
Une application mucilagineuse sur un tissu
enflammé, modère l'éréthisme des vaisseaux
capillaires, les relâche, tempère le travail
inflammatoire, et tend à favoriser la résolution de l'inflammation, ou à faire éviter
une dissolution, suite inévitable d'une excitation violente. Les acidules végétaux semblent
agir en combattant la chaleur animale alors
augmentée. Ces acides légers ne seraient-ils pas
plus avides de calorique que les substances

muqueuses, mucilagineuses, oléagineuses? la légère astriction qu'ils exercent sur les capillaires est-elle suffisante pour comprimer ou faire avorter une inflammation? Au surplus, si ces données théoriques, en quelque façon appuyées par l'observation, n'avaient rien de satisfaisant pour celui qui n'admet que les faits positifs; elles contiennent au moins l'aveu qu'il existe dans les corps muqueux, oléagineux, mucilagineux, et légèrement acidules, des propriétés assez efficaces pour dissiper ou atténuer des inflammations externes. Les médicamens huileux, muqueux, et mucilagineux, ne sont pas seulement propres à combattre les inflammations, ils sont encore indiqués contre l'éréthisme nerveux, fibreux, contre les spasmes, les névralgies, les névroses d'une nature sthénique, quelles que soient d'ailleurs les causes déterminantes.

Ire. SECTION.

Des remèdes à introduire ou à injecter.

GARGARISMA EMOLLIENS.
GARGARISME ÉMOLLIENT.

℞ *Decocti radicis althææ offici-*
nalis . . . . uncias quatuor.
 Syrupi caricæ pinguis. . . . . uncias duas.
Misce.

℞ Décoction de racine de gui-
mauve . . . . ℥ iv.
Sirop de figues grasses . . . . . ℥ ij.
Mêlez.

Ce gargarisme, appliqué seul, ou coupé avec
le lait, convient lorsqu'il s'agit de diminuer la
turgescence des capillaires, quand on ne peut
plus faire avorter l'inflammation, ou enfin
qu'il s'agit de modérer l'afflux du sang vers
la partie phlogosée, en relâchant les petits vaisseaux.

Ainsi ce moyen thérapeutique convient dans
la période aiguë des angines, sans toutefois
que l'on doive négliger les moyens dérivatifs
et anti-phlogistiques internes et externes, au
nombre desquels la saignée locale ou générale
est au premier rang, comme la diète la plus
absolue. D'ailleurs le traitement est analogue
à celui qui est indiqué pour les phlegmasies
internes.

Pour obtenir une médication plus émolliente, plus adoucissante, il est convenable de
garder long-temps le gargarisme sur la partie
malade ou sur celle qui en est la plus voisine, sans faire de mouvement, sans produire
le râle guttural qui irrite toujours l'arrière-
bouche. Cette préparation doit être tiède;

température qui augmente la propriété émolliente.

GARGARISMA ACIDUM.

GARGARISME ACIDE.

℞   *Decocti hordei mundati* . . . . *uncias quatuor.*
Syrupi è succo fructûs mori
nigræ . . . . *uncias duas.*
Acidi oxalici . . . . *grana sex.*
Misce.

℞   Décoction d'orge mondé . . . . ℥ iv.
Sirop de mûres. . . . . ℥ ij.
Acide oxalique.. . . . . gr. vj.
Mêlez.

Ce gargarisme est indiqué dans l'inflammation de la bouche, des amygdales, de la luette, etc., plus particulièrement lorsque la chaleur locale est considérable ; circonstance où il est nécessaire de soustraire du calorique, ou d'en modérer l'action. Dans ces cas, les émolliens devront être employés concurremment avec les autres anti-phlogistiques, comme les dérivatifs et la saignée générale ou locale ; on y a recours ordinairement pour faire avorter l'inflammation si elle débute lentement; plus tard, pour la modérer.

CLYSTERIUM NUTRITIVUM.

LAVEMENT NUTRITIF.

℞ *Decocti hordei distichi.* . . . . . *libram unam.*
Amyli. . . . . *drachmam unam.*
Vitellum ovi recentis . . . . . *n°. unum.*
Misce.

℞ Décoction d'orge. . . . . ℔ j.
Amidon . . . . ʒ j.
Jaune d'œuf . . . . n°. ɪ.
Mêlez.

On prescrit ce lavement dans toutes les maladies où il faut adoucir et nourrir, par la voie des intestins ; cette indication a lieu ordinairement dans les lésions organiques de l'estomac, dans le marasme avec névrose gastrique, qui amène quelquefois l'impossibilité de conserver ce qui est ingéré ; cas pathologique qui arrive aussi dans certaines grossesses. On peut donner huit ou dix de ces lavemens dans la journée ; on peut les composer aussi avec des décoctions de viande , avec le lait , le riz et autres substances abondantes en matières nutritives.

CLYSTERIUM LAXANS.

LAVEMENT LAXATIF.

℞   *Decocti fructûs cassiæ fistulæ. libram unam.*
    Mellis albi. . . . . uncias duas.
    Olei ricini communis. . . . . unciam semis-
                                           sem.
    Misce.

℞   Décoctum de casse . . . . ℔ j.
    Miel blanc . . . . ℥ ij.
    Huile de ricin . . . . ℥ ß.
    Mêlez.

On administre ce lavement quand on veut
déterminer l'évacuation des matières qui peuvent augmenter les symptômes d'une irritation,
ou d'une inflammation abdominale, ou que l'on
veut produire une action dérivative douce,
comme dans les maladies inflammatoires des
méninges et du cerveau. Dans le premier cas ,
on ne le prescrit qu'autant qu'il y a nécessité
absolue d'évacuer les matières excrémentitielles,
ou de faire disparaître la constipation, état si
favorable au développement des maladies spasmodiques et inflammatoires du bas-ventre.

CLYSTERIUM EMOLLIENS.

LAVEMENT ÉMOLLIENT.

℞   *Decocti radicis althææ officina-*
    lis et seminum lini . . . . libram unam.
    Fiat clysterium.

℞ Décoction de racine de guimauve
   et de graine de lin. . . . . ℔ ij.
       Faites un lavement.

C'est particulièrement dans l'inflammation des
gros intestins qu'on fait usage de ce remède.
Son action topique est douce, relâche les orifices capillaires dont l'inflammation est considérable par la constitution anatomique de ces organes. Il est donc nécessaire de répéter souvent
ce moyen, mais à dose médiocre, afin de ne
point trop distendre l'intestin. Le décoctum doit
être bien onctueux afin de garantir les parois
des intestins de l'action des matières irritantes
qui peuvent y arriver. On a souvent vanté les
huiles douces pour combattre les inflammations du tube alimentaire. Je crois que si elles
conviennent lorsqu'il s'agit de combattre un
état spasmodique, elles sont dangereuses appliquées sur des surfaces enflammées, et cela
peut-être à cause de l'action que le calorique (encore accru dans l'organe enflammé)
exerce sur les substances faciles à rancir. Au
reste, la préparation dont il est ici question
convient dans toutes les irritations inflammatoires ou non inflammatoires du bas-ventre,
sauf quelques exceptions motivées sur la nature et les complications de ces maladies.

ALTERUM CLYSTERIUM EMOLLIENS.

AUTRE LAVEMENT ÉMOLLIENT.

℞ *Decocti furfuris frumenti . . . libram unam.*
  Mucilaginis seminum lini usita-
 tissimi. . . . . drachmas duas.
  Olei olivarum optimi. . . . . uncias duas.
 Misce.

℞ Décoction de son. . . . . ℔ j.
  Mucilage de graine de lin. . . . ʒ ij.
  Huile d'olive fine. . . . . ʒ ij.
 Mêlez.

On doit employer ce lavement dans les affections nerveuses et spasmodiques du tube intestinal ou des parties adjacentes. Il faut le répéter souvent dans les affections graves de cet organe comme dans le volvulus ou passion iliaque. On doit y recourir à chaque instant si les douleurs sont violentes, et si quelques causes particulières n'empêchent pas l'addition d'une préparation opiacée; on y joint de l'extrait d'opium, ou bien on ajoute à la décoction, autant qu'il le paraît convenable, des têtes de pavots; il est essentiel de ne pas trop compter sur un remède qui laisse des doutes sur la quantité qui en est absorbée, et sur son trajet. On doit dans les maladies graves employer simultanément plusieurs moyens à la fois, afin d'obtenir plus sûrement la guérison. Il vaut mieux être prodigue dans l'administration des remèdes qui ne peuvent avoir aucune mauvaise influence, que d'être sobre de moyens sans lesquels la guérison pourrait laisser de l'incertitude.

INJECTIO EMOLLIENS.

INJECTION ÉMOLLIENTE.

℞ Decocti furfuris frumenti. . . . semilibram.
Lactis recentis. . . . . uncias quatuor.
Mucilaginis seminum lini. . . semiunciam.
Misce.

℞ Décoctum de son. . . . . ℔ ß.
Lait . . . . ℥ iv.
Mucilage de graine de lin . . . . ℥ ß.
Mêlez.

Cette préparation est bien nécessaire dans les inflammations aiguës et quelquefois chroniques du rectum, du vagin, du canal de l'urètre, quand les injections émollientes dans ces parties sont indiquées. Elle est utile surtout aux sujets chez lesquels la moindre excitation est douloureuse. Il m'est arrivé de combattre avantageusement, par ce moyen, certaines maladies du vagin où le tissu muqueux était épaissi, contracté, et où les douleurs parais-

saient névralgiques ; elle produit aussi d'heureux effets, dans les cas où les bougies ou
sondes ont phlogosé le canal de l'urètre,
comme dans ceux où l'intérieur du rectum
présente des indurations. On sent la nécessité de réitérer souvent cette application qui
n'a d'effet avantageux et persistant qu'autant que son action est prolongée. Pour produire le moins d'irritation possible dans les cas
où il faut injecter des surfaces enflammées, je
conseille d'injecter sans effort, afin de moins
presser la colonne du liquide, et pour donner
à celui-ci une impression plus douce.

ALTERA INJECTIO EMOLLIENS.
AUTRE INJECTION ÉMOLLIENTE.

℞   *Decocti seminum papaveris albi. uncias sex.*
Emulsionis fructuum amygdali
communis . . . . *uncias duas.*
   Albuminis ovi recentis. . . . . drachmam
                                  unam.

   Dilue, misce, et fiat injectio.

℞   Décoction de semences de pavot
blanc . . . . ℥ vj.
   Émulsion d'amandes douces . . ℥ ij.
   Blanc d'œuf frais. . . . . ʒ j.
   Faites dissoudre, et mêlez pour
injection.

Cette injection, que l'on n'emploie point as-

sez souvent, convient beaucoup dans le catarrhe urétral aigu. Aidée des remèdes généraux,
cette application topique ne tarde pas à adoucir les souffrances du malade ; en effet, on a
droit d'attendre de ce médicament externe les
résultats les plus favorables comme dans l'inflammation du vagin, du rectum , et de la
gorge.

SUPPOSITORIUM EMOLLIENS.
SUPPOSITOIRE ÉMOLLIENT.

℞   *Olei concreti theobromæ cacao. sufficientem*
                         quantitatem.
    Liquefac et fiat secundùm artem
    suppositorium.

℞   Beurre de cacao . . . . s. q.
    Faites fondre et composez selon
l'art, un suppositoire.

On emploie ce suppositoire de beurre de
cacao toutes les fois qu'il faut combattre une
phlogose ou une irritation de la dernière portion du rectum. Ce moyen convient dans les
hémorrhoïdes nommées sèches, parce qu'elles
n'exhalent ou ne sécrètent aucune humeur.
Ordinairement les malades éprouvent un sentiment d'aridité et une chaleur brûlante. Quelques auteurs ont appelé nerveuses ces hémorrhoïdes sèches. C'est un moyen de diminuer

les douleurs produites par l'action compressive
des parois gonflées de l'anus. Il tient en outre
l'anus distendu, chose assez essentielle pour les
évacuations, si elles ont lieu. On introduit
aussi dans le rectum, comme dans le canal de
l'urètre, des médicamens sous forme de bougies emplastiques plus ou moins grosses, et
composées d'après le but de la médication indiquée.

VIRGA CEREA EMOLLIENS.
BOUGIE ÉMOLLIENTE.

℞　*Cerati solidi* . . . .⎫　*ana partes*
　Olei concreti theobromæ cacao.⎭　*æquales.*
　Misce, liquefac et fiat secundùm
artem virga cerea amplitudine con-
gruente.

℞　Cérat solide . . . .⎫　āā parties é-
　Beurre de cacao . . . .⎭　gales.
　Mêlez, faites fondre et composez,
selon l'art, une bougie de la grandeur convenable.

On introduit ces bougies dans le rectum,
dans l'intention de calmer son irritation ou de
combattre un rétrécissement de cet intestin,
produit par des tumeurs hémorrhoïdales,
par un épaississement de la membrane muqueuse, ou enfin par une dégénérescence squirrheuse. On en augmente le volume progres-

sivement, en ayant toujours soin de ne point les introduire par force; car pour atteindre le but qu'on se propose, qui est la dilatation de l'intestin, il ne faut pas produire une irritation mécanique qui produirait un effet contraire à celui qu'on désire.

On peut rendre ces bougies médicamenteuses en y ajoutant des préparations mercurielles si on soupçonne un vice syphilitique; l'extrait de ciguë et de belladone, si on veut agir d'une manière spécifique sur le premier degré de dégénérescence de la membrane muqueuse; des astringens et de légers caustiques si on veut détruire ou supprimer des tumeurs hémorrhoïdales, ou un flux considérable; l'opium si on veut combattre une névralgie de cette portion intestinale; le soufre, si on reconnaît une affection herpétique ; l'aloës, la poudre d'absynthe, le *semen contra*, si on croit à l'existence des vers ascarides.

Les mèches ne sont que des faisceaux de charpie, fortement enduits de cérat ou d'une pommade appropriée.

Quand on veut introduire une bougie dans un canal quelconque, il faut autant que possible franchir l'endroit malade, surtout lorsqu'il s'agit d'une affection du rectum ; on tâche préalablement de s'assurer de l'étendue de la maladie et de sa nature, avec le doigt ou avec une sonde en gomme élastique de grosseur convenable.

COLLYRIUM EMOLLIENS.

COLLYRE ÉMOLLIENT.

℞ *Decocti seminum pyri cydoniæ. uncias quatuor.*
   Albuminis ovi recentis. . . . . drachmam
                               unam.
  Dilue et misce accuratè.

℞ Décoction de semences de coing. ℥ iv.
   Blanc d'œuf frais. . . . . ℥ j.
  Délayez et mêlez avec soin.

Ce collyre a une propriété émolliente très-manifeste. On doit l'employer dans les violentes ophthalmies, où le premier besoin est de relâcher les parties enflammées, afin de modérer le travail inflammatoire; il est essentiel d'en réitérer souvent les applications. Ce collyre peut être employé sous forme de bain local à l'aide de compresses. Pour les considérations pathologiques, voyez ci-après le collyre rafraîchissant.

ALTERUM COLLYRIUM EMOLLIENS.

AUTRE COLLYRE ÉMOLLIENT.

℞ *Aquæ stillatæ florum rosæ cen-*
tifoliæ. . . . . uncias tres.
   ———————*plantaginis . . . . . uncias tres.*
  Albuminis ovi recentis. . . . . drachmas duas.
Solve et misce.

℞ Eau distillée de roses pâles. . . ℥ iij.
  ———————— de plantain. . . . ℥ iij.
  Blanc d'œuf frais. . . . . ʒ ij.
Faites dissoudre et mêlez.

On emploie ce collyre pour tempérer la
chaleur et les picotemens si fatigans dans les
ophtalmies aiguës. On en baigne ou on hu-
mecte l'œil, ou l'on applique sur cet organe
des compresses trempées dans ce collyre, aussi
souvent que le malade le désire. Ce topique
n'est le plus souvent qu'un moyen accessoire.
Les sangsues, les boissons délayantes, les pédiluves animés, les minoratifs, la diète modérée, l'éloignement de la lumière, concourent simultanément à combattre les ophtalmies aiguës franches ; ici , comme dans tout
autre cas, il faut tenir compte de certaines
complications ou causes spéciales. Je veux par-

ler de quelques vices ou affections mobiles qui, plus souvent qu'on ne le pense, produisent ou compliquent des ophtalmies qui réclament impérieusement les dérivatifs puissans et un traitement général approprié.

BALNEUM EMOLLIENS.

BAIN ÉMOLLIENT.

℞   *Decocti herbarum emollientium*
(grad. 27.) . . . . *satis quantùm.*

℞   Décoction d'herbes émollientes
(à 27°*degrés.*) . . . . s. q.

Ce bain, dans lequel on ferait bien de rester deux heures quand on peut le supporter, convient dans tous les cas où il faut diminuer l'orgasme local ou général, soit par une action topique immédiate ou sympathique, soit par l'absorption des parties aqueuses et muqueuses qui portent dans le torrent de la circulation un relâchement, si utile dans les spasmes et dans les inflammations sanguines. On prescrit aussi des bains de lait, de sang d'animaux, comme ceux du bœuf, du mouton, etc. Pour rendre le bain nutritif on y ajoute quelquefois une certaine quantité de gélatine animale, et, si l'on voulait le rendre calmant, on pourrait y ajouter de l'extrait d'opium ou du laudanum; mais, en pareil cas, il faudrait être très-circonspect, afin d'éviter le narcotisme qui pourrait résulter de l'absorption de ces substances opiacées. Cette addition a l'inconvénient de laisser le médecin dans l'incertitude, relativement à la quantité absorbée de ce médicament. On emploie beaucoup aussi, les bains de vapeurs locaux ou généraux. Pour l'administration de ces bains il s'agit de diriger, n'importe par quel mécanisme, les vapeurs sur les parties malades. Ce bain est très-employé dans les affections inflammatoires de la peau, dans celles qui sont répercutée ou qui excitent un prurit violent. On dirige aussi des vapeurs sur certaines cavités pour détendre ou amollir. Il est des cas où on les administre plus chaudes que dans d'autres, pour déterminer, dans certains organes, un état fluxionnaire; on les rend aussi stimulans par l'addition des substances convenables. Ces vapeurs stimulantes rentrent dans la classe des excitans à laquelle nous renvoyons.

Le médecin qui commence l'exercice de son art, guidé par les principes scolastiques, et qui cherche à suivre les modèles cliniques observés et étudiés, s'étonne dès ses premiers pas dans la pratique; il est bientôt obligé de s'écarter de la marche tracée, et de s'en tenir à l'observation stricte de chaque fait isolé pour tâcher de saisir l'indication qu'il présente ; il ne tarde pas à reconnaître que trop souvent sa savante théorie n'est qu'une boussole infidèle qui n'empêche pas d'échouer. C'est ainsi qu'en général il est reconnu que les bains conviennent dans les affections du genre rhumatismal et névralgique ; cependant j'ai remarqué que toutes les complications goutteuses, ou toute névralgie qui se trouve sous son influence, reçoit un surcroît d'irritation, lorsque les parties affectées sont baignées dans l'eau tiède ou chaude. Les lavemens produisent le même effet, quand la partie inférieure de l'intestin est le siége de cette affection plus ou moins mobile.

Ces observations, ainsi que plusieurs qu'on pourrait faire encore, concourent à faire ressortir les erreurs de la nouvelle doctrine dont certaines considérations néanmoins, je l'avouerai avec plaisir, me font espérer des avantages réels, pour le traitement de certaines maladies.

LOTIO TEMPERANS.

LOTION TEMPÉRANTE.

℞   *Decocti furfuris frumenti* . . . *libras duas.*
     Sulfatis zinci. . . . . *grana duodecim.*
     Succi fructûs citri medicæ. . . . *drachmas duas.*
Misce.

℞ Eau de son. . . . . ℔ ij.
   Sulfate de zinc. . . . . gr. xij.
   Jus de citron . . . . ℨ ij.
   Mêlez.

On lave à diverses reprises et à froid les
parties trop enflammées, afin de soustraire une
grande partie du calorique et l'on prolonge l'application de ces lotions afin de ne point exposer
la partie malade à une réaction. Il est d'ailleurs
des phlegmasies qu'on ne doit point chercher à
atténuer ou à faire avorter, parce qu'elles sont
quelquefois critiques; il faut aussi préserver la
partie affectée d'une sur-excitation qui pourrait
déterminer la gangrène. Il est des cas ou l'on
doit préférer les rafraîchissans acidules, légèrement astrictifs, aux émolliens qui pourraient
éloigner la résolution de la partie enflammée.
En parlant des inflammations très-intenses, qui
exigent l'emploi des moyens capables d'enlever
le calorique libre auquel on doit un surcroît
d'inflammation, je dois indiquer comme utiles
en pareil cas les applications très-prolongées de
la glace, afin d'éteindre l'inflammation ou de
la modérer: la glace ainsi employée est un sédatif; elle refoule vers d'autres parties le sang qui
arrive vers les orifices capillaires; elle est alors
répercussive et résolutive.

FOMENTATIO EMOLLIENS.
FOMENTATION ÉMOLLIENTE.

℞   *Decocti foliorum   verbasci*
   thapsi . . . . *libras duas.*
         ———— *radicis althææ.* . . . . . *libras duas.*
Misce.

℞   Décoctum de feuilles de bouillon blanc . . . . · . . . . . · . . . ℔ ij.
         ———— de racine de guimauve. ℔ ij.
Mêlez.

On applique au moyen de compresses assez
épaisses, ou avec une éponge, une suffisante
quantité de ce liquide mucilagineux, afin de ramollir certaines parties, de relâcher les capillaires et de modérer par-là l'inflammation, ou
bien afin de combattre un état spasmodique qui
demande des relâchans : dans ce dernier cas
l'effet topique peut en déterminer un autre
d'une manière sympathique. On sait que la
température du liquide agit autant que la substance mucilagineuse; au surplus il est bon de
faire remarquer qu'il est plus convenable d'appliquer des corps mucilagineux ou muqueux sur
les surfaces enflammées où ces derniers agissent en quelque sorte d'une manière spécifique;
et que, dans les irritations internes, nerveuses ou
inflammatoires, l'eau, à une température con-

venable, offrira une médication plus assurée : rien ne pourra empêcher alors son absorption toujours plus facile, quand elle conserve toute sa fluidité. Pour que les applications relâchantes agissent avec avantage, il est nécessaire, quelle que soit leur consistance, que leur action soit très-prolongée. Les émolliens agissent de quatre manières : 1°. par une chaleur douce ; 2°. par la nature d'un liquide qui peut être pris ou transmis dans la partie malade ou dans toute l'économie par les vaisseaux absorbans ; 3° par son action topique directe ; 4°. et enfin par une condition sympathique.

LINIMENTUM DEMULCENS.
LINIMENT ADOUCISSANT.

℞ *Olci olivarum.* (olea europæa). *uncias quatuor.*
  Acidi acetici vino extracti . . . guttas viginti.
 Tere perdiù in mortario marmo-
reo, et adde paulatim.
  Vitelli ovi . . . . unciam unam.
 Misce accuratè.

℞ Huile d'olives . . . . ℥ iv.
  Vinaigre de vin . . . . gtt. xx.
 Mêlez dans un mortier de marbre,
et ajoutez peu à peu.
  Jaune d'œuf . . . . ℥ j.
 Mêlez avec soin.

On fait des onctions avec ce liniment, sur les

brûlures nouvelles, sur les rubéfactions faites par
les irritans, et sur les gerçures de diverses surfaces. On tempère avec lui la chaleur fluxionnaire,
et on calme la trop grande turgescence des glandes mammaires, quand la sécrétion laiteuse se
fait. On adoucit aussi avec ce remède, l'irritation
qui accompagne les hémorrhoïdes ; on sait
que l'union de l'huile à un acide végétal,
neutralise l'acidité et que ce dernier donne aux
corps gras un caractère savonneux.

LINIMENTUM EMOLLIENS DICTUM ANO-DINUM.

LINIMENT ÉMOLLIENT DIT ANODIN.

℞   *Olei maceratione lilii albi* . . *uncias sex.*
        Unguenti populei . . . . *unciam unam.*
    Dilue, et misce accuratè.

℞   Huile de lis . . . . ℥ vj.
        Onguent populéum . . . . . . ℥ j.
    Délayez, et mêlez avec soin.

On fait avec cette préparation, des frictions
ou des onctions sur certaines surfaces affectées
de névralgie, rhumatismale, simple ou goutteuse. Les personnes qui en sont atteintes éprouvent assez rarement de l'amélioration par l'emploi des frictions stimulantes. J'ai observé au
contraire très-souvent de bons effets des applications relâchantes dans ces cas. Au surplus,

les maladies nerveuses de la vie organique et celles qui attaquent les nerfs de la vie de relation ne sont point également influencées par les mêmes agens thérapeutiques. Toutes les règles échouent devant les modifications infinies des propriétés de ces organes. Nous sommes autorisés à penser qu'une époque viendra où l'on reconnaîtra peut-être pour siéges primitifs des maladies le système nerveux cérébral et ganglionnaire.

POMATUM DEMULCENS, DICTUM AD LABIAS.

POMMADE ADOUCISSANTE, DITE POUR LES LÈVRES.

℞— *Pomati rubri recentis ad labias   quantùm vult.*

℞   Pommade rouge fraîche pour les
lèvres. . . . . ฿ . q. v.

On oint légèrement les surfaces gercées avec cette pommade; il est bon de panser assez souvent, afin d'éviter la rancidité que les corps gras sont sujets à acquérir par l'action de la chaleur animale. Pour éviter, autant que possible, cet inconvénient, on tâche d'enlever entièrement ce qui reste de la pommade précédemment appliquée.

UNGUENTUM EMOLLIENS.

ONGUENT ÉMOLLIENT.

℞　 *Ceræ flavæ* . . . . *unciam unam.*
　　 Olei olivarum . . . . *uncias octo.*
　　 Axongiæ porci recentis . . . . . *uncias duas.*
　　 Vitelli ovi . . . . n^o. *duo.*
　 Misce.

℞　 Cire jaune. . . . . ℥ j.
　　 Huile d'olives. . . . . ℥ viij.
　　 Axonge. . . . . ℥ ij.
　　 Jaunes d'œuf . . . . n^e. ij.
　 Mêlez.

On pratique des onctions avec cet onguent émollient, pour détruire certaines tumeurs fibreuses, pour assouplir les articulations et pour combattre des spasmes ou des crampes qui fatiguent les organes locomoteurs. De nos jours, les onguens sont tombés en quelque façon en desuétude, c'est un reproche que j'ai déjà eu occasion de faire dans un autre chapitre. Leur abus, condamnable sans doute, ne doit pas faire prononcer leur entière exclusion : si un juste milieu convient en toutes choses, c'est principalement en médecine qu'on trouve chaque jour l'occasion de s'en convaincre.

TOPICUS EMOLLIENS ET DEMULCENS.

TOPIQUE ÉMOLLIENT ET ADOUCISSANT.

♃   *Mucilaginis seminum piri cy-*
      doniæ.. . . . . uncias quatuor.
          Soluti gummi mimosæ niloticæ. unciam unam.
      Misce.

♃   Mucilage de semences de coings. ℥ iv.
          Solution de gomme arabique. . ℥ j.
      Mêlez.

On applique ce mucilage sur les surfaces
gercées, ulcérées et très enflammées, lorsqu'il
faut, en adoucissant d'une manière topique,
calmer une irritation violente par une substance douce et froide. En pareil cas, il faut de
moment en moment renouveler le topique.
Au reste le besoin de son application est relatif
à la chaleur plus ou moins forte de la partie
enflammée, qui dessèche plus ou moins vite ce
médicament peu fluide. On enduit de ce topique les parties qui en réclament l'usage, avec
un plumaceau bien souple. On y a souvent recours pour les gerçures du mamelon, du pré-
puce, etc., etc.

EMPLASTRUM LAXANS.

EMPLATRE ÉMOLLIENT.

℞   *Ceræ flavæ. . . . . uncias quatuor.*
    Picis Burgundiæ. . . . . unciam unam.
    Olei olivarum optimi. . . . . uncias tres.
    Liquefac , et fiat secundum artem
emplastrum.

℞   Cire jaune . . . . ℥ iv.
    Poix de Bourgogne. . . . . ℥ j.
    Huile d'olive fine. . . . . ℥ iij.
    Faites fondre, et préparez , selon
l'art, un emplâtre.

On prend une quantité suffisante de cette
préparation pour en mettre une légère couche
sur un morceau de peau d'une grandeur déterminée qu'on applique sur la partie affectée. Elle
convient dans tous les cas où il faut relâcher
un tissu endurci par une action morbifique
ou par une inflammation sous-aiguë ; encore
faut-il bien tenir compte de l'état physiologique de la peau, pour éviter l'érysipèle. Il est
à remarquer que les applications grasses emplastiques sont souvent nuisibles quand on ne
peut agir sur la partie malade que d'une manière indirecte. Les engorgemens glanduleux
s'en trouvent rarement bien, surtout ceux des
seins.

CATAPLASMA, VEL TOPICUS EMOLLIENS.

CATAPLASME OU TOPIQUE ÉMOLLIENT.

♃   *Cataplasmatis seminum lini usi-*
tatissimi mollis et satis cocti . . quantùm vis.

♃   Cataplasme de farine de graine
de lin , mou et suffisamment cuit. q. v.

On applique ce topique émollient tiède ou chaud ; à une température élevée, il est un peu dérivatif ; mais comme la dérivation est rarement l'indication qu'on se propose de remplir par ce moyen, on applique ordinairement ce cataplasme à un degré de chaleur bien supportable ; c'est assez souvent dans l'intention de modérer, directement ou indirectement, une irritation inflammatoire ou non-inflammatoire. Directement , pour relâcher et humecter le tissu enflammé et irrité. Indirectement , pour obtenir le même effet par voie d'absorption ou de transmission sur la partie affectée, sans oublier toutefois son mode d'action sympathique. C'est par lui que je me rends compte de l'effet avantageux que ce moyen externe produit sur la surface de la poitrine, lorsque la plèvre ou les muqueuses pulmonaires sont enflammées.

Il est des cas où les cataplasmes chauds produisent des effets plus prompts et plus faciles à expliquer que les cataplasmes tièdes. C'est par exemple dans les inflammations des membranes muqueuses ; appliqués sur la peau, ils ont souvent combattu avec succès les premiers symptômes du catarrhe pulmonaire. L'action sympathique bien connue de la peau sur les membranes muqueuses, rend parfaitement raison de l'avantage qu'on en retire souvent dans cette affection pulmonaire ; la gastrite, l'entérite, la métrite, la néphrite, l'hépatite, la colite comme toutes les autres inflammations des organes du ventre, exigent moins l'usage des topiques émolliens très-chauds, à moins qu'on ne trouve dans la chaleur une propriété dérivative.

On prépare des cataplasmes ou des topiques émolliens, avec la farine de riz, de seigle, d'orge, d'avoine, de racine de guimauve ; enfin avec toutes les substances qui ont pour élémens de composition, du mucilage, du muqueux, du gluten, de l'amidon, de l'albumine, etc., etc. On les prépare avec des décoctions de nature différente : on les rend quelquefois calmans, en prenant pour excipient une décoction concentrée de têtes de pavots ; très-émolliens avec le lait et les décoctions les plus mucilagineuses, comme celles faites avec les herbes émollientes, la racine de guimauve, les figues ; plus nutri-tifs avec le sang des animaux ; plus résolutifs avec l'eau végéto-minérale.

Si la théorie des effets des topiques émol-liens était hypothétique, la nature douce de ces remèdes, l'eau de composition, et la chaleur douce suffiraient pour expliquer cette pro-priété.

IIe. DIVISION.

Médication sédative, calmante et narcotique.

Les substances douées des propriétés calmantes et narcotiques, ne sont pas seulement utiles à la médecine interne; nous avons trop souvent des preuves de leurs effets topiques, pour que la pathologie externe ne se les approprie aussi dans beaucoup de circonstances. Tout semble prouver que ces médicamens agissent localement; c'est-à-dire que, portant une action sédative sur les nerfs lesés, ils empêchent l'action percevante, sans agir aucunement sur le centre sensitif. En effet, un ulcère très-douloureux dont le pus est âcre et ichoreux, altère et détruit l'organisation de la partie qui en est le siége et cette altération est un obstacle à l'absorption ; il se trouve cependant calmé sous l'influence d'un topique narcotique ; une brûlure au troisième degré, où les tissus sont désorganisés, éprouve également par l'emploi de ce même topique un calme prompt et manifeste. Néanmoins le cerveau ne paraît aucunement affecté de l'action du narcotique. Son état physiologique demeure le même qu'avant l'application de ce médicament. Je crois nécessaire de dire ici qu'un certain cal-

me, ou un état de souffrance modéré, est nécessaire pour qu'une guérison puisse avoir lieu.
Or, autant il serait imprudent de laisser sub-
sister une douleur excessive qui empêcherait
la guérison, ou même qui favoriserait le développement du tétanos où autres névroses,
autant il serait blâmable d'assoupir la sensibilité dans certaines plaies, ou la douleur modérée est un agent excitant utile pour
amener l'inflammation nécessaire à la guérison,
et la maintenir à un degré convenable pour
cet effet, soit pour favoriser une suppuration,
soit pour produire une résolution.

Ire. SECTION.

Des remèdes externes à injecter ou à introduire.

GARGARISMA MITIGATORIUM.
GARGARISME CALMANT.

℞   *Aquæ stillatæ lactucæ sativæ. uncias quatuor.*
      Syrupi è succo fructuum rubi
idæi. . . . . unciam unam.
      Extracti papaveris somniferi
exotici. . . . . grana novem.
      Solve et misce.

℞   Eau de laitue. . . . . ℥ iv.
      Sirop de framboises. . . . . . . ℥ j.
      Extrait d'opium . . . . gr. ix.
Faites dissoudre et mêlez.

On indique ce gargarisme dans divers états douloureux du pharynx , de la luette, et des parties adjacentes, tels que les affections nerveuses, ou les ulcérations douloureuses, bien entendu qu'il faut joindre à ce moyen l'emploi des topiques dérivatifs puissans si on craint la présence d'une affection mobile ; la saignée locale est aussi souvent nécessaire, mais elle doit être pratiquée avec réserve, particulièrement quand on croit à la coïncidence d'une goutte vague dont le déplacement , assez souvent facile à opérer, détermine la guérison. Pour que l'action calmante de ce gargarisme puisse avoir lieu , il faut qu'il soit souvent employé , et long-temps gardé en contact avec la partie malade.

GARGARISMA NARCOTICUM.

GARGARISME NARCOTIQUE.

℞ *Decocti foliorum solani nigri. uncias sex.*
Extracti foliorum atropæ bella-
donæ. . . . . grana sex.
———————— conii maculati. . semidrach-
mam.
Solve et adde.
Mellis albi. . . . . semiunciam.
Cola.

℞ Décoction de morelle . . . . . . ℥ vj.
      Extrait de feuilles de belladone. gr. vj.
      ——— de ciguë . . . . ℨ ß .
   Faites dissoudre et mêlez.
      Miel blanc. . . . . ℥ ß .

Ce gargarisme est indiqué dans les engorgemens et dans les ulcérations douloureuses de la
bouche, dans le cas de dégénérescence de la
muqueuse buccale, sous l'influence d'une inflammation chronique, dans les tumeurs froides qui tendent à passer à l'état cancéreux ou
carcinomateux, dans les névralgies linguales
palatines, dentaires, des gencives, etc. Il faut
bien recommander au malade de ne point avaler ce mélange. On peut aussi faire préparer un
liquide assez consistant avec l'extrait d'opium,
le baume du Pérou et du commandeur, et l'appliquer sur les gencives ou dans certaines caries, pour calmer de violentes douleurs.

CLYSTERIUM MITIGATORIUM.
LAVEMENT CALMANT.

℞ *Decocti foliorum lactucæ sativæ. libram semis-*
                                        sem.

      Extracti opii . . . . grana quatuor,
   Misce.
℞ Décoction de feuilles de laitue . ℔ ß .
      Extrait d'opium . . . . gr. iv.
   Mêlez.

On ordonne ce demi lavement dans les affections nerveuses du tube intestinal et des
organes du bas-ventre. On administre ce
moyen thérapeutique plutôt par les voies
inférieures que par celle de l'estomac, parce
que les substances opiacées tendent à diminuer
l'appétit et à altérer la faculté digestive ; ainsi
dans les maladies cancéreuses ou squirrheuses
des viscères abdominaux la voie du rectum
est presque toujours préférable. On peut aussi
calmer long-temps les douleurs, sans avoir à
craindre les désordres que l'usage interne des
puissans narcotiques pourrait déterminer dans
la digestion. On emploie pour véhicule des decoctum mucilagineux, oléagineux et muqueux.

Il est bon de faire observer que la quantité
du calmant varie en plus ou en moins.

En disant qu'on n'a pas à craindre le déran-
gement des facultés digestives par ce mode d'administration des narcotiques, je n'ai pas voulu
dire qu'il fallût moins de circonspection dans
leur emploi; puisque j'ai observé dans les hôpitaux et dans ma pratique, des effets quelquefois
bien graves après l'injection d'un calmant ou
narcotique dans l'intestin rectum. Trois grains
d'extrait d'opium, administrés dans un demi-
lavement, ont procuré le narcotisme chez un
sujet de cinquante ans.

CLYSTERIUM NARCOTICUM.

LAVEMENT NARCOTIQUE.

℞ Decocti levis foliorum hyoscia-
mi nigri . . . . libram unam.
   Extracti foliorum solani nigri. grana tria.
   ———————— conii maculati. grana viginti.
Misce.

℞ Décoction légère de feuilles de
jusquiame . . . . ℔ j.
   Extrait de morelle . . . . gr. iij.
   ——— de ciguë. . . . . gr. xx.
Mêlez.

Ce lavement est utile, non-seulement dans
les névroses ou névralgies du tube intestinal,
mais encore dans les engorgemens des glandes
du mesentère et des follicules muqueux de la
membrane interne des intestins. J'ai employé
avec succès ce remède, modifié quant aux
doses, sur un enfant atteint du carreau. Pour
cette préparation, comme pour la plupart des
remèdes narcotiques, on doit toujours se
mettre en garde contre les résultats fâcheux
qu'une administration imprudente peut déterminer.

INJECTIO SEDANS.

INJECTION SÉDATIVE.

℞　*Aquæ stillatæ.* . . . . *uncias sex.*
　Pulveris gummi mimosæ nilo-
　ticæ . . . . *drachmam*
　　　　　　　　　　　　　　　unam.
　　Extracti opii. . . . . *grana duode-*
　　　　　　　　　　　　　　　cim.
　Solve , et misce.

℞　Eau distillée. . . . . ℥ vj.
　Gomme arabique en poudre. . ʒ j.
　Extrait d'opium. . . . . gr. xij.
　Faites dissoudre, et mêlez.

On injecte le canal de l'urètre, le vagin, l'o‑
rifice de l'utérus, plusieurs fois chaque jour
avec cette préparation magistrale. On laisse
aussi long-temps que possible le liquide médi‑
camenteux en contact avec la partie qui en ré‑
clame l'usage. Ce moyen peut être conseillé
avec avantage dans les gonorrhées goutteuses,
rhumatismales, dans la névralgie du méat uri‑
naire, dans le priapisme. On peut l'employer
également dans la nymphomanie secondaire
d'un prurit considérable qui porte fortement
à l'acte vénérien. On l'administre le plus ordi‑
nairement dans les blennorrhagies chroni‑

ques, où de vives douleurs se font sentir dans
l'érection.

INJECTIO NARCOTICA.

INJECTION NARCOTIQUE.

℞ *Decocti lactucæ virosæ.* . . . . . *uncias octo.*
   Extracti radicis atropæ bella-
   donæ. . . . . *drachmam*
                                      unam.
   Narcotinæ. . . . . *grana quatuor.*
   Solve, et misce.

℞ Décoction de laitue vireuse. . . ℥ viij.
   Extrait de belladone . . . . . . ʒ j.
   Narcotine . . . . gr. iv.
   Faites dissoudre et mêlez.

On emploie cette injection, autant dans la
vue de combattre des engorgemens dont l'on
craint la dégénérescence, que pour calmer des
douleurs névralgiques ou combattre une névrose, qui, à la longue, peuvent faire de l'organe utérin ou génital un centre d'irritation
dangereux. Le satyriasis, la nymphomanie
localisée, si je puis m'exprimer ainsi, le spasme
permanent du vagin, l'état de la vulve, le priapisme chez l'homme, peuvent être adoucis et
quelquefois calmés par ce remède stupéfiant
ou narcotique.

Dans l'exposé d'une médication générale, on ne doit pas taire qu'il convient d'aider les remèdes improprement appelés spécifiques, par d'autres moyens thérapeutiques qui concourent au même but, comme les bains, la saignée, etc., etc.

SUPPOSITORIUM SEDANS.

SUPPOSITOIRE SÉDATIF.

℞   *Olei concreti theobromæ cacao. s. q.*
     Pulveris extracti opii . . . . . grana sex.
Misce, et fiat suppositorium.

℞   Beurre de cacao . . . . s. q.
     Extrait d'opium en poudre. . . gr. vj.
Mêlez, et faites un suppositoire.

On introduit ce suppositoire dans le fondement pour calmer la douleur de l'anus affecté de turgescence hémorrhoïdale ou d'une autre nature, pour amollir et relâcher cette partie qui est assez souvent le siége d'une violente irritation : des évacuations trop fréquentes, le choléra-morbus, la dysenterie, la goutte, le rhumatisme, une dartre, des vers ascarides, ou toute autre cause irritante , peuvent produire des épreintes douloureuses dans lesquelles ce moyen procure du soulagement.

On en introduit un ou deux ou trois dans les vingt-quatre heures. On prépare aussi des bougies, des mèches sédatives ; les premières pour atteindre profondément et combattre un état pathologique quelconque, un rétrécissement du rectum ou de l'urètre, par exemple; l'autre, pour combattre certaines irritations produites par une névralgie, par un ulcère, enfin par quelque cause morbide, quelle qu'en soit la nature.

On ajoute à ces suppositoires, à ces bougies, ou à ces mèches, des substances qui peuvent accroître leurs propriétés calmantes, telles que la belladone, la ciguë, la jusquiame, etc., etc.

COLLYRIUM SEDANS.
COLLYRE SÉDATIF.

℞ *Aquæ stillatæ florum rosæ centifoliæ.* . . . . *uncias tres.*

———————— *centaureæ cyani.* *uncias tres.*

Extracti opii. . . . . *grana sex.*

Solve, et misce.

℞ Eau de roses pâles . . . .⎱ āā ℥ iij.
——— de bleuet . . . .⎰

Extrait d'opium . . . . gr. vj.

Faites dissoudre, et mêlez.

On prescrit ce collyre quand les accidens inflammatoires augmentent, persistent, ou sont

entretenus par une affection nerveuse douloureuse. Quoique l'action topique de l'opium soit
peu convenable pour combattre l'état inflammatoire, elle fera toujours néanmoins plus de
bien que de mal si le siége de l'inflammation
est dans un organe doué d'une vive sensibilité.
Or les maladies des yeux, aussi nombreuses
que variées, sont presque toujours accompagnées
de douleurs très-vives, et qui le sont d'autant plus que l'organe, par sa structure éminemment nerveuse, est plus sensible.

On emploie ce remède au moyen de compresses qu'on applique sur l'œil, d'une œillère
ou d'une seringue, plus ou moins souvent dans
la journée. Il est bon de faire observer que les
opiacées sont nuisibles aux personnes chez lesquelles la faculté visuelle est affaiblie, et surtout si la rétine a perdu de sa sensibilité organique.

COLLYRIUM NARCOTICUM.

COLLYRE NARCOTIQUE.

℞ *Infusi foliorum hyosciami nigri.* *uncias quatuor.*
    Extracti foliorum atropæ bella-
    donæ. . . . . *grana quatuor.*
    Solve, et misce.

℞ Infusion de feuilles de jusquiame. ℥ iv.
    Extrait de belladone . . . . . . gr. iv.
Faites dissoudre et mêlez.

La sensibilité de l'expansion nerveuse du nerf optique peut être plus ou moins augmentée; son exaltation peut n'être que nerveuse ou névralgique, ou bien elle est inflammatoire, et dépend d'une phléthore locale ou générale. Dans ces deux cas la pupille est contractée. Le traitement de l'affection, purement nerveuse, de la rétine doit avoir pour but de prévenir les accidens secondaires, comme de parvenir à modérer l'action stimulante des rayons lumineux, et à calmer la vive sensibilité du foyer central de la vision; c'est avec la préparation sus-indiquée, qu'on parvient à diminuer la cause irritante qui pourrait déterminer une cécité. Si la contraction de la pupille dépendait d'un état inflammatoire des parties qui constituent l'organe visuel, la saignée générale et locale, la diète la plus absolue, les dérivatifs, tous les moyens les plus actifs en un mot, devraient-être employés pour combattre un accident si ordinaire dans ce cas. Quand des organes d'une structure si compliquée et d'une vie si active sont enflammés, il est toujours urgent d'employer sans délai les moyens les plus puissans. On peut combattre au surplus avec cette médecine active et dérivative, les affections mobiles qui, compliquent souvent un grand nombre de maladies, et surtout les ophtalmies.

IIe. SECTION.

Des remèdes topiques ou appliqués.

LOTIO SEDANS.

LOTION SÉDATIVE.

℞　*Decocti foliorum lactucæ sativæ. . libras duas.*
　　Extracti opii . . . . grana octo.
　Solve.

℞　Décoction de laitue. . . . . ℔ ij.
　Extrait d'opium. . . . . gr. viij.
Faites dissoudre.

On lave plus ou moins souvent, avec cette préparation, les surfaces irritées, ulcérées, déchirées ou arrachées, etc., etc., qui font éprouver une douleur très-vive chez des individus très-irritables. Quoiqu'une certaine somme de sensibilité et d'irritation soit nécessaire dans ces états pathologiques, pour la guérison, il n'en faudra pas moins prévenir ou combattre l'excès autant que possible, pour éviter des accidens secondaires, tels que la fièvre cérébrale, un tétanos, etc., etc.

LOTIO NARCOTICA.

LOTION NARCOTIQUE.

℞ *Decocti crassi foliorum conii*
maculati . . . . libras duas.
   Extracti foliorum solani nigri. grana triginta.
   ———— *radicis atropæ bella-*
donæ. . . . . grana quatuor.
Solve , et misce.

℞ Décoction forte de feuilles de
   ciguë. . . . . ℔ ij.
   Extrait de morelle. . . . . . . gr. xxx.
   ———— de racine de belladone . . gr. iv.
   Faites dissoudre , et mêlez.

On lave avec cette préparation , autant qu'il
est convenable , les parties qui en réclament
l'application ; c'est ordinairement pour celles
atteintes d'ulcérations chancreuses, cancéreuses,
carcinomateuses, que l'on fait usage de ce moyen
thérapeutique externe. Au reste ce remède, en
pareil cas , n'a très-souvent que le mérite d'assoupir les douleurs et de retarder la mort du
malade. Dans l'emploi de cette lotion on n'est
point encore à l'abri des accidens narcotiques ,
c'est pourquoi il faut toujours agir avec circonspection et surveiller l'action du médicament.

EMBROCATIO NARCOTICA VEL SEDANS.

EMBROCATION NARCOTIQUE OU SÉDATIVE.

℞ *Olei albi camphorati. . . . . libram unam.*

— *hyosciami nigri . . . . . . semi libram.*

Opii resinosi . . . . drachmam

unam.

Solve, et misce.

℞ Huile blanche camphrée . . . . ℔ j.

— de jusquiame. . . . . . . ℔ ß.

Opium résineux . . . . ʒ j.

Faites dissoudre, et mêlez.

On applique, autant qu'on le croit convenable, de cette préparation sur les parties affectées qui réclament une application émolliente, et en même temps, sédative ou narcotique. La passion iliaque, différentes névralgies
qui déterminent des contractions violentes
des viscères musculeux ou des douleurs très-
vives, comme on l'observe dans l'irritation
nerveuse du foie, des reins, du poumon, etc.,
exigent l'emploi de ce médicament, ou d'un
autre analogue. On l'applique au moyen de
compresses très-imbibées, dont on prolonge
le séjour sur la partie malade. On peut l'employer sous forme d'onctions, afin d'en mieux
imprégner la peau et d'en rendre l'action médicatrice plus prompte. Il est des circonstances qui peuvent en contre-indiquer l'u-

sage, sans offrir même de complication morbide. La grossesse doit, sinon faire entièrement
changer, au moins faire modifier cette préparation. Les opiacés et tous les narcotiques sont
ordinairement nuisibles pendant la gestation :
des cas graves peuvent seuls en autoriser l'u-
sage; mais il faut bien prendre garde d'en abu-
ser dans cette circonstance. Avant d'ordonner
l'application des narcotiques il faut être bien
pénétré des propriétés générales et spéciales de
ce remède; il faut ensuite juger si le cas est
ou n'est pas favorable à leur emploi, pour
en retirer de bons effets. D'après mes observations pharmacologiques, tous les modifica-
teurs narcotiques et calmans donnent en dernier résultat une sédation du système nerveux.
Si sous l'influence d'une excitation cérébrale
l'action du cœur a augmenté, alors la circulation ne tarde pas à se ralentir; tous les vaisseaux, surtout les capillaires, sont en quelque
façon dans un état de congestion qui peut
rendre l'emploi des narcotiques très-fâcheux,
pour les tempéramens pléthoriques.

LINIMENTUM SEDANS.
LINIMENT SÉDATIF.

℞ Balsami tranquilli. . . . . uncias quatuor.
 Laudani liquidi sydenhami . . drachmas duas.
 Misce.

℞   Baume tranquille. . . . .   ℥ iv.
        Laudanum liquide de sydenham.   ℥ ij.
      Mêlez.

On pratique des frictions, avec ce liniment, sur les parties affectées, soit de spasme douloureux, soit de rhumatisme, ou de gouttes ou d'une névralgie. On conçoit que ce remède externe n'est indiqué que quand il n'y a pas d'inflammation.

LINIMENTUM NARCOTICUM.
LINIMENT NARCOTIQUE.

℞   *Ethœris sulfurici . . . .   uncias duas.*
        Narcotinœ . . . .   grana duodecim.
        *Tincturœ œthereœ foliorum
      atropœ belladonœ . . . .   semi unciam.*
      Misce.

℞   Ether sulfurique. . . . .   ℥ ij.
        Narcotine . . . .   gr. xij.
        Teinture éthérée de feuilles de
      belladone . . . .   ℥ ß.
      Mêlez.

Le médecin peut prescrire cette préparation magistrale externe, toutes les fois qu'il veut combattre de violentes douleurs névralgiques. Sans spécifier tous les cas où ce médicament est applicable, il me suffira de dire qu'il ne

convient que dans les cas de douleurs névralgiques fixes qui semblent être indépendantes d'autres lésions, et qu'il faut, en l'em-
ployant, tenir compte de la structure de la
partie où on l'applique, afin qu'on puisse modifier et les effets topiques et les degrés de l'absorption. On sait que la narcotine est le
stupéfiant le plus actif, et que les effets de son
application externe doivent être calculés sur
ses propriétés internes, extraordinairement
actives. On pratique des frictions sur les
parties qui en réclament l'usage, une, deux ou
trois fois le jour. La quantité à employer est
relative à l'étendue de la surface sur laquelle on
veut faire l'application, à la nature des tissus,
au siége de l'affection, à la violence du mal et
à l'idiosyncrasie du sujet. On sait que chez les
sujets de constitution lymphatique nerveuse
l'action des topiques opiacés est plus directe et
plus prononcée.

UNGUENTUM VEL CERATUM SEDANS.

ONGUENT OU CÉRAT SÉDATIF.

♃ *Cerati albi recentis* . . . . . . *uncias duas.*
  Extracti opii soluti . . . . . . *grana octo.*
  Misce accurate.

℞　Cérat frais . . . . ℥ ij.
　　Extrait d'opium dissous. . . . . gr. viij.
Mêlez avec soin.

On applique ce cérat opiacé sur des surfaces très-irritées ou enflammées lorsqu'une douleur très-vive peut produire des accidens fâcheux ; on en enduit des mèches qu'on introduit à l'entrée du rectum, ou plus ou moins loin dans sa cavité, lorsque des hémorroïdes produisent une irritation violente. Ce moyen peut être mis en usage deux ou trois fois le jour. Les substances opiacées unies aux corps gras offrent d'après ma propre observation, moins de prise à l'absorption, que préparées de toute autre manière.

UNGUENTUM NARCOTICUM.
ONGUENT NARCOTIQUE.

℞　Unguenti populei . . . . unciam unam.
　　Extracti opii mollis . . . . . . grana quatuor.
　Misce accuratè.

℞　Onguent populéum . . . . . . ℥ j.
　　Extrait mou d'opium. . . . . . gr. iv.
Mêlez avec soin.

On peut oindre trois ou quatre fois le jour, avec la quantité convenable de cet onguent, les boutons hémorrhoïdaux, quand ils sont très-douloureux. On peut aussi calmer avec cette préparation les accidens nerveux lo-

caux qui accompagnent et aggravent les entorses, les froissemens, les dilacérations, les
contusions : sa propriété calmante, émolliente
et légèrement stimulante, rend ce rémède utile
dans beaucoup de cas.

ALTERUM UNGUENTUM NARCOTICUM.

AUTRE ONGUENT NARCOTIQUE.

℞ *Unguenti althœæ* . . . . *uncias octo.*
——— *hydrargyri duplicati.* . *unciam semis-*
                                        sem.

Extracti foliorum conii macu-
lati soluti . . . .{ *ana drachmas*
——— *radicis atropæ bellado-*{ *duas.*
næ . . . .

Misce accuratè.

℞ Onguent d'althéa. . . . . ℥ viij.
——— mercuriel double. . . . ℥ ß.
Extrait de ciguë dissous . . . .}
——— de racine de belladone.} āā ℥ ij.

Mêlez avec soin.

On peut oindre, deux fois le jour, avec la
quantité de cette préparation voulue par l'é-
tendue du mal , les tumeurs ou les glandes
plus ou moins douloureuses et sous-inflam-
matoires. Quelque soit l'autorité de ceux qui
condamnent généralement les topiques, il
n'en reste pas moins constant que les corps gras
émolliens, unis aux substances narcotiques et

mercurielles, à qui quelques médecins ont donné jusqu'à ce jour des propriétés en quelque façon spécifiques, dans le traitement des maladies du système lymphathique n'ayent véritablement des vertus énergiques ; au sur plus, il n'en reste pas moins constant, que ces moyens sont très - avantageux dans certaines circonstances, et je ne puis m'empêcher d'en préconiser l'usage chaque fois qu'on voudra combattre une fluxion blanche, une congestion de même nature, un engorgement semblable, pourvu toutefois que la maladie soit entièrement à l'extérieur. Il sera essentiel d'insister sur ce moyen thérapeutique, en ayant égard aux modifications que pourrait nécessiter une maladie atonique du cerveau, une paralysie, etc., etc., dans tous les cas où les glandes ou ganglions lymphatiques présentent des engorgemens de nature à exiger l'usage de ce moyen, l'état général du malade, dont ils ne sont même que le résultat, nécessite un traitement interne complet qui doit marcher de front avec les moyens externes.

J'ai blâmé ailleurs les topiques emplastiques sur certains engorgemens du sein ; mais j'ai développé assez mon opinion pour ne pas paraître ici en contradiction.

EMPLASTRUM SEDANS
EMPLATRE SÉDATIF.

℞ *Emplastri diachylon simplicis s. q.*
  Extende super alutam magnitudi-
ne indicatá; deindè asperge
   Pulveris opii sordidi. . . . . . *aliquot grana.*

℞ Emplâtre diachylon simple . . q. s.
  Étendez sur une peau de la grandeur indiquée; ensuite saupoudrez
avec
   Poudre d'opium brut. . . . . . quelques grains.

On applique ce topique emplastique sur les surfaces douloureuses qui ne présentent ni rougeur, ni tension, c'est-à-dire qu'il ne s'emploie que dans les névralgies, les gouttes et rhumatismes chroniques et passifs. Il arrive souvent que le médecin ordonne l'extrait d'opium étendu sur un tissu convenable , pour calmer des tics douloureux, des odontalgies, des cardialgies, des céphalalgies et tant d'autres accidens nerveux que les narcotiques combattent avec avantage. Le praticien doit, suivant l'indication présentée par l'état pathologique, savoir unir à l'agent principal d'autres substances convenables , afin d'augmenter la propriété du composé, ou de le rendre susceptible d'attaquer une complication; il a souvent recours pour cela au camphre, à l'assa-fœtida, au galbanum, à la gomme ammoniaque, à l'anis, à la thériaque, au safran, etc., etc.

EMPLASTRUM NARCOTICUM.

EMPLATRE NARCOTIQUE.

℞   *Emplastri diachylon gummosi. partes duas.*
       Extracti foliorum conii macu-
    lati. . . . . partem unam.
       ——— atropæ belladonæ. . . semipartem.
    Misce, et extende super alutam ma
    gnitudine congruente.

℞   Emplâtre de diachylon gommé. deux parties.
       Extrait de ciguë . . . . une partie.
       ——— de belladone. . . . . . une demi partie.

    Mêlez, et étendez sur une toile de grandeur convenable.

On pose cet emplâtre sur les tumeurs douloureuses, mais qui ne présentent pas de symptômes inflammatoires; la propriété narcotique et excitante de ce médicament a procuré la guérison des glandes engorgées, sans altération de leurs tissus; et cette vertu, indiquée par Storck et confirmée de nouveau depuis lui, a fait croire à la nature spécifique des préparations

cicutées et de ses succédanées dans le traitement des organes abondamment fournis de vaisseaux lymphatiques. Je dois faire remarquer
que les tumeurs glanduleuses du sein demandent
rarement l'application des préparations emplastiques. Cela est dû sans doute à la facilité avec
laquelle cet organe s'irrite par le contact d'un
corps, quelque peu irritant qu'il soit. La peau
de cette partie, plus disposée qu'ailleurs à
s'enflammer, est encore un obstacle à cette application.

CATAPLASMA SEDANS, VEL ANTISPAS-
MODICUM.

CATAPLASME SÉDATIF, OU ANTI-SPASMODIQUE.

℞ Cataplasmatis pulvis seminum
　　lini usitassimi . . . . uncias quatuor.
　　Extende super telam magnitu-
　ne manûs; adde et asperge miscendo,
　　Pulveris stigmatum croci sativi. drachmam
　　　　　　　　　　　　　　　　　　unam.
　——— olei concreti lauri cam-
phoræ . . . . semidrachmam
　——— opii sordidi . . . . grana triginta.

℞　Cataplasme de farine de graine
de lin. . . . . ℥ iv.
　Étendez sur une toile de la grandeur de la main; ajoutez, et saupoudrez après les avoir mêlées avec ,
　poudre de safran . . . . ʒ j.
　——— de camphre . . . . ʒ ß
　——— d'opium brut . . . . . gr. xxx.

Le médecin fait appliquer ce cataplasme calmant et sédatif, sur la région de l'estomac,
pour combattre certains états spasmodiques qui
suivent ou accompagnent le choléra-morbus;
l'empoisonnement par des substances qui ont
porté leur action délétère sur le système nerveux de cet organe ; la cardialgie simple ainsi
que toutes les autres névralgies, auxquelles ce
viscère est exposé. Ce topique peut également
être employé sur toute autre région ; il ne peut
varier que dans sa forme et dans le plus ou le
moins d'activité qu'on veut lui donner, ce qui
a lieu suivant la quantité des principes constituans employés. J'ai remarqué qu'un topique
analogue avait la propriété de combattre avantageusement les vomissemens fatigans ; quelquefois si funestes, que fait éprouver la navi-
gation.

CATAPLASMA NARCOTICUM.

CATAPLASME NARCOTIQUE.

♃ *Pulveris foliorum solani nigri.*
———— foliorum conii maculati
———— hyosciami nigri . . . . } *ana unciam se-*
———— nicotianæ . . . . *missem.*
———— seminum lini usitatissimi.
Decocti lactucæ virosæ . . . . satis quantùm
ut fiat cataplasma.

♃ Poudre de feuilles de morelle. .
———————— de ciguë . . . .
———————— de jusquiame . . } ãã ℥ ß
———————— de tabac . . . .
———— de graine de lin . . . .
Décoction de laitue vireuse. . . . s. q.
pour faire un cataplasme.

On étend sur un tissu convenable cette préparation, et on l'applique froide ou tiède; elle
s'emploie pour modérer la dégénérescence ul-
céreuse des squirres douloureux, pour combattre la dégénérescence des tumeurs glanduleuses ou non glanduleuses, ou seulement
la retarder, et pour tempérer l'érétisme des
tumeurs dont la sensibilité très-vive donne
lieu à une excitation permanente du système
vasculaire; dans ce dernier cas, l'application
doit être froide et continuée. L'addition d'une
substance astrictive, mais non susceptible d'être

absorbée, et d'une nature non délétère, comme du sulfate d'alumine, de la terre sigillée, de l'extrait de rahania, peut être bien souvent utile, afin de s'opposer aux hémorragies qui ont lieu fréquemment dans ces maladies, ainsi que pour arrêter l'extension du mal local.

DE LA MÉDICATION ÉPISPASTIQUE ET CAUSTIQUE.

Les médecins de tous les âges ont connu les épispastiques; la médecine moderne en a négligé l'emploi; il faut peut-être en accuser la préférence que beaucoup de praticiens semblent accorder aux remèdes internes; cependant les moyens externes avec lesquels on peut produire la médication dont il s'agit ne nous manquent pas; une immense quantité de substances simples, comme les cantharides, la graine de moutarde, les différentes renoncules, l'euphorbe, l'écorce de garou, le vinaigre radical, l'ammoniaque, l'eau bouillante, l'esprit-de-vin enflammé, le fer incandescent. Nous possédons encore l'emplâtre vesicatoire, l'onguent épispastique, la pommade de garou, la teinture de cantharides, d'euphorbe, la potasse caustique, la pierre infernale, le muriate d'antimoine, dont les divers modes de préparation sont désignés dans le codex. Si nous avons à nous plaindre de quelque chose, c'est sans doute de l'embarras du choix; en effet, la peau n'ayant pas chez tous les sujets absolument les mêmes dispositions anatomiques et physiologiques, et

ces dispositions changeant en raison de l'âge,
du sexe, de la constitution du sujet, de la nature même de la maladie qu'on veut combattre,
les applications épispastiques ou caustiques
doivent varier suivant les différens cas. Ainsi
un médecin qui, dans une fièvre putride (adynamique) ou dans une fièvre maligne (ataxique)
aurait recours aux épispastiques, moyen externe
qui lui aurait réussi dans le traitement d'un rhumatisme chronique, ou pour favoriser une éruption, pourrait bien commettre une erreur de
traitement; et le chirurgien qui appliquerait
indifféremment la pierre à cautère ou le nitrate
d'argent fondu, trouverait dans le résultat obtenu la preuve de son imprudente ignorance.
On ne doit pas oublier dans l'emploi des épispastiques et des caustiques, de tenir compte de
la situation des parties sur lesquelles on veut
les appliquer, et des différences que présente la
peau chez les divers sujets. On ne soumettra pas
la peau souvent dure, sèche et aride d'un individu bilioso-nerveux, au même rubéfiant que
la peau douce et fine, qui est l'apanage du tempérament lymphatique; on n'appliquera pas
indifféremment sur une tumeur carcinoma-
teuse, le muriate d'antimoine ou la pâte arséni-
cale. Il est certain que l'application des épispastiques et caustiques exige beaucoup de discer-

nement de la part du praticien ; l'expérience en
fournit chaque jour des preuves irrécusables :
par exemple, il est généralement reconnu que
les cantharides portent leur action sur les voies
urinaires, et y déterminent une irritation qui
peut quelquefois se propager vers les parties
voisines; ceci bien constaté, il faut donc rejeter
cet épispastique dans l'inflammation de la vessie, des reins, de la matrice, du tube intestinal, du péritoine, etc., etc. La préférence dans
ces cas, est due à la farine de moutarde, au vinaigre radical, à la pommade ammoniacale ;
mais si les cantharides sont contre-indiquées dans
l'état aigu de ces inflammations, elles trouvent,
au contraire, une heureuse application dans l'inflammation chronique de ces mêmes organes,
lorsqu'elle est accompagnée d'un état d'asthénie
générale et locale ; car, quoi qu'en disent les
partisans outrés d'une méthode anti-phlogistique, employée dans toutes les périodes
de l'inflammation, il n'en est pas moins vrai
qu'il suffit souvent de donner aux organes
débilités une légère excitation, pour obtenir
la solution de leur état morbide : une expérience journalière, commune aux praticiens
observateurs, confirme cette vérité.

Ce n'est pas assez d'avoir fait choix d'un épispastique ou d'un caustique, sous le rapport de

son action sur tel ou tel organe, sur tel ou tel genre de lésion; le médecin doit encore considérer la promptitude avec laquelle agit le moyen qu'il va employer, son degré d'énergie et ses propriétés locales et générales. A-t-il dessein d'exciter une douleur forte ou légère? veut-il obtenir des vessies ou des vésicules? est-il dans l'intention de produire un éruption, ou seulement de faire rougir la peau? s'agit-il d'entretenir la suppuration d'un exutoire, ou de le porter à un haut degré d'inflammation? a-t-il pour but de scarifier entièrement une tumeur squirreuse, ou ne désire-t-il que la brûler superficiellement dans une intension révulsive? il faut qu'il sache varier ses moyens.

Chaque épispastique ou caustique, considéré isolément, a encore un mode particulier d'action. Les vésicatoires conviennent pour rappeler une éruption répercutée. L'eau bouillante, plus active et plus prompte dans ses effets, obtient la préférence dans une apoplexie. L'ammoniaque, l'euphorbe doivent trouver leur place dans les phlegmasies des membranes muqueuses et séreuses. Dans ce cas, il n'est pas, en général, nécessaire de stimuler très-énergiquement; il suffit d'opposer fluxion à fluxion. Dans les affections rhumatismales et goutteuses, dans les névralgies, dans diverses né-

vroses, on doit employer les plus puissans dérivatifs, comme les moxas, le cautère actuel,
les vésicatoires les plus animés, les sinapismes
les plus irritans. Ordinairement il n'y a ni réaction, ni fièvre à redouter. Au reste, dans toute
circonstance, il ne faut jamais perdre de vue
ni la sensibilité du sujet, ni celle de la partie
sur laquelle l'application doit avoir lieu.

GARGARISMA CATHERETICUM.

GARGARISME CATHÉRÉTIQUE.

℞   *Aquæ stillatæ.* . . . . *uncias quinque.*
     Nitratis argenti . . . . *grana decem.*
   Solve, et adde.
     Alcoholati rosarum. . . . . . . *drachmam*
                                        unam.

℞   Eau distillée. . . . . $\mathfrak{Z}$ v.
     Nitrate d'argent . . . . gr. x.
   Faites dissoudre, et ajoutez.
     Alcoholat de roses.. . . . . . . $\mathfrak{Z}$ j.

On prescrit ce gargarisme quand certaines
parties de l'arrière-bouche sont menacées d'in-
duration par la récidive fréquente d'inflammations aiguës qui n'ont jamais de résolution com-
plète; ce qui a lieu quelquefois dans les éruptions,
et dans les aphtes qui tendent à dégénérer
en ulcérations ou excroissances polypeuses.
Dans des cas analogues, des solutum, ou le con-

tact immédiat des sulfates de cuivre, de l'huile de térébenthine, de la potasse caustique, ou la cautérisation avec le nitrate d'argent fondu, ou avec le muriate d'antimoine, ou même avec l'acide nitrique, peuvent être d'une heureuse application. Dans l'emploi de ces moyens il faut autant de prudence que de sagacité et de connaissances exactes en pathologie.

Comme dans les altérations qui réclament l'usage des cathérétiques, un plan tout entier n'est point ordinairement lésé, et qu'une application générale compromettrait la partie qui n'est point malade, il serait convenable de donner à ces moyens un degré de consistance qui permît de les porter, au moyen d'un plumasseau, sur la partie affectée.

INJECTIO CATHERETICA.

INJECTION CATHÉRÉTIQUE.

℞ Decocti foliorum juniperi sabi-
næ. . . . . uncias sex.
Collyrii Lanfranci . . . . . . drachmas tres.
Soluti gummi mimosæ niloticæ. unciam unam.
Misce.

℞ Décoction de feuilles de sabine. ℥ vj.
Collyre de Lanfranc. . . . . . ℥ iij.
Solution de gomme arabique . . ℥ j.
Mêlez.

On en injecte le canal de l'urètre, deux ou trois fois le jour, quand on présume l'existence de quelques ulcérations dans son trajet. On a soin de faire comprimer la racine de la verge de manière à éviter le contact de ce liquide avec le col de la vessie, ou même son introduction dans cet organe. Quoique l'injection puisse offrir dans certaines circonstances de l'avantage sur l'emploi des bougies, je pense qu'il faut autant que possible, préférer ces dernières, dont l'effet topique est plus modéré, mieux déterminé, et susceptible, s'il en est besoin, d'un degré d'énergie plus marqué. Cette injection peut convenir dans le traitement des fistules atoniques dont les ouvertures n'aboutissent pas aux cavités intérieures et anciennes des plaies profondes, qui réclament une médication excitante.

On sait que les bougies sont composées d'une préparation emplastique rendue plus ou moins irritante, corrosive ou caustique, suivant l'indication thérapeutique. Les bougies peuvent avoir différentes destinations.

ALTERA INJECTIO CATHERETICA.

AUTRE INJECTION CATHÉRÉTIQUE.

℞   *Aquæ stillatæ. . . . . uncias tres.*
     Sulfatis cupri . . . . grana sex.
     Deuto-chlorureti hydrargyri. . grana quatuor.
     Soluti gummi mimosæ niloticæ. drachmas duas.
   Solve , et misce.

℞   Eau distillée. . . . . ℥ iij.
     Sulfate de cuivre . . . . gr. vj.
     Deuto-chlorure de mercure . . gr. iv.
   Solution de gomme arabique. . . ℥ ij.
   Faites dissoudre, et mêlez.

On injecte, ou l'on fait couler une quantité convenable de cette préparation sur la surface de la conjonctive affectée d'ulcération ou de gonflement atonique, sous l'influence d'un virus syphilitique. Il faut, pour faire usage de ce collyre, tenir compte de l'étendue des surfaces lésées, et des effets qu'un topique irritant peut exercer sur les parties qui jouissent encore de toute leur sensibilité; pour éviter le danger qu'entraîne une application générale, il est préférable de porter le remède sur les parties affectées, au moyen d'un plumasseau, afin de soustraire à son effet les parties saines.

Au lieu de sulfate de cuivre et de deutochlorure de mercure, on peut faire entrer dans la composition de ce collyre tout autre caustique ou corrosif.

LINIMENTUM EPISPASTICUM VEL RUBIFICANS.

LINIMENT EPISPATIQUE OU RUBÉFIANT.

℞ *Tincturæ radicis scillæ maritimæ* . . . .⎫
   —— *resinæ euphorbii officinalis* . . . .⎬ *ana uncias tres.*
   —— *florum ranunculi acris.*⎭

 Misce.

℞ Teinture de scille . . . .⎫
  —— d'euphorbe. . . . . . .⎬ āā ℥ iij.
  —— de renoncule acre . . .⎭

 Mêlez.

On indique de préférence ce mélange rubéfiant, quand on craint l'action des cantharides sur la vessie, ou que l'on veut éviter l'absorption de tout principe irritant. On sait que les cantharides cèdent assez facilement quelques principes à l'appareil absorbant cutané : est-ce par une affinité d'élémens animalisés de la substance appliquée et du corps sur lequel on l'applique ? est-ce par l'action seule de la propriété vésicante ? La dernière hypothèse me paraît plus probable. On préfère les linimens irritans non cantharidés, quand on veut combattre une phlegmasie chronique des membranes séreuses ; et l'on fait choix au contraire de ceux qui sont cantharidés, dans l'anasarque ou leuco-phlegmasie, sans doute à cause des effets avantageux, qui dans ce cas suivent l'absorption du principe stimulant des cantharides, lequel ranime les fonctions des vaisseaux blancs qui parcourent le tissu cellulaire sous-cutané.

On peut pratiquer deux ou trois frictions par jour avec le liniment ci-dessus indiqué.

LINIMENTUM, VEL TINCTURA VESICANS.

LINIMENT, OU TEINTURE VÉSICANTE.

℞   *Meloes vesicatorii contusi . . . . semiunciam.*
AEtheris acetici. . . . . unciam unam et
semis.

Macera per aliquot horas cum levi
calore ; dein solvatur
Resina euphorbii officinalis. . . . ad saturatio-
nem.

Percola papyrum.

℞   Cantharides pilées. . . . . ℥ ß.
Éther acétique. . . . . ℥ i ß.
Faites macérer pendant quelques heures à une légère chaleur ; ensuite faites-y dissoudre
Résine d'euphorbe. . . . . jusqu'à saturation.

Passez au papier gris.

Le médecin peut déterminer beaucoup plus promptement la vésication, en faisant appliquer sur une surface convenable un ou deux gros de cette teinture éthérée vésicante. Deux heures suffisent pour déterminer un effet que l'on attendrait vainement de l'application d'un vésicatoire ordinaire. Cette préparation présente donc l'avantage de produire un effet très-prompt. Au moyen d'une dose fractionnée de cette teinture qu'on répand à la surface de certains emplâtres, comme ceux de poix de Bourgogne, on peut produire une rubéfaction, une éruption, des vésicules, enfin une irritation plus ou moins forte.

UNGUENTUM, VEL POMATUM EPISPASTICUM EMETO-EUPHORBEUM.

ONGUENT, OU POMMADE ÉPISPASTIQUE ÉMÉTO-EUPHORBÉE.

℞ *Axongiæ porci recentis* . . . . *uncias duas.*
   Pulveris tartratis antimonii et
potassii . . . . *drachmas duas.*
   ———— *resinæ euphorbii offici-*
nalis . . . . *drachmam*
                                          unam.

Misce accuratè.

℞ Axonge frais. . . . . ℥ ij.
    Émétique. . . . . ℈ ij.
    Poudre d'euphorbe. . . . . . . ℈ j.
Mêlez avec soin.

On emploie, en onction prolongée, cette pommade ; dont la quantité varie, selon la surface où l'on veut établir une éruption. On en prend ordinairement gros comme une noix, pour une étendue de neuf pouces de diamètre, et trois onctions suffisent pour amener une rubéfaction d'apparence variolique. Cette pommade a l'avantage de pouvoir être appliquée sur toutes les parties externes, à peu d'exceptions près ; elle offre encore l'avantage de tenir en permanence une irritation ou un état fluxionnaire pendant cinq ou six jours, sans crainte de produire de suppuration bien manifeste. Je crois que cet épispastique conviendra toutes les fois que l'on voudra opposer irritation à irritation. L'union de l'euphorbe prévient les inconvéniens qui pourraient résulter de l'absorption d'une partie du tartre-stibié, en s'opposant à cette fonction par l'éréthisme qu'il provoque dans les orifices absorbans.

ALTERUM POMATUM EPISPASTICUM.

AUTRE POMMADE ÉPISPASTIQUE.

℞ *Axongiæ porci recentis . . . . unciam unam.*
    Pulveris meloes vesicatorii. . . drachmam
                                    unam.
        Olei corticis citri aurantii. . . guttas quatuor.
    Misce.

℞   Axonge frais. . . . . ℥ j.
     Poudre de cantharides. . . . . ℨ j.
     Essence de citron . . . . gtt. iv.
    Mêlez.

On se sert de cette pommade pour exciter la suppuration des exutoires, ou pour déterminer un suintement dans certaines parties, derrière les oreilles, par exemple; ou bien pour produire des vésicules sur une partie où ce genre d'irritation paraît convenable. On préfère l'emploi de cette pommade quand on ne craint point l'action que les cantharides peuvent exercer sur la vessie. Il est vrai qu'on regarde l'union du camphre, de l'huile d'anis, ou de quelque autre huile essentielle, comme propre à contre-balancer les effets des cantharides sur cet organe. Au reste, quand on craint l'irritation vésicale, on fait préparer des pommades ou onguens avec l'écorce de garou, avec l'euphorbe, ou avec l'ammoniaque.

EMPLASTRUM VESICATORIUM.
EMPLATRE VÉSICATOIRE.

♃ *Emplastri meloes vesicatorii*
compositi. . . . . : *quantitatem*
sufficientem.

Extende super alutam magnitudi-
ne indicatâ ; dein asperge
Pulveris eorumdem . . . . *quantùm libet.*

♃ Emplâtre de cantharides com-
posé . . . . . . · . . . . q. s.
Étendez sur une peau de la gran-
deur voulue et saupoudrez avec
Cantharides en poudre . . . . . . s. q.

On indique de préférence cette espèce de vésicatoire, quand il faut agir fortement et rendre moins douteux l'effet vésicant. On y ajoute
assez souvent des correctifs camphrés ou anisés
pour éviter l'action irritante des cantharides
sur la vessie. Le médecin qui observe attenti-
vement les effets physiologiques qui s'opèrent
sous l'influence de cet épispastique, reconnaîtra bientôt que les cantharides, appliquées directement et sans mélange sur la peau, présentent le grave inconvénient de porter une
impression irritante sur les organes qui sont
contigus à cette membrane. La dissection m'en a
fait remarquer des traces bien manifestes. Cet

effet est dû sans doute à l'absorption locale,
d'où il faut conclure que les épispastiques très-
-chargés de cantharides, ou l'application isolée
de ces mouches, présentent un certain danger
dans bien des cas pathologiques.

On prépare dans les pharmacies des vésicatoires faits avec une pommade très-chargée
de poudre de cantharides : ils sont connus sous
le nom de vésicatoires anglais. On y trouve
aussi des taffetas vésicans. Ces deux espèces
paraissent moins irriter que le vésicatoire emplastique saupoudré.

SINAPISMUS.

SINAPISME.

℞   *Pulveris seminum sinapis nigræ*
vel albæ . . . . }*satis quantum*
Aceti calidi . . . . }
ut fiat cataplasma.

℞   Farine de moutarde . . . . . . }
Vinaigre chaud. . . . . }q. s.
pour faire un cataplasme.

On applique ce topique sinapisé sur les surfaces que l'on veut irriter et rubéfier. On prolonge son action plus ou moins long-temps,
selon la maladie qui en réclame l'usage, ou selon le degré de son impression sur les parties

avec lesquelles il est en contact. Souvent une ou deux heures suffisent pour obtenir le résultat désiré. C'est le plus ordinairement aux pieds que l'on applique les sinapismes; on a soin d'en envelopper toute la surface quand la plante des pieds est revêtue d'un épiderme très-dur et très-épais. S'il arrivait que ce topique n'agît pas avec assez d'énergie, on l'animerait avec l'ail pilé, le muriate de soude, le poivre, l'huile de térébenthine, l'euphorbe, l'ellébore blanc, les cantharides, les acides acétique, muriatique, etc., etc. Quand on ne veut qu'une irritation légère aux pieds et aux mains, les pédiluves ou les maniluves très-chargés d'acide, de sel, de farine de moutarde, suffisent; on les recommande chauds sans être brûlans. Il vaut mieux que l'irritation soit l'effet des médicamens que du calorique, la réaction vers la tête se fait moins sentir. On prépare aussi des pédiluves irritans avec les cendres de bois, le savon, etc.

Dans l'invasion de l'apoplexie, les sinapismes sont bien préférables aux pédiluves sinapisés, à part même leur action énergique. L'observation m'a appris que les révulsifs momentanés sont plus nuisibles qu'utiles en pareil cas. La dérivation peut avoir lieu, mais le retour de l'affection déplacée est brusque et terrible.

TOPICUS CAUSTICUS.
TOPIQUE CAUSTIQUE.

℞ *Hydrochloratis antimonii.* . . . *drachmam*
unam.

℞ Hydrochlorate (*muriate*) d'antimoine. . . . . ℥ j.

On en touche les chairs baveuses, les poly-
pes, en un mot, toute excroissance qui permet
une application facile de ce caustique, soit en
raison du lieu, soit en raison de la composition des tissus malades. On sait que l'action
du muriate d'antimoine est quelquefois super-
ficielle, et d'autres fois très-profonde. Le premier cas peut être dû à l'absence de l'humidité
dans la partie sur laquelle on l'applique : il
arrive alors que ce caustique est converti
en une poudre presque inerte Le deuxième
cas résulte au contraire de l'humidité de
la partie, qui, donnant au caustique plus de li-
quidité, lui permet d'étendre son action plus
profondément. On voit que le choix de ce
moyen n'est point indifférent, et qu'il faut,
pour déterminer les cas où il convient, tenir
compte de la nature chimique de cette substance, de la disposition anatomique de la
partie, de la nature de la maladie. On met
aussi en usage la potasse caustique; celle-ci,

autant que le moyen précédent, exige des considérations particulières. La facilité avec laquelle ce corps saponifie les tissus animaux, doit engager celui qui l'emploie à se tenir sur ses gardes. Des artères, des nerfs importans, pourraient être lésés par l'application de cet escarotique, et des accidens très-graves en résulter.

La pierre infernale, ou nitrate d'argent fondu est d'un emploi plus facile; on borne plus aisément son action; il faut seulement se garder de mettre ce médicament en contact avec des os; des caries pourraient en être la suite.

TOPICUS VEL PULVIS CAUSTICUS COMPOSITUS.

TOPIQUE, OU POUDRE CAUSTIQUE COMPOSÉE.

℞ *Oxidi cupri* . . . . *drachmam se-*
   missem.
   Sulfatis ejusdem. . . . . *scrupula duo.*
   ——— *aluminis usti.* . . . . . . *drachmas duas.*
   Nitratis argenti pulverisati. . . . *grana novem.*
Misce accuratè.

℞ Oxide de cuivre. . . . . ʒ ß.
   Sulfate de cuivre. . . . . ϶ ij.
   ——— d'alun calciné . . . . . ʒ ij.
   Nitrate d'argent en poudre. . . gr. ix
Mêlez avec soin,

On en saupoudre les surfaces ulcérées qui présentent des excroissances fongueuses, on enlève aussi de cette manière, portion par portion, des tumeurs polypeuses, lorsqu'elles sont situées de manière à en permettre l'application sans inconvénient. On peut tempérer l'action de cette poudre rongeante en y unissant une quantité déterminée de sucre en poudre ou de sabine. L'acide arsénieux employé assez souvent comme caustique pour enlever les cancers, les squirres, les charbons ou anthrax, peut produire des accidens funestes. Des empoisonnemens par absorption ont été souvent la suite de son usage ; c'est donc un remède souvent aussi dangereux que le mal même. La poudre de frère Côme, qui contient aussi une grande proportion de cette substance, n'est pas exempte d'inconvéniens semblables. Il est important d'imiter M. le professeur Dubois, dans l'application de cet escarotique ; il le réduit préalablement en pâte, en le délayant avec une quantité convenable de salive.

TABLEAU

CORPS INORGANIQUES.

NOMENCLATURE

LATINE.	FRANÇAISE.
Acetates. (*Voyez* les bases salifiables.)	
Acida.	Acides.
— Aceticum.	— Acétique. (Vinaigre radical.)
— Benzoïcum.	— Benzoïque. (Fleurs de benjoin.)
— Boricum.	— Borique. (Sel sédatif d'Homberg.)
— Carbonicum.	— Carbonique. (Gaz.)

SYNOPTIQUE.

RÈGNE MINÉRAL.

OBSERVATIONS MÉDICALES.

L'emploi du vinaigre ordinaire (acide acétique faible) est trop connu pour qu'il soit nécessaire d'en parler. Le vinaigre radical s'obtient par la décomposition de l'acétate de cuivre (cristaux de Vénus). Ce vinaigre concentré, est très-usité ; son action topique est épispastique. Il remplace, dans les cas pressans, l'emplâtre vésicatoire.

L'acide benzoïque est peu employé. Nous avons à nous louer de ses propriétés dans l'asthme humide, dans certains catarrhes pulmonaires atoniques. Les affections tuberculeuses du poumon, où il existe peu d'irritation, semblent aussi éprouver momentanément de l'amélioration par son usage. L'urine de vache contient de cet acide, elle est préconisée dans quelques pays pour les maladies de poitrine dont nous venons de parler ; on la prescrit à l'intérieur. On fait coucher les malades dans les étables, afin qu'ils en respirent les émanations. (*Voyez* Benjoin.)

L'acide borique est peu usité en médecine : ses propriétés calmantes sont faibles.

Le gaz acide carbonique, si délétère lorsqu'il est respiré, est employé journellement par la voie de l'estomac, sous la forme de mélange avec divers véhicules ; ses préparations sont acides ou acidules ; elles sont antiseptiques, antiphlogitisques ou rafraîchissantes, et favorisent la sécrétion urinaire. Cet acide est la base de la plupart des eaux minérales. Le gaz acide carbonique est un remède héroïque pour combattre les vomissemens spasmodiques ; la potion de Rivière, le soda water, l'eau de Seltz, n'agissent comme anti-émétique que par cette raison ; l'union de

NOMENCLATURE.

LATINE.	FRANÇAISE.
Carbonicum.	Carbonique. (Gaz.)
— Citricum.	— Citrique.
— Hydrochloricum.	— Hydrochlorique ou muriatique.
— Hydrocyanicum.	— Hydrocyanique ou prussique.
— Nitricum.	— Nitrique (esprit de nitre, eau forte.)
— Oxalicum.	— Oxalique.
— Phosphoricum.	— Phosphorique.
— Sulfuricum.	— Sulfurique. (Huile de vitriol.)

OBSERVATIONS MÉDICALES.

cet acide à la potasse, à la soude, à l'ammoniaque, constitue des sels très-usités, nommés carbonates ou sous-carbonates.

L'acide citrique est un succédané de l'acide tartarique. (*Voy.* Acide tartarique.)

L'acide hydrochlorique, employé quelquefois pour aiguiser certains gargarismes, potions ou tisanes, est plus souvent mis en usage pour remplacer la farine de moutarde dans les pédiluves. Son gaz très-irritant doit la faire exclure pour cet usage chez ceux qui ont l'organe pulmonaire irrité ou malade. Avec cet acide et les bases alcalines, on a des hydrochlorates.

Les préparations hydrocyaniques ne m'ont pas encore assez inspiré de confiance pour faire l'histoire de leurs propriétés.

L'acide nitrique purifié est assez souvent employé intérieurement, mélangé avec un véhicule qui tempère ses propriétés physiques. C'est un stimulant du système lymphatique; son usage interne et externe, à l'état de mélange, promet du succès dans certaines ulcérations atoniques d'une nature syphilitique, dartreuse, scorbutique : nous l'avons employé quelquefois dans ces états pathologiques.

L'acide oxalique, quoique plus acide, dans une quantité égale, que l'acide tartarique, doit toujours être considéré comme son succédané : sa saveur est un peu plus agréable.

Cet acide est très-peu employé; nous en avons retiré quelques avantages dans le traitement des dartres squammeuses et pustuleuses : pour cet effet on l'unit avec des corps gras, et on pratique des frictions sur les parties malades. La dose ordinaire est d'un demi-gros par once de véhicule. On n'est pas à l'abri de les répercuter par ce moyen. Son emploi ne doit donc pas être indifférent. C'est par sa combinaison avec la soude que l'on obtient le phosphate de soude, sel purgatif d'un emploi facile.

L'acide sulfurique est usité en médecine pour former des limonades minérales avec des véhicules convenables. Ces boissons ont un caractère tonique, et pourtant laissent sur l'économie une impression tempérante. On combine avec cet acide la soude, la potasse, la magnésie, etc.; on obtient alors des sulfates de soude, de potasse, de magnésie, etc., etc.

NOMENCLATURE.

LATINE.	FRANÇAISE.
— Tartaricum.	— Tartarique.
Alcohol. (*Voyez* Vitis.)	
Alumen calcinatum.	Alun calciné.
— Super-sulfas.	— Alun ordinaire.
Ammonia.	Ammoniaque liquide. (Alcali volatil fluor.
— Carbonas.	—Carbonate. (Alcali volatil concret.)
— Hydrochloras.	— Hydrochlorate. (Sel ammoniac.)
Antimonium.	Antimoine.
— Tartras potassæ.	— Tartrate de potasse antimonié. (Émétique.)

OBSERVATIONS MÉDICALES.

Cet acide végétal est très - employé en médecine. Il est rafraîchissant. Mélangé avec l'eau , il constitue une boisson qui , étant
sucrée, est très-agréable. Il remplace l'acide citrique et l'acide oxalique , qui sont plus difficiles à se procurer. Avec cet acide et les
bases salifiables , on fait des sels nommés tartrates.

L'alun ou sulfate acide d'alumine est indiqué comme astringent. Il présente dans son action l'avantage d'imprimer un effet
tonique , sans augmenter l'énergie de la grande circulation.
Quand il est calciné il devient caustique.

L'ammoniaque , dont les propriétés stimulantes sont très-énergiques, n'est peut-être pas assez employé en médecine ; on est
aussi trop craintif dans l'indication des quantités. Cependant on
sait que son action topique est bientôt tempérée par son mélange
avec un véhicule aqueux, vineux ou alcoholique ; nous avons remarqué que son administration interne augmentait l'action de
cœur d'une manière assez durable, et favorisait souvent la diaphorèse universelle ou l'évacuation des urines. Il est cependant à
remarquer que beaucoup d'estomacs ne peuvent supporter cette
boisson ammoniacale si on ne diminue l'impression alcalescente
par l'union de quelques élémens mucilagineux ou gommeux. Ce
moyen thérapeutique doit convenir dans les apoplexies passives,
chez les malades atteints d'adynamie sans flegmasie, et surtout
dans les fièvres nerveuses, fécondes en anomalies.

Le carbonate ammoniacal est presque le succédané de l'ammoniaque. On le prescrit à plus forte dose.

Le sel ammoniac ou l'hydrochlorate est un médicament extrêmement excitant : on l'unit quelquefois au quinquina pour combattre les fièvres intermittentes chez les sujets lymphatiques, lorsque ces fièvres ont résisté au quinquina employé seul.

L'émétique , par la variété de ses effets , mérite d'occuper le
premier rang dans la classe des remèdes évacuans. Entre les mains
d'un praticien habile, il devient purgatif , diurétique, sudorifique, pectoral, antispasmodique, épispastique, etc., etc.

NOMENCLATURE.

LATINE.	FRANÇAISE.
— Hydrosulfas. (Sub).	— Hydro sulfate. (Kermès.) (Sous).
— Sulfuretum.	— Sulfure.
Aqua congellata.	Glace.
— Fluviatilis.	Eau de rivière.
— Mineralis.	— Minérale naturelle.
—Mineralis. (Ab arte preparata).	— Minérale artificielle.
Argentum.	Argent.
— Nitras.	— Nitrate. (Pierre infernale.)
Arseniates. (*Voyez* les bases.)	

OBSERVATIONS MÉDICALES.

Le kermès minéral est employé en France à très-petite dose. Son action est héroïque : il est sudorifique, pectoral, vomitif, et quelquefois purgatif. Dans le nord on le donne souvent à la dose d'un gros.

Le sulfure d'antimoine, bien préparé, est employé par quelques médecins. Les résultats que la médecine vétérinaire en retire comme excitant cutané devraient inspirer plus de confiance dans ce médicament, qui est peu usité.

L'eau est le liquide le plus abondamment répandu dans la nature, il est aussi le plus utile à l'économie générale. L'eau tiède présente certaines conditions médicatrices, lorsqu'il s'agit de relâcher, de délayer. L'eau froide est tempérante ; elle peut servir de boisson à ceux qui ont des maladies où il s'agit de modérer l'excitation fébrile, et d'entretenir un sentiment de réaction tonique, afin d'éviter la débilité. La glace présente deux applications bien différentes ; l'une est éminemment excitante, l'autre est tout-à-fait sédative. La première tient à la propriété de la réaction ; la deuxième au défaut de cet effet, d'où il s'ensuit la sédation. Depuis quelque temps on injecte dans la vessie de l'eau distillée. Ce moyen thérapeutique a pour but de dissoudre et d'entraîner des calculs.

Les eaux minérales thermales ou non thermales naturelles et factices donnent chaque jour, par leur emploi, des résultats très-favorables dans diverses maladies.

On fait avec l'argent deux préparations chimiques très-usitées en médecine : la pierre infernale ou nitrate d'argent fondu, et le nitrate d'argent cristallisé. La première est exclusivement employée à l'extérieur ; la seconde a été prescrite assez souvent par la voie de l'estomac pour combattre certaines maladies, comme l'épilepsie, etc. Jusqu'à présent les résultats n'ont pas été assez favorables pour proclamer son utilité qui est tout-à-fait équivoque.

NOMENCLATURE.

LATINE.	FRANÇAISE.
Arsenicum.	Arsénic.
Aureum.	Or.
Barytum.	Baryte.
— Murias.	— Muriate.
Bismuthum.	Bismuth.
— Nitras. (Sub).	— Sous-nitrate. (Blanc de fard.)
Boras.) *Voyez* acidum boricum.)	
Carbonatis. (*Voy*. Acidum carbonicum.)	
Chloruretum. (*Voyez* Acidum hydrochloricum.	
Cuprum.	Cuivre.
— Sulfas.	— Sulfate. (Vitriol bleu.)

OBSERVATIONS MÉDICALES.

L'arsenic, poison dont les effets terribles sont bien connus, a a été l'objet d'expériences destinées à le faire entrer dans notre matière médicale. On a uni cet acide avec la potasse et la soude, et ces préparations ont été plus ou moins vantées pour combattre les fièvres intermittentes; elles sont déjà presque oubliées. On sait qu'elles irritent prodigieusement la muqueuse de l'estomac, et portent symphatiquement sur les membranes semblables de l'irritation. La phthisie a souvent suivi le traitement par les arséniates.

Le muriate d'or, dont on a tant vanté la vertu, sera bientôt oublié. Nous ne savons rien de remarquable sur son emploi.

Le muriate de baryte a été préconisé comme un spécifique contre les maladies scrofuleuses. Cette vertu lui a été depuis contestée, et son usage est en partie abandonné. On attribue cette indifférence à l'influence fâcheuse que ce remède avait sur la poitrine et sur les membranes muqueuses.

Le sous-nitrate de bismuth est peu usité : ses vertus antispasmodiques sont douteuses.

Le sulfate de cuivre est peu employé. Quelques médecins l'ont administré quelquefois, par la voie de l'estomac, dans certaines maladies lymphatiques. Son usage est dangereux, même à très-petite dose. C'est un stimulant styptique, cathérétique. Il entre assez souvent dans la composition des collyres excitans.

NOMENCLATURE.

LATINE.	FRANÇAISE.
— Acetas (Cupri.)	— Cristaux de Vénus.
— Oxidum.	— Vert de gris.
Electrum.	Succin.
Ether sulfuricus.	Éther sulfurique.
— Phosphoricus.	— Phosphorique.
— Aceticus.	— Acétique.
— Hydrochloricus.	— Hydrochlorique (ou muriatique).
— Nitricus.	— Nitrique.

OBSERVATIONS MÉDICALES.

{ L'acétate et l'oxide de cuivre sont assez connus; ils ne sont point ou presque point employés.

{ Cette substance est peu employée; on s'en sert encore pour faire des fumigations sur certaines névralgies. En le sublimant, on en retire l'acide succinique.

{ L'éther sulfurique, la liqueur d'Hoffmann, jouissent à un haut degré de la propriété diffusible. Je pense qu'on abuse de leur emploi, et qu'on ne doit pas voir en eux des agens antispasmodiques spéciaux. On a donné l'éther aux personnes atteintes du tænia. Son usage n'a pas toujours été sans succès. En frictions, il réussit quelquefois dans les douleurs rhumatismales sans inflammation : appliqué sur une brûlure qui vient d'être faite, il soustrait une grande partie de calorique, et l'empêche de devenir profonde, si toutefois on s'est servi de ce moyen assez tôt. Il agit alors en s'emparant, avec la plus grande promptitude, du calorique dont il a besoin pour se volatiliser.

{ L'éther phosphorique est très-peu employé. On sait qu'il ne diffère point chimiquement de l'éther sulfurique.

{ L'éther acétique est beaucoup plus employé à l'extérieur qu'à l'intérieur. Nous l'avons pourtant indiqué avec succès dans les métastases goutteuses et rhumatismales, vers l'estomac, sans irritation inflammatoire. Il nous a paru que l'action des reins augmentait alors, et que la sueur survenait avec l'odeur éthérée. Les urines ne m'ont pas paru avoir changé de caractère.

{ L'éther muriatique est très-peu employé : c'est un succédané des éthers de la deuxième série, et même de l'éther sulfurique.

{ L'éther nitrique doit être employé à une dose assez forte, si on veut obtenir de son emploi un effet manifeste, soit par les urines, soit vers la peau.

NOMENCLATURE.

LATINE.	FRANÇAISE.
Fer.	Ferrum.
— Carbonas.	— Carbonate. (Safran de mars apéritif.)
— Sulfas.	— Sulfate. (Vitriol vert.)
— Tartras ferri et potassæ.	— Tartrate de fer et de potasse.
— Hydrocyanas.	— Hydrocyanate.
— Oxidum (Per).	— Peroxide. (Safran de mars.)
— Oxidum (Proto.)	— Protoxide. (Éthiops martial).

OBSERVATIONS MÉDICALES.

Le fer porphyrisé, et la plupart de ses préparations, sont doués de vertus toniques dont l'action spéciale tend à donner à la circulation capillaire sanguine et lymphatique, plus d'énergie et d'activité, d'où naît une augmentation d'action vitale. Quelques-unes de ses préparations sont astringentes. La chlorose et l'anémie sont des maladies qui exigent l'usage des préparations ferrugineuses, telles que l'oxide de fer carbonaté, l'éthiops martial, le muriate de fer, etc.

NOMENCLATURE.

LATINE.	FRANÇAISE.
Hydrargyrum.	Mercure.
— Acetas.	Acétate. (Terre foliée mercurielle.)
— Hydrochloras (Sub).	— Muriate. (Mercure doux.)
— Nitras.	— Nitrate. (Nitre mercuriel.)
— Oxidum (Per).	— Peroxide. (Précipité rouge.)
— Deutochloruretum.	— Deutochlorure. (Mercure sublimé corrosif.)
Protochloruretum. (*Voy.* Sub hydrochloras.)	Protochlorure. (Mercure doux.)
Ioda.	Iode.
Iodureta. (*Voyez* les bases.)	Iodures.
Hydriodas potassæ.	Hidryodate de potasse.

OBSERVATIONS MÉDICALES.

Le mercure est l'un des plus puissans agens thérapeutiques. Il fournit beaucoup de préparations extrêmement utiles et d'une énergie non douteuse. Le mercure doux ou protochlorûre a des propriétés purgatives et vermifuges. Le deutochlorure ou le sublimé corrosif est recommandé aux personnes atteintes de la siphilis ou de quelques autres affections du système lymphatique. Son administration est souvent nuisible aux personnes dont la constitution est très-irritable : l'estomac repousse quelquefois cette préparation ; c'est au médecin à la prescrire avec des agens médicamenteux convenables pour en pouvoir continuer l'usage, et pour ajouter à ses propriétés : ainsi, uni à l'extrait d'opium et aux sels de quinquina, il promet du succès dans les maladies scrofuleuses, ou dans la complication de ses maladies avec la siphilis, quand le sujet n'est point sous l'empire d'une pléthore générale ou d'une irritation inflammatoire. L'acétate de mercure est souvent préférable surtout quand on craint l'irritation ; il est moins excitant et moins actif que le sublimé. Le sulfate de mercure et son nitrate sont peu employés. Le dernier est usité sous forme de solutum aqueux, pour appliquer à l'extérieur dans les affections herpétiques, siphilitiques, psoriques. J'ai indiqué le nitrate de mercure à l'intérieur dans un véhicule convenable, et j'en ai obtenu des résultats satisfaisans, quand la voie de l'estomac repoussait les autres préparations mercurielles. Je l'ai quelquefois administré par le rectum, avec les conditions convenables déduites de la nature des organes sur lesquels j'agissais. Le peroxide ou précipité rouge n'est employé qu'à l'extérieur. Le sulfure noir est une des préparations mercurielles dont les vertus sont énergiques, et dont l'application est souvent utile. Le sulfure de mercure rouge est peu employé. L'union du mercure à la graisse à parties égales constitue un remède très-héroïque connu sous le nom d'onguent mercuriel.

C'est au moyen de la combinaison de la potasse avec l'acide hydriodique qu'on obtient un sel qu'on peut encore iodurer. Cette préparation paraît être un des plus puissans résolutifs. Diverses observations, qui me sont particulières, me font croire que la plupart des engorgemens glanduleux, non dégénérés, peuvent céder à l'usage interne et externe des préparations iodurées.

NOMENCLATURE.

LATINE.	FRANÇAISE.
Magnesia pura.	Magnésie pure (calcinée).
— Carbonas.	— Magnésie ordinaire.
— Sulfas.	— Sulfate. (Sel d'epsom.)
Minium. (*Voyez* Plumbum.)	
Murias. (*Voyez* les bases.)	
Petroleum.	Pétrole.
Phosphates. (*Voyez* les bases.)	
Phosphorum.	Phosphore.
Plumbum.	Plomb.
Potassa.	Potasse.

OBSERVATIONS MÉDICALES.

Tous les médecins connaissent les propriétés de la magnésie : ses doses varient en raison des motifs qui en indiquent l'usage. Comme purgatif, on doit préférer la magnésie carbonatée, comme absorbant ou plutôt comme neutralisant, on doit choisir la magnésie calcinée. La magnésie, comme les autres alcalis, forme, avec les acides, différens sels. Le sulfate de magnésie est très-employé comme purgatif; il fait la base des eaux de Sedlitz.

L'huile de pétrole est nervale, stimulante; on ne l'emploie qu'extérieurement.

Jusqu'à présent on s'était trompé dans le mode d'administrer le phosphore. M. Lescot est parvenu à le préparer de manière à éviter sa décomposition. Ce médicament mélangé avec des véhicules convenables, introduit dans l'économie, ou appliqué sur certaines surfaces, sans changer de propriété physique et chimique, promet des résultats qu'on attendrait peut-être inutilement des autres excitans. Nous avons déjà employé le phosphore, et nous avons eu à nous louer de ses effets. Les succès que plusieurs praticiens ont obtenus des préparations phosphorées de M. Lescot fortifient l'opinion avantageuse que j'ai de l'administration du phosphore préparé convenablement.

On connaît l'usage médicamenteux du plomb et de ses préparations; je signalerai seulement les avantages que l'on obtient chaque jour de l'acétate de plomb, sel de Saturne, dans le traitement des sueurs qui accompagnent la débilité, le marasme et les maladies du poumon. C'est à M. le professeur Fouquier que nous devons en partie les avantages inappréciables que produit ce médicament dans les cas cités. Nous avons porté la dose de ce sel depuis un jusqu'à douze grains, sans qu'il soit survenu aucun accident fâcheux.

Cet alcali forme différens sels avec les bases acidifiables : la plu-

NOMENCLATURE.

LATINE.	FRANÇAISE.
Potassa.	Potasse.
— Nitras.	— Nitrate. (Sel de nitre.)
— Oxalas. (*V.* Acidum oxalicum pour les propriétés de ce sel.)	— Oxalate. (Sel d'oseille.)
— Sulfas.	— Sulfate.
Arcanum duplicatum. (*Voy.* Sulfas potassæ.)	Sel de duobus, tartre vitriolé, sel polycreste de glaser.
— Tartras. (*Voy.* Acidum tartaricum.)	— Tartrate.
— Super. Tartras. (Tartras potassæ et sodæ.)	Crème de tartre, tartrate de potasse et de soude, sel végétal.
— Tartras potassæ et stibii. (*Voyez* Antimonium.)	— Tartrate de potasse antimonié. (Émétique tartre stibié.)
Saccharum.	Sucre.
Sapo amygdalinus.	Savon médicinal.

OBSERVATIONS MÉDICALES.

part sont employés en médecine. Le nitrate, le sulfate, l'acétate, le carbonate ou sous-carbonate, le tartrate de potasse, etc. sont des préparations dont la thérapeutique se sert, soit comme purgatifs, soit comme diurétiques, soit enfin comme stimulans de l'appareil muqueux et des reins. On a fait faire usage aux personnes atteintes de gravelle, d'une boisson contenant une certaine quantité de sous-carbonate de potasse. Ses résultats n'ont jamais été assez évidens pour déterminer le médecin à adopter l'usage de ce solutum alcalin.

La crème de tartre surtartrate de potasse, ou tartrate acidule de potasse, que l'on rend plus soluble par l'addition d'une quantité voulue d'acide borique, est très - employée : c'est un purgatif acidule et anti-phlogistique.

Le sucre est usité en médecine comme adoucissant ; il fait la base des sirops et de beaucoup de préparations officinales, dont il est souvent le correctif ; il altère les fonctions digestives de ceux qui en font un usage trop fréquent. Cet état pathologique est accusé par une pâleur et un gonflement de la muqueuse buccale ; les digestions deviennent laborieuses, et l'individu maigrit.

On a justement préconisé l'usage du savon amygdalin contre certaines maladies. Son caractère physique et chimique explique assez bien les avantages que l'on obtient intérieurement et extérieurement par son emploi, principalement dans les fluxions ou congestions lymphatiques passives. Le savon dit de Starkey ne diffère du savon médicinal, que par une vertu plus excitante et plus stimulante. Il a conservé en outre quelques propriétés de l'essence de térébenthine.

NOMENCLATURE.

LATINE.	FRANÇAISE.
— Sapo Starkeïanus.	— de Starkei.
Soda.	Soude.
Stannum.	Étain.
— Oxidum.	— Oxide d'étain.
Stibium. (*Voyez* Antimonium.)	Antimoine.
Sulfas. (*Voyez* les bases.)	Sulfates.
Sulfur lotum.	Soufre lavé, fleurs de soufre lavées.
Sulfuretum. (*Voy.* les bases.)	Sulfure.
Tuthia. (*Voyez* Oxid. zinci.)	Tuthie.
Vitriola. (*Voyez* les bases.)	Vitriol, ou couperose.
Zincum.	Zinc.
— Sulfas.	— Sulfate. (Couperose blanche.
— Oxida.	— Oxides.

OBSERVATIONS MÉDICALES.

La soude est le succédané de la potasse : les sels qu'elle forme avec les acides sont des propriétés analogues aux sels formés par la potasse.

Ce métal réduit en poudre a été vanté comme excellent vermifuge.

Le soufre préparé est une substance assez énergique dont la thérapeutique néglige de tirer tout le parti qu'elle pourrait en tirer. On le prescrit communément à trop petite dose, pour qu'il puisse exercer sur l'économie toute son influence médicatrice ; il a un avantage marqué sur les substances de la classe des excitans : il n'agit qu'imperceptiblement sur la circulation, d'où doit s'en suivre la possibilité de l'indiquer dans certains cas, où l'on aurait de la répugnance pour ordonner des médicamens excitans toniques : J'ai apprécié l'usage du soufre chez les enfans d'une constitution strumeuse, chez lesquels les glandes mésentériques tendaient à l'engorgement. Le soufre a en outre une action purgative qui seconde souvent la médication dont il est l'agent. C'est avec le soufre, la potasse, la soude, la chaux, le mercure, etc., qu'on forme des sulfures qui sont très-employés en médecine, et c'est avec les sulfures alcalins que l'on prépare les hydro-sulfates.

On retire du zinc quelques préparations médicinales. Le sulfate de zinc n'est plus employé qu'extérieurement, quoiqu'il ait des propriétés vomitives. La fleur de zinc ou oxide de zinc a eu quelque succès dans certaines maladies nerveuses, comme l'épilepsie. La tuthie est aussi un oxide de zinc qui entre dans certains collyres secs ou liquides.

CORPS ORGANIQUES.

NOMENCLATURE.

LATINE.	FRANÇAISE.	PARTIES EMPLOYÉES ou produits.
Abies taxifolia. (L.)	Le sapin.	térébenthine et son huile essentielle, bourgeons.
Absinthium majus (officin.) Arthemisia absinthium. (Linn.)	La grande absinthe.	La plante. L'huile essentielle. L'extrait.
Acacia vera. (offic.) Mimosa nilotica. (Linn.)	L'acacia à la gomme.	Suc d'acacia. (suc épaissi des légumes.) Gomme arabique. (suc propre.)
Acetum. (*Voyez* Vitis.)		
Aconitum Napellus. (Linn.)	L'aconit napel.	Toute la plante.

REGNE VÉGÉTAL.

OBSERVATIONS MÉDICALES.

Les bourgeons de sapin du nord sont quelquefois employés avec succès dans les affections catharrales chroniques des muqueuses laryngées, pulmonaires et intestinales : c'est un succédané de l'eau de goudron. Il est bien essentiel qu'il n'y ait pas d'hémoptisie active lorsqu'on prescrit ce médicament. La térébenthine, son huile essentielle sont l'une et l'autre recommandées dans la cystite chronique et atonique. On prescrit l'huile contre le ver solitaire : on peut porter la dose à deux gros que l'on administre au moyen d'un véhicule convenable. L'hématurie a souvent succédé à l'emploi de ce remède, quand des médecins l'indiquaient à plus haute dose ; elle est aussi très-fortifiante appliquée à l'extérieur.

Les propriétés des absinthes et de leurs produits sont assez connues pour que je puisse me dispenser d'entrer dans de grands détails ; je dois seulement dire que ces préparations données à trop forte dose, déterminent assez souvent un tremblement général : cette action opérée sur le système nerveux explique leurs vertus fébrifuges. Il est à remarquer, que l'extrait ne produit point ou produit plus rarement cet effet.

Le suc d'acacia n'est plus assez usité pour en parler. La gomme arabique est trop connue pour qu'il soit nécessaire d'indiquer ses propriétés.

On a fait beaucoup d'expériences et quelquefois avec succès, sur l'emploi de l'extrait de cette plante dans les névralgies rhumatismales, goutteuses, et dans les engorgemens glanduleux, comme dans la cachexie schrofuleuse. Nous l'avons prescrit dans la phthisie tuberculeuse ; il nous a paru quelquefois qu'une amélioration se soutenait pendant un certain temps ; sans doute

NOMENCLATURE.

LATINE.	FRANÇAISE.	PARTIES employées OU PRODUITS.
Aconitum Napellus. (Linn.)	L'aconit napel.	Toute la plante.
Acorus Calamus. (Linn.)	Le roseau aromatique.	La racine.
Adiantum capillus veneris. (Linn.)	Le capillaire.	Les feuilles.
Agrimonia Eupatoria.	L'aigremoine.	Les feuilles.
Alcool. (*Voyez* Vitis, solanum, saccharum.)		
Allium sativum. (Linn.)	L'ail.	La bulbe.
Aloe perfoliata.	L'aloës.	Le sucépaissi connu sous le nom d'aloës.
Alhæa officinalis. (Linn.)	La guimauve.	Les feuilles, les fleurs, la racine.
Ammoniacum gummi.	La gomme ammoniaque.	

OBSERVATIONS MÉDICALES.

---

qu'elle tenait à la sédation que le médicament exerçait sur ce
système nerveux.

La racine de l'*acorus calamus* est tonique, excitante : on ne
l'emploie pas assez ; c'est cependant une substance active.

Tout le monde connaît la vertu du capillaire, son arôme semble éloigner un peu de la médication adoucissante.

L'aigremoine est très-peu usitée, quoique son decoctum et son
infusum aient des propriétés astringentes. On en prépare des gargarismes et des lotions.

L'ail est peu employé, quoiqu'il soit connu comme un puissant stimulant, quelquefois il est indiqué comme vermifuge, il a
une action très-fortifiante, il est aussi épispastique.

L'aloès est excitant, et a souvent produit, par son usage interne,
des hémorrhoïdes; comme la plupart des substances résino-extrac-
tives. Il n'est point absorbé. Cette propriété le rend essentiel dans
les cas où il faut agir avec lui sur le rectum au moyen des lavemens sans encourir le risque d'irriter le cerveau.

Les trois produits de la guimauve sont succédanés : il est seulement à remarquer que la racine contient plus de mucilage que
les feuilles, et celles-ci plus que les fleurs ; par conséquent on
doit juger l'état pathologique de l'estomac avant d'administrer
un de ces produits.

La gomme ammoniaque est peu employée en France. Ce médicament est pourtant héroïque dans certaines maladies chroniques
asthéniques ou passives du système muqueux et séreux, et du tissu
cellulaire. Nous l'avons prescrit avec succès dans l'anasarque et
dans l'athsme catarrhal.

NOMENCLATURE.

LATINE.	FRANÇAISE.	PARTIES employées OU PRODUITS.
Amomum Cardamomum. (Linn.)	L'amome.	Les semences.
Amomum Zedoaria. (Berg.)	La zédoaire.	La racine.
Amygdalus communis. (Fructu dulce.)	L'amandier à fruit doux.	Les fruits. L'huile fixe.
Amygdalus communis. (Fructu amaro.)	L'amandier à fruit amer.	Les fruits et l'huile fixe.
Amygdalus persica. (Linn.)	Le pêcher.	Les fleurs.
Amylum cereale. (*Voyez* Hordeum, Solanum.)		
Amyris elemifera. (Linn.)	L'amyris qui porte l'élémi.	La résine. (élémi.)
Amyris gileadensis. (Linn.)	L'amyris qui donne le baume de Judée.	Baume de la Mecque.
Andropogon Nardus.	Le nard indien.	La racine (Le spicanard).
Anethum Fœniculum. (Linn.)	Le fenouil.	La racine, la plante et les semences.

OBSERVATIONS MÉDICALES.

{ Les semences du cardamomum sont peu usitées , quoiqu'elles soient stimulantes.

{ Cette racine est tonique stimulante, mais peu employée en France ; elle entre dans l'élixir de longue vie.

{ On connaît la vertu adoucissante et anti-phlogistique des préparations simples de l'amande douce. C'est un succédané des quatre semences froides : l'huile est émolliente ; elle passe assez vite à la rancidité.

{ Les amandes amères sont moins employées que les douces; on les croit légèrement excitantes : si cela est, c'est sans doute au principe hydrocyané qu'on doit l'attribuer, l'huile est aussi émolliente.

{ Les fleurs de pêcher sont laxatives, vermifuges ; on les fait entrer dans certaines médecines. On purge aussi avec le sirop qu'on prépare avec elles.

{ La résine élémi est très-peu employée, ses propriétés physiques devraient pourtant la garantir de l'oubli.

{ Le baume de la Mecque est un succédané de la térébenthine; il fait partie de certaines préparations cosmétiques.

{ Le nard est presqu'inusité, il entre encore dans quelques préparations officinales anciennes.

{ La racine, l'herbe et les semences sont usitées , ces trois produits ou leurs préparations sont stimulantes; dans certains cas elles produisent un effet diurétique, les semences sont toujours indiquées pour favoriser l'expulsion des flatuosités, quand toutefois les excitans ne sont pas nuisibles.

NOMENCLATURE.

LATINE.	FRANÇAISE.	PARTIES employées OU PRODUITS.
Angelica archan-gelica. (Linn.)	L'angélique.	Feuilles , racines et semences.
Angusturæ cortex. (*Voyez* Cusparia.)		
Anisum. (*Voyez* Ilicium et pimpinel-la.)		
Anthemis nobilis. (Linn.)	La camomille.	Les fleurs.
Apium graveolens (Linn.)	L'ache.	Les racines.
Arctium Lappa. (Linn.)	La bardane.	Les racines.
Areca Catechu.	L'arbre au cachou.	Extrait du fruit (cachou).
Aristolochia Ser-pentaria. (Linn.)	La serpentaire de Virginie.	Les racines.

OBSERVATIONS MÉDICALES.

L'angélique a des propriétés excitantes et stimulantes; ses produits promettent des succès dans certaines maladies par défaut d'action.

Il n'est personne qui ne connaisse la vertu tonique de la camomille; elle fournit à la pharmacie un extrait, une poudre, une huile essentielle qui est assez rare. L'extrait est un tonique persistant et beaucoup moins excitant que l'huile La poudre est souvent employée pour combattre une fièvre intermittente.

La racine d'ache est peu en usage; c'est un succédané de l'angélique. On en fait une conserve.

La racine de bardane a joui et jouit encore d'une propriété dont les effets sont loin d'être constatés. Nous ne la croyons pas cependant absolument inerte.

Le cachou est tonique, astringent; c'est un médicament précieux pour la thérapeutique : il excite peu, puisqu'il n'imprime pas directement au cœur une action plus forte. C'est en cela qu'il peut être utile dans certains cas où l'irritation est facile à se développer.

La serpentaire de Virginie a prouvé aux praticiens qui en faisaient usage qu'elle produisait son effet vers l'appareil cutané. On la recherche aussi lorsqu'il s'agit de ramener un exanthème qui avait disparu sous l'influence de la débilité; elle a été

NOMENCLATURE.

LATINE.	FRANÇAISE.	PARTIES employées OU PRODUITS
Aristolochia Serpentaria. (Linn.)	La serpentaire de Virginie.	Les racines.
Arnica montana. (Linn.)	L'arnica.	Les fleurs.
Arthemisia vulgaris. (Linn.)	L'armoise.	Les feuilles.
Arthemisia pontica. (Linn.) (*Voyez* absinthium pour les propriétés.)	La petite absynthe.	Les sommités.
Arundo Donax. (Linn.)	La canne.	La racine.
Arundo Phragmitis. (Linn.)	Le roseau à balais.	La racine.
Asparagus officinalis. (Linn.)	L'asperge.	La racine.
Astragalus Tragacantha. (Linn.)	L'astragale, barbe de bouc.	La gomme dite adragant (suc propre.)

OBSERVATIONS MÉDICALES.

{ aussi préconisée dans les fièvres dites adynamiques et ataxiques.

{ La fleur d'arnica a été très-employée et pourrait l'être encore dans les fièvres nommées adynamiques, ataxiques sans phlegmasie. Comme elle détermine quelquefois un état de nausées et de vomissemens en excitant l'estomac, on l'a préconisée dans les affections encéphaliques traumatiques considérables, sans irritation inflammatoire.

{ L'armoise est tonique ; on la prescrit comme emménagogue excitant.

{ Cette racine est presque oubliée; son decoctum en boisson fatiguait l'estomac des malades, diminuait la nutrition, et devenait par ce moyen anti-laiteux.

{ On préconise depuis quelque temps cette racine. On la croit utile dans les maladies siphilitiques constitutionnelles.

{ Cette racine est un diurétique excitant; donnée mal à propos dans les catarrhes, elle ramène bien vite de l'irritation et augmente cet état pathologique de la vessie : elle fait partie des cinq racines dites apéritives. J'ai remarqué que ceux qui mangeaient beaucoup d'asperges étaient sujets aux cystites, et contractaient quelquefois une irritation du bas-ventre qui menaçait de passer à l'état inflammatoire.

{ La gomme adragante a les propriétés de la gomme arabique. La première est beaucoup plus mucilagineuse, et son mucilage est plus blanc; c'est ce qui la fait rechercher de préférence dans certaines préparations. Elle fait partie du looch blanc.

NOMENCLATURE.

LATINE.	FRANÇAISE.	PARTIES employées OU PRODUITS.
Atropa Belladona. (Linn.)	La belladone.	Les feuilles, les racines.
Atropa Mandragora. (Linn.)	La mandragore.	Les feuilles.
Avena sativa. (L.)	L'avoine.	Les semences préparées, on en obtient du gruau.
Balsamum Copahu. (*Voyez* Copaifera.)		
Balsamum peruvianum. (*Voyez* myroxylum.)		
Balsamum toluiferum (Linn.) (*Voyez* Toluifera.)		
Bardana. (*Voyez* Arctium.)		
Benzoïnum Balsamum. (*Voyez* Styrax Benzoë.		

OBSERVATIONS MÉDICALES.

On emploie la poudre des feuilles de la belladone, son extrait et celui de la racine. Les préparations que produisent les feuilles sont souvent prescrites pour l'usage interne, comme narcotiques: je l'ai vu employer avec succès dans des affections herpétiques connues sous le nom de squammeuses. On prescrit la poudre à la dose d'un grain en deux fois dans la journée ; l'extrait est donné à demi-dose. On a aussi retiré des avantages signalés de l'extrait des feuilles dans l'état de névrose ou de névralgie de la rétine. J'ai employé avec succès la poudre dans la coqueluche et dans certaines névroses de la respiration ; l'extrait de la racine est indiqué assez souvent sous forme d'injection dans l'intention d'atténuer des engorgemens du vagin ou de l'utérus et d'imprimer une action sédative. Ce médicament, déjà bien connu, doit encore fixer l'attention des médecins.

C'est un agent thérapeutique très-puissant.

L'avoine telle que la nature la produit est peu usitée ; sa boisson est diurétique. Tout le monde connaît l'usage que l'on fait du gruau ; les médecins savent que c'est un adoucissant alibile.

TABLEAU SYNOPTIQUE.

NOMENCLATURE.

LATINE.	FRANÇAISE.	PARTIES employées OU PRODUITS.
Berberis vulgaris.	L'épine-vinette.	Les fruits.
Beta Cycla.	La bette, ou poirée.	Les feuilles.
Betonica officinanalis. (Linn.)	La betoine.	La plante fleurie.
Bistorta. (*Voyez* Polygonum.)		
Boletus laricis. (Linn.)	L'agaric blanc.	La plante.
Borrago officinalis. (Linn.)	La bourrache.	Les feuilles et les fleurs.
Bryonia dioïca. (Willd.)	La bryone ou couleuvrée.	La racine et sa fécule.
Bubon Galbanum. (Linn.)	Le Galbanum.	La gomme résine qui en découle.
Calamus Draco.	Le sandragon.	La résine qu'on croit être fournie par cette plante.

OBSERVATIONS MÉDICALES.

{ Ces fruits ne sont guère usités; on pourrait pourtant en préparer une boisson rafraîchissante et un sirop très-agréable.

{ Les feuilles de la bette ne sont employées que pour préparer des lavemens, pour panser les vésicatoires, ou quelques autres plaies simples; elles font souvent partie des bouillons aux herbes. Leur decoctum est laxatif.

{ La bétoine est très-peu en usage à présent. Sa racine est purgative et vomitive, ses feuilles sechées et pulvérisées sont sternutatoires.

{ Cette substance est presque oubliée; elle fait partie de l'elixir de longue vie. C'est un purgatif incertain et désagréable lorsqu'il est employé seul.

{ Les feuilles sont toujours très-employées. Le nitrate de potasse est un des principes constituans qui s'y trouve le plus abondamment. Les fleurs sont plus excitantes.

{ La racine de bryone n'est que très-peu usitée, elle est très-purgative ; la médecine vétérinaire en fait un plus grand usage : elle entre dans la composition de l'eau de bryone composée.

{ Le galbanum est une gomme résine succédanée de l'*assa-fœtida*; on en prépare assez souvent des topiques, dits anti-spasmodiques.

{ Le sandragon n'est presque plus usité en France. C'est un astringent assez incertain.

NOMENCLATURE.

LATINE.	FRANÇAISE.	PARTIES employées, OU PRODUITS.
Cambogia Gutta. (Linn.)	Le guttier.	La gomme résine qu'on croit en découler.
Camphora. (*Voy.* Laurus Camphora.)		
Caryophyllus aromaticus. (Linn.)	Le géroflier.	Les calices avant leur maturité.
Cassia fistula. (L.)	La casse.	Les légumes.
Cassia acutifolia. (Linn.)	Le séné.	Les feuilles. Les fruits (follicules.)
Cathecu. (*Voyez* Acacia Cathecu.)		
Centaurea Centaurium. (Linn.)	La grande centaurée.	
Centaurium minus. (officin.)	La petite centaurée.	Ses sommités fleuris.
Cephœlis emetica.	L'ipécacuana.	Les racines. L'émétine, un de ses produits.

OBSERVATIONS MÉDICALES.

{ Cette gomme résine est un puissant drastique que l'on emploie moins à présent qu'autrefois.

{ Cette substance aromatique est plus employée dans nos cuisines qu'en médecine. C'est un excitant du premier ordre. On en retire une huile essentielle, et on en prépare une teinture alcoholique.

{ On prépare avec les fruits une pulpe et un extrait. Ce sont des laxatifs rafraîchissans. La casse cuite des pharmacies est un mélange de pulpe et de sirop de violettes.

{ Les feuilles de séné sont plus purgatives que les follicules ; elles sont aussi plus susceptibles de donner des coliques, surtout quand pour préparer avec elles une médecine on les fait bouillir. On emploie le séné en poudre, en extrait et en infusum; il fait la base des potions purgatives, ainsi que les follicules. Depuis le grand usage que l'on fait de l'huile de ricin, le séné et ses follicules sont bien moins usités. On a retiré du séné un principe nommé cathartine. Cette dénomination est arbitraire.

{ La petite centaurée (gentiana centaurium, Linn.) est un tonique amer qui passe pour fébrifuge.

{ L'ipécacuana est un agent thérapeutique héroïque, c'est un vomitif très-employé; quand on l'administre à petite dose; il devient un excitant muqueux, et son impression tonique le rend utile

NOMENCLATURE.

LATINE.	FRANÇAISE.	PARTIES employées OU PRODUITS.
Cephœlis emetica.	L'ipécacuana.	Les racines. L'émétine, (un de ses produits.)
Cerasus Lauro cerasus. (Linn.)	Laurier cerise ou amande.	Les feuilles. L'huile essentielle.
Ceratonia siliqua. (Linn.)	Le caroubier.	Les fruits.
Cevadilla. (*Voyez* Veratrum.)		
Chamædrys. (Offic.)	Le petit chêne.	La plante.
Cichorium Intybus (Linn.)	La chicorée.	Les feuilles, la racine.
Cicuta major. (L.) — Conium maculatum. (Linn.)	La grande ciguë.	Les feuilles.

OBSERVATIONS MÉDICALES.

{ dans les catarrhes chroniques des muqueuses pulmonaires et intestinales. M. Pelletier a analysé sa racine; il en a retiré un principe essentiellement émétique que je nomme ipécacuanine, pour éviter la méprise qui pourrait résulter de la similitude des noms français *émétine* et *émétique* et des noms latins *emetica* et *emetina*.

{ Depuis quelque temps on a beaucoup vanté l'emploi de l'eau distillée des feuilles de laurier cerise. Jusqu'à ce qu'on obtienne des résultats favorables encore plus nombreux, on doit n'avoir qu'une confiance timorée dans son administration. Les préparations hydrocyaniques lui sont succédanées.

{ Ce fruit est peu employé, il est adoucissant.

{ Le chamœdris (teucrium chamœdris.) (Linn.) est un succédané de la petite centaurée.

{ Les feuilles vertes, les racines et l'extrait de chicorée, ont des vertus toniques; les feuilles sont souvent employées en boisson, mais alors l'action tonique est peu prononcée et l'effet en est délayant.

{ La ciguë en feuilles, son suc, son extrait, sa poudre, jouissent, soit en topique, soit pris à l'intérieur, des vertus calmantes, propriétés ordinaires des narcotiques. Différens médecins, et particulièrement Stork, ont beaucoup préconisé l'emploi des préparations de ciguë dans les engorgemens des glandes, même lorsque celles-ci étaient dégénérées; nous ne croyons pas que les parties dont la dégénération est évidemment squirrheuse soient encore susceptibles d'éprouver ou de conserver sous l'influence de ces remèdes une action physiologique capable de changer le mode d'altération d'un organe; on peut tout au plus espérer certaines modifications exercées par l'usage des topiques : mais alors c'est avec des conditions différentes. On calme un squirrhe ulcéré avec un topique narcotique.

29

NOMENCLATURE.

LATINE.	FRANÇAISE.	PARTIES employées OU PRODUITS.
Cicuta major. (L.) Conium maculatum. (Linn.)	La grande ciguë.	Les feuilles.
Cinchona officinalis. (Linn.)	Le quinquina.gris de loxa.	L'écorce.
Cinchona cordifolia. (Mutis.)	Le quinquina jaune.	{ L'écorce. Le sulfate de quinine et de cinchonine.
Cinchona oblongifolia. (Mutis.)	Le quinquina rouge.	L'écorce.
Cinnamomum. (*V.* Laurus.)		
Citrus Aurantium. (Linn.)	L'oranger.	Les fleurs et les feuilles. Les fruits, leur écorce. L'huile essentielle.
Citrus Limon. (L.) et Citrus Medica. (Linn.)	Le limon et le citron.	Les fruits , l'écorce.
Cochlearia armoracia. (Linn.)	Le raifort.	La racine.

OBSERVATIONS MÉDICALES.

{ On prépare une teinture de ciguë éthérée; c'est un excellent remède aspiratoire pour combattre une aphonie spasmodique.

Le kina rouge, gris et jaune ont des vertus analogues; leurs propriétés sont plus ou moins énergiques. Nous croyons que ceux qui contiennent plus de résine que d'extrait sont plus fébrifuges que ceux dont l'extractif est plus abondant; ils sont préférables à leur tour, quand on ne veut qu'une action tonique persistante. Tous les quinquinas viennent de donner à la chimie moderne deux nouveaux alcalis connus sous les noms de quinine et de cinchonine; c'est une découverte importante pour la médecine, leurs combinaisons avec l'acide sulfurique constituent des sels dont les propriétés ont été constatées par d'heureux effets.

Je ne crois pas nécessaire d'indiquer les propriétés des parties usitées de l'oranger; tout le monde les connaît. Je dois seulement dire qu'on abuse comme antispasmodique de l'emploi des feuilles, des fleurs, et de l'eau distillée.

Le citron fournit à la thérapeutique un suc acidule, un acide, avec lesquels on fait diverses préparations. Son écorce est peu usitée.

Cette racine, dont les propriétés stimulantes sont incontestables à l'état frais, fait partie du vin et du sirop antiscorbutiques, etc. On pourrait produire sur la peau une forte rubéfaction avec son suc.

NOMENCLATURE.

LATINE.	FRANÇAISE.	PARTIES employées OU PRODUITS.
Cochlearia offici- nalis. (Linn.)	Le cochléaria.	Les feuilles.
Colchicum autum- nale. (Linn.)	Le colchique.	Les bulbes.
Colophonia.(*Voy.* Pinus.)		
Columbo. (radix.)	Le columbo.	La racine.
Contrayerva.Con- trayerva. (Linn.)	Le contrahierva.	La racine.
Convolvulus Ja- lappa. (Linn.)	Le jalap.	La racine. L'extrait résineux.
Convolvulus Scam- monia. (Linn.)	La scammonée d'A- lep.	La gomme résine qu'on en obtient par incision.
Copaïfera officina- lis. (Linn.)	Le copahu.	La térébenthine qui en découle par incision.

OBSERVATIONS MÉDICALES.

Les feuilles de cochléaria n'ont de vertu qu'autant qu'on les emploie vertes. Elles font la base ou font partie de l'alcoholat de cochléaria, de divers sucs d'herbes, du vin et du sirop antiscorbutiques.

L'ognon de colchique est peu employé. On prépare dans les pharmacies un oximel de colchique dont les propriétés émétiques et diurétiques sont très-énergiques.

On a vanté l'usage de cette racine dans certaines maladies atoniques de l'estomac. Je crois que son usage ne doit être recommandé que dans les cas où cet organe contiendrait beaucoup de matière muqueuse qui tend à passer à l'état d'acidité, état pathologique assez commun chez les constitutions lymphathiques prédominantes. Il faut bien voir, avant d'administrer des toniques absorbans, si ces mucosités ne sont pas produites par une excitation inflammatoire de la muqueuse, ou par une irritation nerveuse.

Le contrahierva est un tonique stimulant assez peu usité.

La poudre et la résine sont drastiques à des degrés différens. On a recours à ces purgatifs dans les hydropisies passives et dans l'inertie du tube intestinal, où l'on peut irriter sans craindre de déterminer une phlegmasie. On unit à la résine, du savon, ou de l'huile d'anis, et même du camphre, pour en modérer l'action irritante.

La scammonée est un succédané de la résine de jalap. Nous pensons pourtant que cette dernière substance est plus active.

Le baume de copahu a en partie les propriétés de la térébenthine ; il est préféré quand il faut supprimer un flux blennorrhagique. Il purge quelquefois violemment ; cela peut tenir à un état de rancidité, et à la difficulté qu'on a pour le digérer.

NOMENCLATURE.

LATINE.	FRANÇAISE.	PARTIES employées OU PRODUITS.
Croton Cascarilla. (Linn.)	La cascarille.	L'écorce.
Cucumis Colocynthis. (Linn.)	La coloquinte.	Les fruits.
Cusparia Angustura. (Humb.)	L'angustura vraie.	L'écorce.
Cydonia vulgaris. (Dec.)	Le coignassier.	Les fruits.
Cynanchum monspeliacum. (Linn.) (*Voyez* Convolvulus.)	La scammonée de Montpellier.	La gomme résine.
Cynodon Dactylon. (Rich.)	Le chiendent.	Les racines.
Cynoglossum offinale. (Linn.)	La cynoglosse.	Les racines.
Daphne Gnidium. (Linn.)	Le garou.	L'écorce.

OBSERVATIONS MÉDICALES.

{ Cette écorce est peu en usage ; elle a cependant le caractère physique des substances douées d'énergie : c'est un tonique astringent.

{ La coloquinte est un puissant drastique ; son amertume est excessive ; elle entre dans plusieurs préparations purgatives anciennes. À présent on l'emploie peu ; on n'administre sa poudre ou son extrait que sous forme de bol ou pilule, afin de masquer sa saveur. Ce médicament peut convenir aux habitans du Nord, et il doit être préjudiciable aux habitans des pays méridionaux.

{ L'angustura vraie est un succédané des quinquinas ; il est peut-être plus astringent.

{ On indique le suc de coings pour imprimer sur le tube intestinal une action astringente. On extrait des semences une émulsion très-mucilagineuse qui sert à calmer les surfaces irritées.

{ On préfère la scammonée d'Alep pour son emploi ; on regarde celle de Montpellier comme inférieure.

{ On n'emploie pas assez l'extrait de chiendent, et on le prescrit à trop petite dose ; on peut le rendre le véhicule de médicamens plus actifs. Cette préparation a l'avantage de ne pouvoir déterminer de l'irritation sur l'estomac. Il convient beaucoup dans certaines maladies chroniques du foie, de la rate, de la vessie et des reins.

{ Ces racines sont peu usitées, quoiqu'elles fassent la base des pilules de cynoglosse qui tiennent leur propriétés principales des autres composans.

{ L'écorce de garou est un épispastique très-connu ; elle cède peu de principe épispastique aux corps gras. Employés à l'intérieur, c'est un stimulant du système lymphatique.

NOMENCLATURE.

LATINE.	FRANÇAISE.	PARTIES employées OU PRODUITS.
Datura Stramonium. (Linn.)	La pomme épineuse.	La plante entière.
Delphinium Staphisagria. (Linn.)	Le staphisaigre.	Les semences.
Dianthus Caryophyllus. (Linn.)	l'œillet.	Les fleurs.
Digitalis purpurea. (Linn.)	La digitale.	Les feuilles.
Dulcamara. (V. Solanum.)		
Enula. (Voyez Inula.)		
Euphorbia Canariensis. (Linn.)	L'euphorbe des Canaries.	La gomme résine qu'elle fournit.
Ferula Assa fœtida. (Linn.)	L'assa fœtida.	La gomme résine qu'elle fournit.

OBSERVATIONS MÉDICALES.

Cette plante narcotique exige de la part du praticien une réserve extrême quand il la prescrit. La plante et ses préparations jouissent à un degré très-énergique d'une vertu sédative. A l'exemple des praticiens qui en ont vanté l'usage en fumigation contre les névroses de la respiration, j'en ai fait fumer et aspirer, et les résultats m'ont constamment paru satisfaisans.

La semence du staphisaigre est irritante et corrosive; c'est un succédané de la cévadille. On l'emploie quelquefois comme drastique.

On fait avec l'œillet rouge un sirop très-agréable qui est excitant.

Jusqu'à ce qu'on parvienne à être d'accord sur les véritables propriétés de la digitale et de ses préparations, nous penserons que la digitale pourprée n'a que la propriété de ralentir secondairement la circulation. C'est un narcotique stimulant qui termine ses effets par une sédation cérébrale. On l'a beaucoup vanté dans le traitement des hydropisies, comme diurétique.

Cette gomme résine est employée comme épispastique; les frictions faites sur le corps avec la teinture alcoholique ont alors l'inconvénient de faire l'effet d'un vernis; les frictions sèches qui suivent cette application détachent une matière pulvérulente qui fatigue ceux qui les pratiquent, ainsi que le malade. On connaît l'impression de cette poudre sur la membrane pituitaire. L'addition de l'ammoniaque modifie ces effets en saponifiant un peu la résine.

L'assa fœtida, dont les caractères toniques et antispasmodiques sont si marqués, quand on l'indique contre des maladies nerveuses asthéniques, est peu employé en France ou plutôt on l'y admi-

NOMENCLATURE.

LATINE.	FRANÇAISE.	PARTIES employées OU PRODUITS.
Ferula Assafœtida. (Linn.)	L'assa fœtida.	La gomme résine qu'elle fournit.
Filix max. (*Voyez* Polypodium.)		
Fraxinus Ornus. (Linn.)	Le frêne à la manne.	Le suc propre connu sous le nom de manne.
Fucus Helmintho-corton. (Linn.)	La mousse de Corse.	La plante.
Fumaria officinalis. (Linn.)	La fumeterre.	La plante.
Furfur. (*Voy.* Triticum.		
Gentiana lutea. (Linn.)	La grande gentiane.	La racine.
Glycyrrhyza glabra. (Linn.)	La réglisse.	Les racines.
Gnaphalium Stachas. (Linn.)	Le stœchas.	Les fleurs.

OBSERVATIONS MÉDICALES.

nistre à trop petite dose, car on peut la porter jusqu'à trois à quatre gros dans la journée. On remarque peu d'excitation dans la circulation pendant son usage. Nous l'avons employé dans l'épilepsie, dans la danse de saint Guy, dans l'hystérie des filles lymphatiques et chlorotiques ; et nous avons à nous louer de ses effets. Nous le croyons aussi un puissant stomachique.

La manne est d'autant plus incertaine dans son action purgative, qu'elle est plus ou moins pure, plus ou moins rance, ou qu'elle est prise par des sujets qui la digèrent bien ou mal. La manne nettoyée, séchée, dite *manne en larme*, est la plus convenable. C'est une substance adoucissante et laxative.

La mousse de Corse et sa gelée ne sont employées que pour combattre un état vermineux.

La fumeterre est tonique : on s'en sert ordinairement dans les traitemens des maladies cutanées sans irritation sanguine.

La gentiane et ses préparations sont vantées dans les maladies du système lymphatique sans caractère d'inflammation sanguine. On les a regardées long-temps comme des spécifiques contre les affections strumeuses.

Ces racines et le suc qu'elles fournissent ont des vertus adoucissantes. On les prescrit dans les rhumes. L'extrait, fabriqué en grand et qu'on trouve dans le commerce, a besoin d'être purifié pour être débarrassé d'une matière extractive qui a été brûlée, et des molécules cuivreuses qui se sont détachées des vases dans lesquels on le fabrique.

On fait avec les fleurs de stœchas un sirop qui est dit antispasmodique.

NOMENCLATURE.

LATINE.	FRANÇAISE.	PARTIES employées ou produits.
Gnaphalium dioïcum. (Linn.)	Le pied de chat.	
Granatum. (*Voy.* Punica.)		
Grutum. (*Voyez* Avena.)		
Guayacum officinale. (Linn.)	Le gaïac.	Le bois. La résine qu'on en obtient.
Guttæfera vera. (Kœnig.) (*Voyez* Cambogia.)		
Helenium. (*Voyez* Inula.)		
Helleborus albus. (*Voyez* Veratrum.)		
Helleborus niger. (Linn.)	L'hellébore noir.	Les racines.

OBSERVATIONS MÉDICALES.

{ Ces fleurs font partie des fleurs pectorales.

Le gaïac, l'un des quatre bois sudorifiques, son extrait aqueux et sa résine sont employés assez fréquemment. On fait avec le bois râpé des tisanes et un sirop dont les propriétés excitantes ne sont pas douteuses : c'est le système lymphatique et l'organe cutané qui accusent les phénomènes physiologiques que ses préparations déterminent. La teinture gommo-résineuse a été vantée dans les maladies rhumatismales chroniques, dans la goutte de même nature, dans les maladies vénériennes : on en fait un grand usage pour la bouche ; c'est un dentifrice très-recommandé quand il n'y a pas d'irritation inflammatoire aux gencives. La résine de gaïac sert, dans le commerce, à falsifier la résine de jalap. Cette fraude est assez facile à reconnaître.

Les hellébores sont peu usités à présent ; ce sont de violens drastiques que la médecine ancienne employait. L'hellébore noir fait partie des pilules de Backer, dont les vertus toniques, diurétiques et purgatives sont reconnues. Les médecins vétérinaires introduisent sous le derme des animaux un petit morceau d'hellébore noir pour produire un effet vésicant.

NOMENCLATURE,

LATINE.	FRANÇAISE.	PARTIES employées OU PRODUITS.
Humulus Lupulus. (Linn.)	Le houblon.	Les strobiles et les racines.
Hyoscyamus albus et niger. (Linn.)	La jusquiame noire et blanche.	Les feuilles et les semences.
Hyssopus officinalis. (Linn.)	L'hyssope.	La plante.
Illicium anisatum. (Linn.)	La bardane.	Les semences.
Inula Helenium.	L'aunée.	Les racines.
Ipecacuanha. (*V.* Cephælis.)	L'ipécacuanha.	
Iris florentina. (Linn.)	L'iris.	Les racines.
Jatropha Curcas. (Linn.)	Le pignon d'Inde.	Les semences.
Jujuba. (*Voyez* Zizyphus.)		
Juniperus communis. (Linn.)	Le genévrier.	Les baies.

OBSERVATIONS MÉDICALES.

On indique les fleurs de houblon en infusion ou en extrait aux personnes qui sont menacées d'affections scrophuleuses. Ces préparations sont toniques.

Les deux espèces de jusquiame sont des narcotiques puissans. L'extrait est recommandé comme calmant : nous le faisons assez souvent remplacer l'extrait d'opium, convaincu qu'il dispose moins à la constipation ; il a aussi moins de tendance que ce dernier à exciter le cerveau. La jusquiame noire est la plus employée.

L'infusum, le sirop, l'eau distillée d'hyssope, sont indiqués dans les rhumes anciens, lorsqu'il s'agit d'user des moyens légèrement excitans.

L'anis étoilé est employé comme excitant ; il devient stomachique chez les sujets qui ont un estomac débilité ou froid.

L'aunée est tonique : on l'a quelquefois préconisée dans les affections catarrhales chroniques, sans doute parce qu'on avait observé qu'elle excitait moins que la plupart de ses succédanés. On doit attribuer cette particularité à une quantité assez marquée de matière féculante qui modifie la propriété excitante.

On fait peu d'usage de l'iris de Florence dans les maladies : Nous l'avons prescrit souvent avec assez de succès dans les hydropisies atoniques, quand les urines coulent difficilement.

Le pignon d'Inde est un puissant drastique, et quelquefois émétique. Il est peu employé.

On prépare avec les baies de genièvre un extrait et une conserve dont les propriétés sont énergiques ; ces préparations sont

NOMENCLATURE.

LATINE.	FRANÇAISE.	PARTIES employées OU PRODUITS.
Juniperus communis. (Linn.)	Le genévrier.	Les baies.
Juniperus Sabina. (Linn.)	Le sabine.	Les feuilles.
Kino.	Le kino.	Sorte d'extrait connu sous le nom de kino.
Krameria triandra. (Ruiz.)	Le rhatania.	La racine.
Lactuca sativa. (L.)	La laitue cultivée.	Les feuilles.
Lactuca virosa. (Linn).	La laitue vireuse.	Les feuilles.
Lappa major. (G).	La bardane.	Les racines.
Lavandula Stœchas. (Linn).	Le stœchas.	Les fleurs.
Laurus Cinnamomum. (Linn).	Le cannellier.	L'écorce

OBSERVATIONS MÉDICALES.

{ toniques, stomachiques. On peut obtenir de son usage des effets
{ salutaires dans les cachexies avec hydropisie.

{ Les feuilles de sabine et la poudre sont de puissans excitans
{ emménagogues ; c'est avec réserve qu'on doit les employer. La
{ poudre, appliquée sur des ulcérations inégales et fongueuses, pro-
{ duit un résultat favorable.

{ La gomme kino et le sirop que l'on prépare avec cette sub-
{ stance, sont indiqués comme astringens ; on les emploie peu. Ce
{ sont des succédanés du cachou, du rathania, etc.

{ Sa racine et son extrait sont communément employés comme
{ astringens ; il est à remarquer que ces substances se bornent en
{ quelque façon dans leur action astrictive, effet justement ap-
{ préciable quand on doit craindre de stimuler.

{ La laitue est employée pour préparer un extrait, une eau dis-
{ tillée qui pour jouir de quelque propriété a besoin d'être redis-
{ tillée sur des laitues nouvelles pendant trois ou quatre fois ; la
{ laitue vireuse fournit aussi un extrait à la thérapeutique. *Voy.*
{ Lactuca virosa.

{ Avec les feuilles on prépare un extrait et un suc ; ils sont l'un
{ et l'autre narcotiques et préconisés contre les engorgemens lym-
{ phatiques plus ou moins disposés à dégénérer.

{ On fait avec la bardane un extrait et on en prépare des
{ tisanes. Ses vertus ne sont pas bien énergiques ; on doit peu
{ compter sur les vertus spécifiques que plusieurs pharmacolo-
{ gistes lui accordent.

{ On prépare avec les fleurs de stœchas un sirop, indiqué comme
{ excitant antispasmodique. Nous l'employons rarement.

{ La cannelle de la Chine ou la cannelle de Ceylan, jouissent
{ l'une et l'autre des vertus excitantes ; on en prépare une eau
{ distillée, une teinture alcoholique, une huile essentielle, et une

NOMENCLATURE.

LATINE.	FRANÇAISE.	PARTIES employées OU PRODUITS.
Laurus Cinnamo-mum. (Linn.)	Le cannellier.	L'écorce.
Laurus Cassia. (L.)	Le cassia lignea.	L'écorce.
Laurus Camphora. (Linn.)	Le camphrier.	L'huile essentielle.
Laurus Benzoïn. (*Voyez* Styrax Benzoïn.)		
Lichen islandicus. (Linn.)	Le lichen d'Islande.	La plante.
Linum usitatissi-mum. (Linn.)	Le lin.	Les semences.
Lupulus. (*Voyez* Humulus.)		
Macis. (*Voyez* Myristica.)		
Malva rotundifo-lia. (Linn.)	La mauve.	Les feuilles et les fleurs.

OBSERVATIONS MÉDICALES.

{ poudre. Toutes ces préparations peuvent faire partie des remèdes stomachiques, aphrodisiaques.

{ L'écorce du cassia lignea est un succédané de l'écorce du
cannellier.

{ Les praticiens ne sont pas d'accord sur la manière d'agir du
camphre. Nous pensons que son action sédative n'est que secondaire de l'excitation exercée sur l'appareil cutané. On le prescrit
généralement à trop petite dose à l'intérieur. Employé extérieurement, il est nerval.

{ On emploie beaucoup le lichen d'Islande dans les maladies
chroniques de la poitrine ; on en prépare une boisson, une gelée
et une pâte au moyen de la gomme arabique et du sucre. Cette
plante contient un principe amer auquel on doit attribuer sa
propriété légèrement excitante.

{ La graine de lin est émolliente ; on l'indique communément à
l'intérieur comme à l'extérieur ; on en prépare des boissons simples ou composées ; on prescrit sa poudre sous forme pilulaire,
soit seule, soit avec d'autres agens médicamenteux ; on fait avec
elle des cataplasmes qu'on doit renouveler souvent, car ils passent vite à l'aigre, comme le font les substances muqueuses et
mucilagineuses. On fait des fomentations, des lotions, des lavemens et des injections, avec la décoction.

{ La mauve, les feuilles et ses fleurs sont émollientes ; on en fait
des infusions pour l'usage interne et des décoctions pour l'usage

NOMENCLATURE.

LATINE.	FRANÇAISE.	PARTIES employées OU PRODUITS.
Malva rotundifolia. (Linn.)	La mauve.	Les feuilles et les fleurs.
Manna. (*Voyez* fraxinus.)		
Melissa officinalis. (Linn.)	La mélisse.	Les feuilles.
Menispermum hirsutum. (*Voyez* Columbo.)		
Mentha piperita. (Linn.)	La menthe poivrée.	Les feuilles.
Menianthes trifoliatum. (Linn.)	Le trefle d'eau.	Les feuilles.
Morus nigra. (L.)	Le mûrier.	Les fruits.
Myristica moschata. (Linn.)	Le muscadier.	Les fruits et leur enveloppe.
Myroxylum peruiferum. (Linn.)	L'arbre qui donne le baume de Pérou.	Le baume qu'on croit qui en découle.

OBSERVATIONS MÉDICALES.

externe ; les feuilles font partie des herbes émollientes ; et les fleurs , des fleurs pectorales.

On prépare avec les feuilles de mélisse un alcoholat simple et composé et une eau distillée ; on fait avec elles une infusion théiforme. Toutes ces préparations sont plus ou moins excitantes. On emploie les alcoholats à l'extérieur en frictions, et à l'intérieur comme diffusible.

La menthe en feuilles sert à préparer une infusion; on fait avec elle une eau distillée, un alcoholat, et un sirop ; toutes ces préparations sont très-stimulantes ; on en fait un grand usage dans le nord. L'huile essentielle qu'on en extrait sert à la confection de pastilles.

Les feuilles du trèfle d'eau font souvent partie des jus d'herbes toniques, on en fait un extrait. Ces préparations conviennent toutes les fois qu'il faut lutter contre une débilité générale dont la source a son siége dans l'atonie du système absorbant interne; on les a préconisées contre les fièvres intermittentes et contre la plupart des cachexies.

L'on prépare avec les fruits du mûrier un sirop émollient et rafraîchissant.

La noix muscade et le macis sont excitans ; on prépare avec ces substances des composés aromatiques.

Le baume du Pérou noir est excitant , il fait partie de diverses préparations externes.

NOMENCLATURE.

LATINE.	FRANÇAISE.	PARTIES employées ou produits.
Myrrha.	La myrrhe.	La myrrhe.
Nux moschata. (*V.* Myristica.)		
Nux vomica. (*V.* Strychnos.)		
Orchis mascula. (Linn.)	L'orchis mâle.	Les bulbes. Ceux d'un congénère exotique fournissent, suivant la commune opinion, le salep.
Opium. (*Voyez* Papaver.)		
Palma Christi. (*V.* Ricinus.)		
Papaver Rhœas. (L.)	Le coquelicot.	Les fleurs.

OBSERVATIONS MÉDICALES.

La myrrhe est peu employée, elle entre dans la composition de divers médicamens toniques officinaux, comme l'elixir de Garus, la thériaque, le baume de Fioraventi, etc.

On connaît dans le commerce un salep exotique et un salep indigène; ce dernier, lorsqu'il est convenablement préparé, est préférable au premier. Dans la province du Hainault, on récolte les racines, on les nettoie et on leur fait subir une cuisson de quelques minutes : on les sèche ensuite et on les réduit en poudre. Ce Salep, à dose égale, donne un mucilage plus épais dans une même quantité de liquide. La poudre de salep est émolliente, nutritive; elle convient seule, ou incorporée dans des potages et dans du chocolat, dans toutes les maladies où il faut combattre une irritation et réparer les forces ou les maintenir. On a beaucoup vanté ce médicament dans les maladies chroniques de la poitrine : nous croyons que cette substance n'a rien de spécifique contre cet état pathologique ; mais nous pensons qu'elle peut réparer une partie des pertes que fait éprouver la fièvre et modifier par ses vertus adoucissantes l'organe lésé. On prépare avec cette poudre des mucilages que l'on rend quelquefois calmans.

On prépare avec les fleurs de coquelicot un sirop, soit par infusion, soit au moyen du suc : elles font partie des fleurs pectorales. Son infusion et son sirop sont doués de vertus adoucissantes légèrement diaphorétiques et très-peu hypnotiques. Il est bon de ne pas les indiquer dans les cas inflammatoires.

NOMENCLATURE.

LATINE.	FRANÇAISE.	PARTIES employées ou produits.
Papaver somniferum. (Linn.)	Le pavot somnifère.	Les capsules et l'opium.
Pariera brava. (*V.* Cissampelos.		
Phellandrium aquaticum. (Linn.)	La ciguë aquatique.	Les feuilles et les semences.
Pimpinella Anisum. (Linn.)	L'anis.	Les semences.
Piper Cubeba. (L.)	Le poivre cubèbe.	Les semences.

OBSERVATIONS MÉDICALES.

On emploie communément les capsules du pavot indigène dans certaines indications calmantes; on n'est pas certain de leurs effets. Les propriétés narcotiques de cette partie de la plante tiennent à la nature du terrain qui les a produites, et à la constitution atmosphérique qui a régné. Vu cette incertitude, on a préféré indiquer les préparations opiacées, et les têtes de pavot ne sont plus usitées que pour composer des lavemens.

L'opium, son extrait aqueux, ses préparations vineuses composées, la morphine, l'acétate de morphine, la narcotine, sont plus ou moins narcotiques et sédatives. Ceux des médicamens qui doivent inspirer le plus de confiance sont l'extrait gommeux, le sirop de diacode, les gouttes de Rousseau et le laudanum. Ceux qu'on doit oublier sont la narcotine, à moins qu'on n'en veuille faire une application externe, la morphine et son acétate surtout qui excite tellement le cerveau de la plupart de ceux qui en font usage que nous avons été témoins d'accès délirans qui faisaient présager des accidens très-graves. Il est une préparation d'opium dont on ne fait pas assez usage; je veux parler de l'extrait d'opium lavé à diverses reprises dans l'éther sulfurique, de manière à enlever toute la narcotine. On doit penser que ce médicament devient alors beaucoup plus calmant que narcotique.

On a vanté l'extrait des semences et des feuilles comme essentiellement favorable aux maladies pulmonaires scrofuleuses. Les résultats de l'observation n'ont point encore assez démontré cette vertu pour en préconiser l'usage, il faut encore des faits nombreux et bien constatés.

Les semences d'anis sont excitantes. On prépare avec elles une huile, un alcoholat, une poudre, des infusions. Ces produits officinaux et magistraux ont toujours été indiqués lorsqu'il fallait stimuler les organes gastriques, et provoquer l'expulsion des flatuosités.

Depuis quelque temps on a prétendu indiquer le poivre cubèbe comme un spécifique contre la blénorrhagie. Nous doutons qu'un excitant semblable puisse faire oublier la méthode de traitement

NOMENCLATURE.

LATINE.	FRANÇAISE.	PARTIES employées OU PRODUITS.
Piper Cubeba. (L.)	Le poivre cubèbe.	Les semences.
Pix. (*Voyez* Pinus.)		
Polygala Seneka. (Linn.)	Le seneka.	Les racines.
Polygonum Bistorta. (Linn.)	La bistorte.	La racine.
Polypodium Filix mas. (Linn.)	La fougère mâle.	Les racines.
Populus nigra. (L.)	Le peuplier noir.	Les gemmes.
Psycotria emetica. (Mutis.) (*Voyez* Cephœlis Ipécacuanha.	L'ipécacuanha.	La racine.
Punica Granatum. (Linn.)	Le grenadier.	Les fruits et leur écorce, les fleurs.
Quassia amara. (Linn.)	Le quassia, ou bois de Surinam.	La racine.
— Simaruba. (L.)	Le simarouba.	La racine.

OBSERVATIONS MÉDICALES.

rationel, et je pense qu'un jour l'expérience apprendra que cette thérapeutique perturbatrice n'est pas sans danger.

Au reste, nous ferons nos efforts pour acquérir la certitude, que cette substance peut, comme quelques-uns le croient, guérir la gonorrhée et la blennorrhagie simple dans toutes les périodes.

Il y a deux variétés de polygala, l'une dite de Virginie ou seneka; l'autre dite amère : celle-là croît en France. La racine du polygala de Virginie est amère et aromatique; c'est un stimulant tonique, l'autre est beaucoup moins stimulante, mais plus tonique.

Cette racine est un succédané de la gomme kino et du rathania.

La racine de fougère est employée sous forme de décoctum et sous forme de poudre. C'est un excellent vermifuge. Il faut la prendre à forte dose.

Les bourgeons de peuplier font partie de l'onguent populéum.

L'écorce de grenade, ses fleurs sont astringentes. Le suc du fruit, est rafraîchissant. Ces substances sont peu employées.

La poudre, l'extrait, ainsi que l'infusum ou le décoctum, sont préconisés comme toniques amers.

L'écorce du simarouba est peu employée. On l'a souvent indi-

NOMENCLATURE.

LATINE.	FRANÇAISE.	PARTIES employées OU PRODUITS.
— Simaruba. (L.)	Le simarouba.	La racine.
Quercus robur. (Linn.)		
— Infectoria. (O.)	Le chêne à galles.	Les galles, excroissances qui viennent sur les feuilles après la piqûre de certains insectes.
Ranunculus acris. (Linn.)	La renoncule âcre.	Les feuilles.
— Flammula.		
Raphanus sativus. (Linn.) (*Voyez* Cochlearia armoracia.	Le raifort.	
Ratanhia. (*Voyez* Krameria.)		
Rhamnus catharticus. (Linn.)	Le nerprun.	Les baies.
Rheum rhaponticum.	Le rhapontic.	

OBSERVATIONS MÉDICALES.

quée pour combattre certaines diarrhées. Cet état pathologique augmentait d'intensité, quand on avait méconnu une irritation forte dans le tube intestinal.

L'écorce de chêne est astringente : c'est un faible succédané des quinquinas. La noix de galles provient d'une variétés de chêne, surnommé *infectoria* : c'est une substance extrêmement astringente ; on l'emploie peu intérieurement. Il y a une autre variété de chêne nommé *quercus coccifera*, à cause d'un petit gallinsecte qui s'attache à la feuille. Le *coccus ilicis* ou kermès animal, n'est plus employé à présent, quoiqu'on l'ait vanté jadis comme analeptique et aphrodisiaque.

On pourrait avec les renoncules préparer un épispastique qui aurait l'avantage d'être plus vésicant que le garou, et moins irritant que les cantharides, et il n'agirait pas sur les voies urinaires. Elles ne sont point usitées.

Les baies de nerprun, avec lesquelles on fait un extrait, un rob, un sirop, sont très-purgatives. On emploie beaucoup ces préparations dans les hydropisies qui exigent des purgatifs.

La racine de rhapontic est purgative et légèrement tonique.

NOMENCLATURE.

LATINE.	FRANÇAISE.	PARTIES employees ou produits.
Rheum undulatum. (Linn.)	La rhubarbe à feuilles ondulées.	
— palmatum (L.)	— A feuilles palmées.	
— compactum. (L.)	— Compacte.	
Rhus radicans. (L.)	Le sumac grimpant.	Les feuilles.
Ribes rubrum. (L.)	Le groseillier.	Les fruits.
Ricinus communis. (Linn.)	Le ricin.	L'huile fixe qui se retire des fruits par expression.
Rosa centifolia. (Linn.)	La rose à cent feuilles.	Les fleurs.
— gallica. (Linn.)	La rose de Provins.	Les fleurs.
— pallida. (Linn).	La rose pâle.	Les fleurs.
— canina. (Linn.)	L'églantier.	Les fruits connus sous le nom de cynorrhodon.
Rosmarinus officinalis. (Linn.)	Le romarin.	Les sommités fleuries.

OBSERVATIONS MÉDICALES.

La rhubarbe ou la racine de ces trois variétés est tonique et purgative; la manière de la préparer, avant de l'introduire dans le commerce, n'est point indifférente pour ses propriétés. Celle connue sous le nom de rhubarbe de Chine est inférieure à celle connue sous le nom de rhubarbe de Moscovie. Cette dernière est bien facilement reconnue par ses propriétés physiques. La rhubarbe, son sirop, son extrait, sa poudre, etc., sont indiqués pour obtenir un effet tonique et légèrement purgatif. Les tempéramens froids, muqueux, se trouvent bien de l'usage de cette racine; elle tend à déterminer le flux hémorrhoïdal.

Les préparations des feuilles du rhus toxicodendron ont été employées avec succès dans quelques maladies dartreuses. Nous devons particulièrement à M. Vanmous la connaissance de la nature chimique et médicale de cette plante.

On prépare avec les groseilles une gelée et un sirop; on les prescrit comme antiphlogistiques.

Depuis qu'on fabrique en France l'huile de ricin, son usage est devenu plus fréquent : c'est un purgatif convenable dans bien des cas; on est parvenu à priver cette préparation d'un principe âcre qui la rendait irritante.

L'eau distillée des roses à cent feuilles est résolutive à l'intérieur, elle a une faible propriété astringente; le suc des fleurs et l'infusion sont légèrement laxatifs; la rose pâle est succédanée. La rose rouge dont la poudre, le sirop, la conserve sont astringens ainsi que le miel rosat, est communément indiquée.

Cette rose produit un fruit avec lequel on fait une conserve astringente, connue sous le nom de conserve de cynorrhodon.

Le romarin fait partie des plantes aromatiques, on prépare un alcoholat de romarin; on en extrait par distillation une huile es-

NOMENCLATURE.

LATINE.	FRANÇAISE.	PARTIES employées OU PRODUITS.
Rosmarinus offici-nalis. (Linn.)	Le romarin.	Les sommités fleu-ries.
Ruta graveolens. (Linn.)	La rue.	Les feuilles.
Sabina. (*Voy*. Ju-niperus.)		
Sagapenum gummi resina. (Lin.)	Le sagapenum.	La gomme résine qui en découle.
Salvia officinalis. (L.)	La sauge.	Les feuilles.
Sambucus nigra.	Le sureau.	Les fleurs, les baies, la deuxième écorce.
Saponaria offici-nalis.	La saponaire.	Les feuilles, la ra-cine.
Sarsaparilla. (*V*. Smilax.)		
Scabiosa Succisa. (Linn.)	La scabieuse.	Les feuilles.

OBSERVATIONS MÉDICALES,

{sentielle : toutes ces préparations sont nervines et excitantes ; elles sont beaucoup plus employées à l'extérieur qu'à l'intérieur.

{ La rue est un végétal très-énergique ; on en prépare une eau distillée, une huile, une poudre, un extrait. Ses vertus, excitantes de l'utérus, l'ont placée en tête des plus puissans emménagogues.

{ Cette gomme résine est succédanée du galbanum et même de l'assa fœtida. On l'emploie fort peu.

{ Les feuilles de sauge sont excitantes, quel que soit leur mode d'application. Son infusum semble modérer les sueurs colliquatives.

{ La fleur de sureau est excitante et souvent sudorifique quand on en use sous forme d'infusum chaud. On prépare avec ses baies un rob, un sirop et un extrait ; le premier est d'un grand usage dans le Nord ; l'extrait est excitant. Le rob et le sirop le sont beaucoup moins, et tous sont considérés comme sudorifiques. L'écorce passe pour être très-diurétique. On l'administre sous forme d'infusum aqueux, vineux ou d'extrait.

{ Les feuilles et la racine de saponaire ont des propriétés analogues. On prépare des extraits ; les feuilles entrent dans la composition de quelques sucs d'herbes. On a préconisé long-temps l'usage de la saponaire dans les maladies chroniques des viscères abdominaux, sans doute en raison des qualités savonneuses de son extrait. Au reste, nous croyons cette plante très-utile à la thérapeutique.

{ La scabieuse est peu usitée ; on la regarde comme antiherpétique. Nous révoquons en doute cette vertu.

31

NOMENCLATURE.

LATINE.	FRANÇAISE.	PARTIES employées ou PRODUITS.
Scammonia. (*V.* Convolvulus.)		
Scilla maritima. (Linn.)	La scille.	Le bulbe.
Senna. (*Voy.* Cassia.)		
Serpentaria virginiana. (Pluken.)	La serpentaire de Virginie.	Les racines.
Simaruba. (*Voy.* Quassia.)		
Sinapis nigra. (Linn.)	La moutarde noire.	Les semences.
Smilax China. (L.)	La squine.	La racine.
— Sarsaparilla.	La salsepareille.	La racine.

OBSERVATIONS MÉDICALES.

La poudre, l'extrait, l'oximel, l'infusion aqueuse ou vineuse de l'ognon de scille, jouissent des propriétés excitantes ; c'est dans les mains d'un praticien habile que ces préparations ont tour à tour, des vertus diurétiques, pectorales, purgatives, émétiques et épispastiques ou rubéfiantes à l'extérieur. La dessiccation modifie les propriétés de ce bulbe. C'est un succédané de l'ognon de colchique, auquel on le préfère comme mieux connu.

La racine de serpentaire de Virginie est excitante ; on la donne sous forme de boisson dans les fièvres graves dont l'adynamie est essentielle, comme dans les fièvres dites ataxiques et adynamiques, sans symptômes inflammatoires. Cette variété d'aristoloche convient aussi dans certains catarrhes chroniques qui attaquent des sujets faibles et lymphatiques. On a vanté aussi la serpentaire, dans les fièvres exanthématiques incomplètes, comme dans la rougeole, la scarlatine, etc., etc., dont l'éruption était mal faite ou rentrée, quand toutefois une phlegmasie n'avait pas succédé à ces phénomènes morbides.

Les semences de moutarde sont épispastiques ou rubéfiantes en raison de l'action plus ou moins prolongée des pédiluves ou des cataplasmes dont la poudre fait la base. L'huile essentielle qu'on en extrait par distillation est très-stimulante mélangée en petite quantité avec un véhicule qui peut tempérer sa propriété topique ; seule elle est vésicante.

La squine est un des quatre bois dits sudorifiques.

La salsepareille est très-employée ; on la regarde comme étant le sudorifique par excellence : ses préparations sont préconisées

NOMENCLATURE.

LATINE.	FRANÇAISE.	PARTIES employées OU PRODUITS.
Sarsaparilla.	La salsepareille.	La racine.
Solanum dulca-mara. (Linn.)	La douce-amère.	Les tiges.
— nigrum.	La morelle.	La plante.
— Tuberosum. (Seu Parmentarii.)	La pomme-de-terre parmentière.	La fecule obtenue des racines. L'alcohol obtenu de la fécule.
Stœchas. (*Voyez* Gnaphalium et La-vandula.)		
Strychnos Nux vo-mica. (Linn.)	La noix vomique.	Les fruits.
Styrax officinale. (Linn.)	Le styrax.	Le baume qui en découle.
— Benzoïn. (D.)	Le benjoin.	Le baume qui en découle.

OBSERVATIONS MÉDICALES.

dans les maladies du système lymphatique, où les excitans sont indiqués. La syphilis et les dartres sont du nombre de celles qui en réclament le plus l'usage.

On indique la douce-amère en extrait ou en boisson dans les maladies du système lymphatique comme dans les variétés des affections herpétiques. Un long et grand usage de cette plante a produit quelquefois des accidens cérébraux ; j'ai vu la langue, le palais et les autres parties de la bouche très-enflés, par suite de son emploi à trop fortes doses.

La morelle n'est employée qu'à l'extérieur ; c'est un puissant narcotique.

On extrait de la pomme-de-terre une fécule nourrissante qui se digère facilement. On fait des cataplasmes de pulpe de pomme-de-terre pour mettre sur certaines parties enflammées, comme brûlures. Depuis quelques années on en retire une eau-de-vie qui est déja très-répandue dans le commerce.

Nous devons à M. le docteur Fouquier des observations intéressantes sur l'emploi de l'extrait de noix vomique. Cet habile praticien est parvenu à opérer quelques guérisons de paralysie et d'hémiplégie, en provoquant des effets tétaniques : suite sans doute d'une violente excitation du cerveau. Nous pensons que ce médicament est dangereux et que les cas où on peut en faire l'application sont si peu nombreux, qu'il est prudent de ne faire suivre un tel traitement qu'avec une défiance extrême.

Le styrax est un baume qui fait partie de l'onguent qui porte son nom ; il entre encore dans d'autres préparations.

Le benjoin est employé le plus souvent sous forme de fumigation pour fortifier des parties affaiblies, ou rhumatisées. Au

NOMENCLATURE.

LATINE.	FRANÇAISE.	PARTIES employées OU PRODUITS.
Styrax Benzoïn. (D.)	Le benjoin.	Le baume qui ci découle.
Symphytum Consolida. (Linn.)	La consoude.	Les racines.
Tamarindus indica. (Linn.)	Le tamarin.	Les fruits.
Tanacetum vulgare. (Linn.)	La tanaisie.	Les fleurs.
Taraxacum Dens leonis. (Linn.)	Le pissenlit.	Les racines.
Terebenthina. (V. Abies et Pinus.)		
Theobroma Cacao. (Linn.)	Le cacaotier.	Les amandes.
Thymus vulgaris. (Linn.)	Le thym.	La plante.
Tilia europæa. (L.)	Le tilleul.	Les fleurs.

OBSERVATIONS MÉDICALES.

moyen de la sublimation, on en retire un acide qui a une odeur des plus suaves; et qui fait partie des pilules de Morton. *Voyez* Acide benzoïque.

La racine de symphitum, le sirop, la poudre, sont doués, d'après l'opinion la plus générale, des vertus astringentes. Nous croyons que ces substances ne jouissent aucunement de cette propriété, et nous pensons que la suppression de certains flux humoraux sous leur influence ne tient qu'à la disparition d'une irritation que ces préparations, comme émollientes, peuvent avantageusement combattre.

Le tamarin est un laxatif tempérant; son usage convient dans les maladies où il y a avec embarras gastrique et intestinal une diathèse inflammatoire.

Les fleurs de tanaisie sont vermifuges.

L'extrait et le suc des feuilles et des racines de pissenlit sont des toniques peu excitans.

On extrait des semences une huile concrète, assez solide, que l'on connaît sous le nom de beurre de cacao. Cette substance est émolliente et adoucissante; on l'emploie dans les irritations catarrhales; on en forme des suppositoires et des pommades; il est essentiel que ce corps gras soit récent et privé du moindre caractère de randicité.

Le thym, son huile essentielle, qui est rarement pure dans le commerce, ne servent le plus souvent qu'à l'usage externe; ce sont des excitans du premier ordre.

La fleur de tilleul est légèrement excitante; on a recours à son infusum pour calmer le système nerveux.

NOMENCLATURE.

LATINE.	FRANÇAISE.	PARTIES employées OU PRODUITS.
Toluifera Balsamum. (Linn.)	L'arbre qui donne le baume de tolu.	Le baume qui en découle.
Tormentilla erecta. (Linn.)	La tormentille.	Les racines.
Tragacantha. (*V.* Astragalus.)		
Triticum repens. (*Voyez* Cynodon.) (Linn.)		
Tussilago Farfara. (Linn.)	Le tussilage.	Les fleurs.
Urtica urens. (L.)	L'ortie brûlante.	La plante.
Valeriana officinalis. (Linn.)	La valériane.	Les racines.
Veratrum sabadilla. (Ratz.)	La cevadille.	Les semences.

OBSERVATIONS MÉDICALES.

{ Le baume de tolu est beaucoup moins employé dans les maladies de poitrine, et c'est avec raison; on sait que ces maladies sont presque-toujours sous l'influence d'une irritation plus ou moins vive, et cette substance est très-stimulante.

{ Cette racine est un succédané de la bistorte; on l'emploie rarement.

{ Ces fleurs ont des propriétés émollientes; le principe excitant qu'elles contiennent est en si petite quantité qu'il n'est pas permis de croire qu'on puisse ranger ces fleurs dans la classe des toniques comme vient de le faire un pharmacologiste.

{ L'extrait, le suc de l'ortie, sont astringens. On frappe certaines parties du corps avec les tiges munies de leurs feuilles pour réveiller la sensibilité. C'est un rubéfiant éruptif actif.

{ La racine de valériane, l'infusion, sa poudre, son huile essentielle sont considérées comme des toniques très-excitans. L'extrait l'est moins parce qu'il ne contient pas autant de parties aromatiques; de plus, il est privé de l'huile qui est volatile; on a préconisé et on préconise encore les préparations de la valériane, dans les maladies nerveuses, dans les maladies convulsives, partielles ou générales. Nous pensons que ces substances sont héroïques, mais qu'il est bien nécessaire de juger la constitution individuelle avant d'en faire faire usage; trop d'excitation vitale contre-indiquerait ces remèdes qui augmentent les forces de la vie.

{ Les semences de la cévadille sont irritantes, rubéfiantes : à l'exemple de quelques médecins, nous les avons indiquées comme vermifuges, et surtout contre le ténia; son usage prolongé ne me paraît pas convenable; il tendrait à déterminer une phlogose de la muqueuse gastrique.

NOMENCLATURE.

LATINE.	FRANÇAISE.	PARTIES employées OU PRODUITS
— Album. (*Voyez* Helleborus) (Linn.)	L'hellébore blanc.	
Verbascum Thapsus. (Linn.)	Le bouillon blanc.	Les fleurs, les feuilles.
Viola odorata. (L.)	La violette.	Les fleurs.
— tricolor. (L.)	La pensée.	
Vitis.		Le verjus, (fruit avant la maturité.) Le vin. Le vinaigre. L'esprit-de-vin ou alcohol. Le moût.
Winteria aromatica. (Soland.)	L'écorce de Winter.	L'écorce.
Zinziber officinale. (*Voyez* Amomum.		
Zizyphus vulgaris. (Willd.)	Le jujubier.	Les fruits.

OBSERVATIONS MÉDICALES.

La feuille de bouillon blanc fait partie des herbes émollientes ; sa fleur est adoucissante, son arôme doit pourtant l'exclure de la médication antiphlogistique.

On fait avec les fleurs de violette un sirop adoucissant et légèrement laxatif. On sèche ces fleurs pour faire des boissons adoucissantes ; elles ont alors peu de propriété.

La pensée sauvage est recommandée dans les maladies de la peau.

Le verjus est antiphlogistique, le peuple y a recours dans l'intention d'éviter certaines altérations qui succèdent aux chutes. Le vin est diffusible et excitant tonique ; il sert de véhicule dans la confection de beaucoup de préparations excitantes, on le donne en boisson dans diverses maladies où il faut des stimulans. Le vinaigre est un succédané du verjus ; il est rafraîchissant étendu dans un liquide aqueux ; astringent appliqué seul ; il sert ordinairement d'excipient aux préparations antiseptiques. L'esprit-de-vin est un diffusible ou un stimulant très-énergique. On le brûle quelquefois sur des surfaces pour déterminer un effet vésicant. Le moût est nerval.

On emploie peu cette écorce, quoiqu'elle soit tonique excitante et qu'elle ait des propriétés physiques qui prouvent son énergie.

Les fruits sont adoucissans ; ils ne font pas partie de la pâte de jujubes ; ils sont succédanés des fruits mucoso-sucrés très-peu acidules.

CORPS ORGANIQUES.

NOMENCLATURE.

NOMS LATINS.	NOMS FRANÇAIS.	NOMS DES PRODUITS.
Acipenser Husonis.	Le grand esturgeon.	La colle de poisson ou ichtyocolle.
Adeps seu pinguedo. (*Voy.* Sus Scrofa.)		
Ambra cinerea. (*Voy.* Physeter.)		
Apis mellifica.	L'abeille.	Cire. Miel.
Axongia. (*Voy.* Sus Scrofa.)		
Bos Taurus, mas et fœmina.	Le taureau et la vache.	Le fiel de bœuf. Le lait et le sérum.

REGNÉ ANIMAL.

OBSERVATIONS MÉDICALES.

La colle de poisson est adoucissante et légèrement nutritive ; comme remède, elle est peu employée. On s'en sert pour former des gelées ou pour clarifier certaines liqueurs : elle entre dans la tisane de Feltz.

La cire est très-employée dans la confection des pommades, cérats, emplâtres, onguens, etc. Sa propriété est émolliente. La cire jaune ou cire vierge, quand elle est pure, présente des conditions plus favorables que la cire blanche, qui est plus oxigénée et souvent falsifiée avec le suif.

Le miel n'est pas assez employé pour remplacer le sucre dans les tisanes que l'on administre dans les maladies inflammatoires.

Le fiel de bœuf est rarement employé en médecine ; ses propriétés chimiques et physiques doivent cependant lui assigner une place dans la classe des médicamens amers et stimulans.

Le lait, qui produit si souvent de bon effets chez les personnes qui le digèrent, doit être pris en sortant du pis ou peu de temps après, si on veut lui laisser toutes ses propriétés. Le lait de vache, d'ânesse et de chèvre, ne diffère que par la quantité plus ou moins grande de matière caseuse et butyreuse. Le lait de femme est bien supérieur, sans doute à cause du principe sucré qui est plus abondant. Le *serum* ou petit lait est employé comme boisson.

NOMENCLATURE.

NOMS LATINS.	NOMS FRANÇAIS.	NOMS DES PRODUITS.
Bos Taurus, mas et fœmina.	Le taurau et la vache.	Le beurre. Les poumons.
Butyrum. (*Voy.* Bos Taurus.)		
Cancer Astacus.	L'écrevisse.	Les yeux d'écrevisse (concrétions calcaires.)
Cantharis vesicatoria.	La cantharide.	Tout l'insecte.
Cancrorum concrementa. (*Voy.* Cancer Astacus.)		
Castor Fiber.	Le castor.	Deux follicules placées près les organes génitaux ; on les connaît sous le nom de castoréum.
Castoreum. (*Voy.* Castor Fiber.		
Cera flava. (*Voy.* Apis mellifica.)		
Cervus Elaphus.	Le cerf.	Le bois ou corne auquel on fait subir diverses préparations.

OBSERVATIONS MÉDICALES.

{ Le beurre entre dans la composition de quelques onguens. Il convient peu, employé seul, par la raison qu'il passe vite à l'état de rancidité.

{ On fait avec le poumon de veau un sirop et des bouillons adoucissans. On a trop vanté ses propriétés contre les maladies pulmonaires.

{ Les yeux d'écrevisse sont rarement employés depuis que l'on connaît leur nature chimique.

{ Les cantharides sont très-employées à l'extérieur comme épispastique. Le médecin peut en tirer quelquefois certains avantages dans leur administration intérieure, mais alors c'est avec une prudence extrême. Plusieurs insectes de la même classe ont des vertus analogues.

{ Le castoréum est un médicament très-énergique ; on le prescrit communément à trop petite dose pour obtenir les avantages qu'il promet dans les maladies nerveuses qui exigent des excitans.

{ Le castoréum du Canada est bien inférieur à celui de Sibérie ; je ne sais pourquoi on n'a point de ce dernier en France.

{ La corne de cerf est peu employée : on la calcine pour la faire entrer dans la décoction blanche de Sydenham. Son décoctum gélatineux présenterait des conditions plus convenables, lorsqu'il s'agit de combattre l'irritation et de nourrir un peu.

NOMENCLATURE.

NOMS LATINS.	NOMS FRANÇAIS.	NOMS DES PRODUITS.
Coagulum. (*Voy.* Bos Taurus.)		
Coluber Berus.	La vipère.	La tête autrefois préconisée ; la chair dont on faisait des bouillons.
Cornu Cervi. (*V.* Cervus Elaphus.)		
Corallina officinalis.	La coralline.	Tout le zoophyte.
Fel bovinum. (*V.* Bos Taurus.)		
Gallina.	La poule.	L'œuf.
Helix Pomatia.	L'escargot.	Tout l'animal.
Hirudo officinalis.	La sangsue.	
Isis nobilis.	Le corail.	Tout le zoophyte.
Ichtyocolla. (*V.* Acipenser Husonis.)		

OBSERVATIONS MÉDICALES.

C'est un préjugé de penser que la tête de vipère puisse prévenir les convulsions. La médecine a fait justice de cette puérilité.

La coralline de Corse est moins employée que la mousse de
Corse, dont elle a les propriétés vermifuges. (*Voyez* Fucus Helminthocorton.)

On prépare avec les jaunes d'œufs une huile douce, dont les
qualités émollientes et adoucissantes sont très-utiles quand
cette préparation n'est pas rance.

L'escargot ou le colimaçon offre à la médecine des propriétés
émollientes nutritives; on doit prescrire ce moyen toutes les fois
qu'il se joint à un état d'irritation, un besoin d'introduire des
principes alibiles dans l'économie.

Les sangsues sont très-employées de nos jours. Sans contester
l'efficacité de leur application dans divers cas pathologiques, je
dois signaler l'abus qu'on en fait en les indiquant comme moyen
thérapeutique presque universel. Certains praticiens se trompent
aussi quand ils pensent remplacer la saignée des gros vaisseaux
par une hémorragie, en quelque façon, capillaire, que produisent les sangsues.

Cette substance est très-peu employée; on la rejette même
comme dentifrice, en raison de la dureté de ses molécules qui
peut altérer l'émail des dents.

32

NOMENCLATURE.

NOMS LATINS.	NOMS FRANÇAIS.	NOMS DES PRODUITS.
Lac (*Voy*. Bos.)		
Mel. (*Voy*. Apis mellifica.)		
Millepedes. (*V*. Oniscus Asellus.)		
Moschus moschiferus.	Le musc.	Le musc.
Oniscus Asellus. (L.)	Le cloporte.	Tout l'animal.
Ovum gallinaceum. (*Voy*. Gallina.)		
Ovis Aries.	Le bélier.	Le suif.
Physeter macrocephalus.		Blanc de baleine. Ambre gris ?

OBSERVATIONS MÉDICALES.

Le musc, l'un des premiers antispasmodiques excitans, est prescrit généralement à trop petite dose. Il est constant que cette substance ne produit la médication antispasmodique qu'après avoir excité l'action du cœur, qui tarde peu à céder et communiquer au système capillaire, et surtout aux capillaires cutanés, l'excitation qu'il avait primitivement reçue, d'où s'ensuit une diaphorèse générale. C'est de ces phénomènes physiologiques que l'on voit naître le calme du système nerveux. Ainsi il est présumable que ce système, qui seul peut transmettre au cœur l'action excitante, est à son tour relâché par l'exhalation cutanée résultant de l'activité communiquée par le cœur au système capillaire. Aussitôt que l'action de celui-ci est augmentée, le cœur ralentit la sienne.

Nous avons combattu, à l'aide du musc pris à haute dose, une aphonie : la voix reprenait son timbre une demi-heure après l'administration du remède.

Les cloportes sont peu en usage actuellement. Ce diurétique ou cet apéritif si vanté ne doit ses propriétés qu'au nitrate de potasse qu'il contient.

Le suif entre dans plusieurs préparations externes, comme emplâtres, etc., etc. Il passe vite à la rancidité.

Le blanc de baleine n'est plus employé que dans la confection de quelques pommades.

L'ambre gris, presque succédané du musc, est bien inférieur à celui-ci comme antispasmodique ; je l'ai pourtant ordonné souvent avec succès.

NOMENCLATURE.

NOMS LATINS.	NOMS FRANÇAIS.	NOMS DES PRODUITS.
Sebum. (*Voy.* Ovis Aries.)		
Spermaceti. (*V.* Physeter macrocephalus.)		
Spongia officinalis.	L'éponge officinale.	
Sus Scrofa.	Le porc.	La graisse,
Testudo Lutaria.	La tortue.	Sa chair en bouillons.

OBSERVATIONS MÉDICALES.

L'éponge, que l'on calcinait jadis pour administrer à l'intérieur, et que l'on enduisait de cire pour élargir certaines ouvertures dans l'emploi chirurgical, vient de fournir un médicament précieux qui semble promettre un spécifique contre les engorgemens glanduleux, dont la nature squirrheuse ne sera pas constatée. C'est à M. Coindet que nous devons ce nouveau remède que l'on nomme iode, et que l'on placera dans la matière médicale à côté du mercure, du quinquina, de l'opium, etc. (*Voyez* Hydriodate de potasse.) Pour l'usage externe, on préfère ficeler l'éponge préalablement mouillée plutôt que de l'enduire de cire; en effet, cette préparation était fort désagréable, puisqu'il fallait que la cire fondît avant d'espérer l'action médicatrice du remède.

La graisse ou l'axonge sert de véhicule à la plupart des substances qui constituent les onguens, etc., etc. Cette substance doit être récemment préparée et convenablement purifiée.

La tortue n'est plus employée que pour préparer des bouillons de tortue. On doit la considérer comme analeptique assez puissant. On l'employe rarement.

FIN.

TABLE DES MATIÈRES.

FIN DE LA TABLE DES MATIÈRES.

ERRATA.

Page 12, ligne 1, *lisez* huile, *au lieu de* savon.

33, 28, de la définition de décantation, *lisez* lé-gères *pour* grossières.

34, 11, dernier mot, *lisez* dans cette opération, *au lieu de* dans la décoction.

61, 10, supprimez des causes.

86, et ailleurs où cela se trouvera, *lisez nitratis potassii*, au lieu de *deutonitratis.*

121, 11, *au lieu de* qui déterminent, *lisez* qui dé-termine.

113, 7, *lisez* deutéropathique.

145, 2, *au lieu de* la jusquiame, *lisez* et de la va-lériane.

152, 13, *lisez* exhalation sanguine.

173, 10, *lisez* excrémentiels.

182, au titre de la formule latine, *au lieu de* spasmodique, *lisez* anti-spasmodiques.

244, à la formule latine, au lieu d'*excisi*, *lisez excisorum.*

245, au lieu de *cum saccharo aliquot grane,* lisez *cum sacchari aliquot granis.*

254, 7, mettez un point après chroniques, et à la 8, mettez une virgule.

320, 9, au lieu de flegmasie, *lisez* phlegmasie.

387, à la formule latine, au lieu de *pulvis,* lisez *pulveris.*